reinhardt

Sibylle Janert

Autistischen Kindern Brücken bauen

Ein Elternratgeber

5. Auflage

Mit Geleitworten von Maria Kaminski und Miriam Stoppard

Ernst Reinhardt Verlag München

Sibylle Janert, Ruhpolding, Psychologin mit Fortbildung an der Tavistock Clinic, London, und DIRFloortime-Expert Trainerin, tätig in Beratung und Coaching mit Familien mit einem Kind mit autistisch-ähnlichen Verhaltensweisen sowie in der Fortbildung im deutsch- und englischsprachigen Raum

Teil 2–4 aus dem Englischen übersetzt von Anni Pott

Titel der Originalausgabe:
Reaching the Young Autistic Child

First published by: Free Association Books Ltd

Bibliografische Information der Deutschen Nationalbibliothek

Die Deutsche Nationalbibliothek verzeichnet diese Publikation in der Deutschen Nationalbibliografie; detaillierte bibliografische Daten sind im Internet über <http://dnb.d-nb.de> abrufbar.
ISBN 978-3-497-03271-6 (Print)
ISBN 978-3-497-61904-7 (PDF-E-Book)
ISBN 978-3-497-61905-4 (EPUB)
5. Auflage

Printed in EU
Covermotiv: © iStock.com/mihailomilovanovic
Satz: Rist Satz & Druck GmbH, D-85304 Ilmmünster

Ernst Reinhardt Verlag, Kemnatenstr. 46, D-80639 München
Net: www.reinhardt-verlag.de E-Mail: info@reinhardt-verlag.de

Inhalt

Geleitwort von Maria Kaminski

Erhalten Eltern für ihr Kind die Diagnose Autismus, versuchen sie in ihrer Hilflosigkeit soviel Lesematerial wie möglich zu bekommen, um überhaupt dieses Phänomen kennen zu lernen. Danach beginnt die Suche hinsichtlich geeigneter Therapeuten und Einrichtungen. Instinktiv bemühen sich Eltern außerdem selbst darum, ihrem Kind einen sozialen Zugang in die reale Welt zu vermitteln.

Das Buch von Sybille Janert hält hilfreiche Vorschläge bereit, die recht einfach in die Praxis umgesetzt werden können, beginnend mit Übungen wie Blickkontakt, Sprachanbahnung, Reflexübungen und Klatschspielen.

Während andere Kinder wie von selbst diese Angebote nachahmen, muss ein Kind mit Autismus regelrecht trainiert werden. Je früher Therapien einsetzen, desto mehr Chancen hat der kleine Klient zur Integration in die Gemeinschaft mit Gleichaltrigen.

Der autismus Deutschland e.V. empfiehlt die Lektüre dieses Buches Eltern, Betreuern, Therapeuten und Lehrern als großartige Hilfestellung zur Bewältigung so mancher Schwierigkeiten, die sich beim Umgang mit Kindern mit Autismus ergeben.

Maria Kaminski
Vorsitzende von autismus Deutschland e.V.,
Bundesverband zur Förderung von Menschen mit Autismus

Geleitwort von Miriam Stoppard

Ein Neugeborenes kommt mit der Fähigkeit auf die Welt, ein menschliches Gesicht zu erkennen, und es sehnt sich inständig danach, mit einem anderen Menschen in Beziehung zu treten. Genauso ist es bei dem Säugling, dem es beschieden ist, autistisch zu sein.

Dasselbe Neugeborene wird, noch ehe die Nabelschnur durchschnitten ist, still, wachsam und sehr konzentriert seine ganze Aufmerksamkeit auf Ihr Gesicht richten, insbesondere wenn Sie den Kopf (auf und ab) bewegen, nicken und mit einer theatralischen Singsang-Stimme mit ihm sprechen. Bei dem autistischen Neugeborenen ist dies nicht anders.

Bereits in den ersten Monaten nach der Geburt „unterhält" sich ein Säugling mit ruckartigen Körperbewegungen und mit Mundbewegungen, wenn er diesen wie ein Fisch beim Füttern bewegt und dabei Ihre interessiert strahlenden Augen und Ihren lächelnden Mund sehen kann, der Worte formt. Das Gleiche gilt für das autistische Baby.

Säuglinge sind von Geburt her darauf programmiert, auf die menschliche Stimme zu reagieren, und je musikalischer, rhythmischer und höher sie ist, desto besser. Die menschliche Stimme, insbesondere ein laufendes kommentierendes Geplapper, ist Musik für das Ohr eines jeden Babys, auch für das des autistischen Babys.

Und hier hat Sibylle Janert die Brücken entdeckt, die jeder Erwachsene bauen kann, um dem autistischen Kind bei dem Versuch – seiner schwierigsten Aufgabe – zu helfen, aus seiner inneren Welt herauszukommen und sich auf einen anderen Menschen einzulassen.

Ihre These ist unwiderstehlich, weil sie in der so grundlegenden Physiologie Neugeborener verankert ist. Und ihre Logik ist unwiderlegbar: Wenn ein autistisches Kind mit den Instinkten und dem Rüstzeug, mit anderen in Beziehung zu treten, geboren wird, dann muss die Intervention früh beginnen (mindestens im Alter von neun Monaten), damit die Funktionsfähigkeit des Systems aufrechterhalten wird.

Die Schwierigkeit, mit der Eltern autistischer Säuglinge konfrontiert sind, besteht darin, herauszufinden, was sie tun können, um ihren Kindern zu helfen. Eltern eines autistischen Kindes zu sein, kann hart sein und im Alltag zu Frustration und Niedergeschlagenheit führen. Die Hilfe, die von Fachleuten angeboten wird, lässt mitunter zu wünschen übrig. Zwei Drittel der Eltern suchen drei oder noch mehr Experten auf, ehe sie eine sichere Diagnose erhalten; ein Viertel suchen fünf oder noch mehr Experten auf. Die Hälfte der Eltern ist der Meinung, dass Autismus schlecht oder überhaupt nicht erklärt wird, so dass sie schließlich an einen Punkt kommen, wo sie sich unzulänglich und machtlos fühlen.

Liebe Eltern, Sie können Mut fassen. Sibylle Janert hält einfache, hilfreiche Vorschläge für Sie bereit, die Sie bei Ihrem heranwachsenden Kind in die Praxis umsetzen können. Dabei geht es um Dinge, die auf ganz natürliche Weise im Rahmen Ihrer Möglichkeiten liegen und in Ihrer Macht stehen. Jedes Baby reagiert auf Blickkontakt – im Mittelpunkt der Aufmerksamkeit zu sein. Babys lieben Theatralik, die Übertreibung von Betonung und Aktion. Sie können leicht die unterscheidenden Merkmale von Gegenständen begreifen, wenn wir ihnen große Unterschiede durch Gegensätze wie weich – hart, rau – glatt aufzeigen. Babys finden Musik, Kinderlieder und Klatschspiele unwiderstehlich, da sie die Reaktionsfähigkeit zum Reflex werden lassen.

Die Tatsache, dass all diese Dinge ihrem autistischen Baby helfen, ist für Eltern beruhigend. Aber während das durchschnittliche Baby diese Dinge einfach nur genießt, sind sie für das autistische Baby ein Muss. Für das autistische Baby sind sie lebenswichtige Vitamine, ohne die es nicht gedeihen kann und, was das Wichtigste ist, ohne die es die Freude und den Spaß einer aktiven Beziehung mit den Menschen und der Welt um es herum nicht entdecken kann.

Sibylle Janert hat Eltern mit dem Mittel versorgt, ihrem autistischen Kind zu helfen, in die reale Welt einzutreten.

Dr. Miriam Stoppard

Vorwort

Autismuszahlen nehmen in den letzten Jahren rapide zu – und damit die Suche nach erfolgreichen Therapiemethoden und Behandlungsansätzen.

Deswegen möchte ich in dieser vierten Auflage zwei im deutschsprachigen Raum bisher kaum bekannte Entwicklungsansätze beschreiben, und zwar den DIRFloortime-Ansatz und die Waldon-Methode. Beide machen meiner Erfahrung nach die fundamentalen Entwicklungsprozesse auf einzigartige Art und Weise verständlich und geben uns klare Handlungsanweisungen.

Kurz bevor dieses Buch erstmals veröffentlicht wurde, hielt ich bei einer Konferenz „Autism Oxford“ mein erstes Seminar über meinen interaktiven spielerischen Ansatz mit autistischen Kindern. In der Pause sprach mich jemand an und sagte: „Das hört sich an wie Floortime.“ Davon hatte ich bis dahin noch nie gehört oder gelesen, weder in Büchern über Autismus noch anderswo. Zu meiner Begeisterung entdeckte ich, dass es offensichtlich in Amerika eine Gruppe gleichgesinnter KollegInnen gab, die

- Autismus und autismusähnliche Verhaltensweisen auf eine ganzheitliche Art und Weise als eine durchaus entwicklungsfähige komplexe Beziehungsstörung sahen;
- seit Jahren erfolgreich beziehungsorientiert arbeiteten, auch mit autistischen Kindern;
- autismusähnliche Verhaltensweisen als sinnvollen Ausdruck von zugrundeliegenden sensorischen Regulationsproblemen als therapeutisch behandelbar aufzeigten;
- unter der Führung von dem Kinderpsychiater und -therapeuten Stanley Greenspan und der Psychologin Serena Wieder schon Artikel und Bücher geschrieben hatten;
- einige Ideen, Konzepte und Prinzipien formuliert hatten, die ich ungeheuer hilfreich fand, vor allem die Funktionalen Emotionalen Entwicklungsebenen (FEDLs) und den Fokus auf DIR als beziehungsorientierten (R = Relationship), individualisierten (I) Entwicklungsansatz (D = Development).

Auch dieses Buch beschreibt einen DIR-Ansatz, d. h. einen beziehungsorientierten, auf das individuelle Kind abgestimmten Entwicklungsansatz, basierend auf einem ganzheitlichen Menschenbild und der Überzeugung, dass jedes Kind, und jeder Mensch, kreative emotionale Kapazitäten hat, seine Persönlichkeit immer weiter entwickeln zu können, und nicht in festen Diagnosen oder starren Verhaltensmustern gefangen bleiben muss.

So mancher Leser macht sicher auch seit Jahren „Floortime“ oder verfolgt einen beziehungsorientierten individualisierten Entwicklungsansatz, ohne von dieser Herangehensweise bisher gehört oder eine Weiterbildung in Floortime gemacht zu haben. Denn unsere Expertise entsteht primär durch unsere Einstellung, emotionale Erfahrung und menschliche Fähigkeit, uns einzufühlen, und wird erst dann durch Kurse, in denen uns Konzepte, Prinzipien und neue Inhalte beigebracht werden, konsolidiert. Aber einer Gruppe von gleichgesinnten „Floortimern“ anzugehören, die sich finden können, weil es einen Namen dafür gibt, birgt natürlich viele Vorteile zur Orientierung und Vernetzung.

Was für mich und alle Teilnehmer in meinen Kursen neu war, war die von Greenspan und KollegInnen formulierte Entwicklungsleiter der Funktionalen Emotionalen Entwicklungsebenen (FEDLs; www.icdl.com/dir/fedcs, 17.04.20), die uns

- eine Orientierung und klare Richtung für die mental-emotionale Entwicklung eines Kindes geben;
- helfen, das Kind positiv und bejahend einzuschätzen, um es genau dort abholen zu können, wo es sich gerade entwicklungsmäßig befindet;
- davon befreien, das Kind nach seinen Defiziten und altersgemäß fehlenden Fähigkeiten zu beurteilen, was sich vor allem für Eltern immer äußerst schmerzhaft anfühlt und oft Entrüstung auslöst.

Seitdem habe ich viele Seminare gehalten und erlebe in meinen Kursen regelmäßig, dass die Teilnehmenden genauso wie ich damals sagen „Ja, so sehe und mache ich das auch“, obwohl sie noch nie von Floortime gehört haben. „Vieles hiervon mache ich schon immer so und ich weiß, dass es funktioniert“, sagte mir eine erfahrene Logopädin. „Aber ich konnte bisher nie erklären, warum. Seit ich DIRFloortime und die FEDLs kennengelernt habe, verstehe ich, warum es funktioniert ... und fühle mich sehr froh und bestätigt.“

Viele der Teilnehmer von Einführungskursen zu DIRFloortime finden sich in ihrer eigenen beziehungsorientierten Arbeitsweise erfreut wieder. Vielleicht hatten sie eine gewisse Art von „Quatschmachen" schon immer als therapeutisch wertvoll genutzt (trotz stirnrunzelnder KollegInnen der „Ts ts, sowas gehört sich doch nicht!"-Fraktion), weil es Spaß macht und dadurch gemeinsam und spielerisch eine Beziehung aufbaut – und das Kind gerne wiederkommt. Aber jetzt konnten sie ihren KollegInnen auch die Zusammenhänge erklären, warum solch spielerischer Beziehungsaufbau entwicklungsfördernd ist und oft so viel erfolgreicher als vorgeschriebene Lehrprogramme oder ein Fokus auf Beibringen oder Verhaltenstraining.

Unter den Kindern mit Autismus und autismusähnlichen Verhaltensweisen gibt es noch eine andere Gruppe von Kindern und Herausforderungen für uns Erwachsene: Das sind Kinder, die nur passiv sind, nichts machen wollen und nichts lustig oder interessant finden – schon gar nicht interaktives Spiel. Hier greife ich auf eine andere, im deutschsprachigen Raum kaum bekannte Methode zurück: die Waldon-Methode. Bei dieser geht es um die basalsten Grundlagen für jegliche kognitive Entwicklung, die notwendig sind, um „Lernen zu lernen". Diese Methode hilft uns, die allerersten Grundlagen der kognitiven Entwicklung eines Kindes zu verstehen und angemessen zu behandeln.

Um diese hilfreichen Einsichten und praxisnahen Inhalte einer breiteren Leserschaft an die Hand zu geben, habe ich in dieser Auflage ein neues Kapitel zu DIRFloortime und der Waldon-Methode an den Anfang des Buches gestellt.

Einleitung

Als ich angefangen habe, mit autistischen Kindern zu arbeiten, habe ich vergeblich nach einem Buch gesucht, das sich auf die ersten Lebensjahre konzentriert hätte, das praktisch, kindzentriert und leicht zu lesen gewesen wäre, das dem Leser oder der Leserin geholfen hätte, zu verstehen, was im Kopf eines autistischen Kindes vor sich geht und was manche der rätselhaften Verhaltensweisen zu bedeuten haben. Dieses Buch versucht genau das Buch zu sein, das ich nicht finden konnte.

Eltern haben den inständigen Wunsch, ihrem Kind zu helfen, wenn sie nur wüssten, wie. Das Gefühl der Hilflosigkeit, das sie befällt, wenn sie mit der Reaktionslosigkeit ihres Kindes konfrontiert sind, verlangt einen praktischen Ansatz. Dieses Buch soll Eltern etwas Mut machen, indem es versucht, ein wenig Licht in einige dieser schwierigen Gefühle zu bringen. Damit verbunden ist auch die Hoffnung, all denen, die sich um autistische Kinder kümmern, zu helfen, sich ab und an etwas von dem Trauma und der Verzweiflung zu erholen, die mit der erschütternden Diagnose Autismus oder „autistische Merkmale" verbunden sind.

Autismus ist ein komplexer Zustand einer umfassenden Entwicklungsverzögerung. Für gewöhnlich ist den Eltern schon lange vor dem ersten Geburtstag des Kindes klar gewesen, dass mit ihm irgendetwas „nicht so ganz stimmt". Nicht, dass man irgendetwas sehen könnte: Das Kind sieht völlig gesund aus, wächst und nimmt zu. Es kann sehr viele Dinge tun. Aber es tut sie nicht, und das ist das Problem. Es ist einfach nicht motiviert zu kooperieren. Während die körperliche Entwicklung des Kindes seinem Alter entspricht, sind seine intellektuelle/kognitive Entwicklung und seine ganze soziale, kommunikative und emotionale Entwicklung stark verzögert.

Was fehlt, ist etwas, das unserer Meinung nach bei einem anderen Menschen einfach nicht fehlen kann, wie jung er auch sein mag: Nämlich dass ein Mensch, egal, ob es sich dabei um einen Erwachsenen, ein Kind oder einen Säugling handelt, an anderen Menschen interessiert ist und mit anderen zusammen sein möchte. Es ist dieser

Wunsch, der beim autistischen Kind so auf so unglaubliche Weise fehlt: der Wunsch, kommunizieren zu wollen, wissen zu wollen, kooperieren zu wollen. Es scheint nichts von alledem zu wollen! Es schaut anderen Menschen nicht ins Gesicht, um mit ihnen das, was sie anschauen, zu teilen. Es zeigt nicht auf Dinge, die es sieht, um seine Erfahrung zu teilen, wie es für ein Kleinkind ab neun Monaten typisch wäre. Es ist zurückgezogen und außergewöhnlich lange Zeit mit sich allein zufrieden, oder es ist aktiv und ständig in Bewegung. Vielleicht klammert es sich dauernd an, klettert bei jedem auf den Schoß oder möchte unbedingt von jedem auf den Arm genommen werden, egal von wem.

Das autistische Kind spielt nicht wie andere gleichaltrige Kinder, die im Rahmen von So-tun-als-ob-Spielen kreativ Dinge zusammenbauen oder zusammenstellen, Dinge imitieren oder sich phantasievoll Situationen ausdenken. Dies scheint durch ein oft starkes Interesse an Objekten ersetzt zu werden, das repetitiv, zwanghaft oder stereotyp ist. Sein „Spiel" ist mehr ein Herumspielen mit Gegenständen: Sie werden in den Mund genommen, geschüttelt, schnell im Kreis gedreht, hintereinander aufgestellt; es wird auf sie eingeschlagen oder mit ihnen herumgeschlagen, oder es werden Schalter und elektrische Knöpfe endlos an- und ausgeknipst. Das Kind möchte Dinge haben, halten, beißen, essen. Wird ihm ein Strich durch die Rechnung gemacht, verfällt es im Zweifel schlagartig in einen zornigen Schreikrampf oder bekommt einen Wutanfall, nur um dann seine Beschäftigung mit geradezu tyrannischer Entschlossenheit wieder aufzunehmen.

Am bedeutsamsten ist sein gänzlich mangelndes Interesse an der Bedeutung und der sinnbildlichen Darstellung von Dingen, zum Beispiel im So-tun-als-ob-Spiel in der Spielecke, mit dem Bauernhof oder beim Füttern des Teddys, wie andere Einjährige es tun. Stattdessen konzentriert sich seine ganze Aufmerksamkeit auf sinnliche, rhythmische Körpererfahrungen, auf Hautempfindungen, wie Berühren, Streicheln, Anfassen, sowie darauf, dass Spielzeuge und Gegenstände in die Hand oder eigene Körperteile in den Mund genommen werden. Auch die Wahrnehmung kann dazu benutzt werden, um bar jeder Bedeutung eine sinnliche Form des Sehens oder Hörens zu befriedigen. Während das Kind taub zu sein scheint, wenn man es anspricht, konzentriert es sich in Wirklichkeit vielleicht auf das Summen des Kühlschranks. Jede Bewusstheit von seiner Umgebung scheint einfach verschwunden zu sein. Es nimmt nichts mehr wahr und scheint völlig in sich versunken zu sein, als hätte es sich ganz und gar der Empfindung hingegeben, die es auf seiner Haut fühlt, zum Beispiel auf seinen

Händen, seinem Mund, seinen Rücken auf dem Boden. Für die Welt um es herum scheint das Kind völlig in sich versunken zu sein.

Aufgrund seiner Unfähigkeit, eine Bedeutung in den Dingen zu sehen, die in seiner Umwelt geschehen, und ihnen eine Bedeutung beizumessen, klammert sich das autistische Kind an routinemäßige Abläufe und besteht darauf, dass alles immer gleich sein muss. Es kann merkwürdige oder stereotype Gewohnheiten entwickeln, wie mit den Händen flattern, schaukeln oder rhythmisch einen Gegenstand rütteln, wobei es sich hartnäckig jedem Versuch widersetzt, es aus solchen völlig in sich selbst vertieften Zuständen herauszuholen. Wird diese Ordnung der Dinge durch irgendetwas gestört, gerät das Kind oftmals völlig außer sich: Das äußert sich in langen Schreianfällen oder unglaublichen Wutausbrüchen, manchmal scheinbar auch ohne jeden für den Beobachter ersichtlichen Grund.

Das Kind hat nicht den Wunsch, dem anderen mitzuteilen, wie es sich fühlt oder was es von einer Erfahrung hält. Worte und Sprache interessieren es in der Regel nicht allzu sehr, wenn überhaupt, um sie in einem kreativen kommunikativen Sinne zu nutzen. Vielleicht ist es stumm und lernt nie sprechen. Und wenn es doch zu einer Sprachentwicklung kommt, kann es sein, dass diese erst im Alter von fünf Jahren beginnt und dass ihr eine gewisse menschliche Lebendigkeit und Reaktionsfähigkeit fehlt: Seine Sprache ist wahrscheinlich repetitiv oder „echolalisch", so dass das Kind einfach wie ein Echo Ihre Frage wiederholt, statt eine angemessene Antwort zu geben. Worte benutzt es vielleicht nur, wenn es etwas möchte, so dass das Aussprechen eines Wortes fast wie ein Knopfdruck ist, mit dem der Fernseher angestellt oder ein „Schokoladenkeks" (das heißt, eine Person) herbeigezaubert werden kann.

Der Ansatz dieses Buch besteht nicht darin, eine umfassende Methode zu beschreiben, sondern vielmehr eine Sammlung hilfreicher Ideen, Aktivitäten, Strategien und Spiele aufzuzeigen, die durch praktische Erfahrungen im Alltag auf der Grundlage von alledem entwickelt wurden, „was funktionierte". Dazu gehörten auch viele der ausgezeichneten, gegenwärtig verfügbaren kognitiven/verhaltenstherapeutischen Methoden und Erkenntnisse aus der Säuglingsforschung sowie moderne psychodynamische Denkansätze. Als wesentlich wird ein Interaktionsmodell vorausgesetzt, in der Annahme, dass das eigentliche Problem darin liegt, was zwischen einem autistischen Kind und einer anderen Person abläuft – oder eben nicht abläuft.

Das Ziel ist, dem Kind zu helfen, sich auf die zwischenmenschliche Kommunikation einzulassen, und zwar durch „Verhaltensweisen der

Erwachsenen“, die es im wahrsten Sinne des Wortes dazu „bewegen“ können, all seine Sinne zusammenzuholen, um seine Aufmerksamkeit auf die Interaktion mit einer anderen Person zu konzentrieren. Dabei sollte es so viel Spaß daran haben, dass es motiviert ist, noch mehr von solch zwischenmenschlicher Interaktion zu wollen. Die ersten drei bis vier Lebensjahre sind die absolut entscheidenden Jahre, um bei einem Kind mit autistischen Verhaltensweisen einzugreifen, und diese Intervention muss so früh wie möglich und mit einer von tiefem Verständnis geprägten Überzeugung erfolgen. Die Aufgabe, die den Erwachsenen dabei zukommt, besteht in der enormen Anstrengung, das, was an gesundem entwicklungsspezifischen Potenzial da ist oder da sein könnte, zu entwickeln und „hervorzuholen“ (Alvarez 1992, dt. 2001). Gleichzeitig muss man versuchen, das Kind von entwicklungshemmenden Verhaltensweisen und von autistischen „Anti-Geisteshaltungen“ abzubringen, die dem Kind möglicherweise schon zur Gewohnheit oder sogar zur Sucht geworden sind.

Dieses Buch verbindet Denkansätze mit praktischen Vorschlägen und ermutigt im Gegensatz zu automatischen mechanischen Ansätzen zu einem gefühlvollen Umgang. Ziel ist es, verhaltenstherapeutische Ansätze zu fördern, zu beleben und durch sie das Verständnis der zugrunde liegenden innerpsychischen Vorgänge menschlicher zu gestalten.

Insbesondere wenn Hilfe früh genug kommt – im Idealfall bereits im Alter von neun bis 18 Monaten oder auf jeden Fall bevor das Kind fünf ist –, können in der Regel wenigstens einige der ersten Grundlagen der kommunikativen Sprachentwicklung gelegt werden. Damit kann einer gravierenden Entwicklungsverzögerung oder gar einem Entwicklungsstillstand entgegengewirkt und denen, die sich um das Kind kümmern, ein gewisses Verständnis vermittelt und vor allem Hoffnung gemacht werden. Ob es große oder nur kleine Fortschritte macht, ob es sprechen lernt oder nicht, ob es spielen, lesen und schreiben lernt oder nicht, vermag niemand zu sagen. Das Beste, was wir tun können, ist, zu versuchen, unser Bestes zu geben und abzuwarten.

Dieses Buch wurde für all diejenigen geschrieben, die direkt mit der Betreuung eines kleinen Kindes zu tun haben, bei dem „autistische Merkmale“ oder eine „autistische Störung“ diagnostiziert wurde, und die nicht mehr Zeit als eine Kaffeepause haben. Ein Teil dieses Buch ist auch relevant und hilfreich bei Kindern, die an Aufmerksamkeitsstörungen und Hyperaktivität (ADHD) leiden, und bei älteren Kindern und Erwachsenen. In kurzen Abschnitten werden praktische Beispiele mit entsprechenden Beschreibungen aufgezeigt. Auch wenn diese Beispiele auf spezifische Probleme einzugehen versuchen, so ist damit weder der Anspruch noch die Absicht verbunden, endgültige Antworten zu geben. Vielmehr ist die Intention, Leserinnen und Leser darin zu unterstützen, auf ihr eigenes Verständnis zu vertrauen und dieses zu nutzen, um sich ihre eigenen Antworten für jedes individuelle Kind zuzuschneiden.

Im ersten Teil des Buches werden innovative praktische Vorschläge für allgemeinere Ansätze im Umgang und für Verhaltensweisen von Erwachsenen dargelegt, die der Entwicklung des Kindes helfen. Im zweiten Teil werden Varianten einfacher interaktiver Spiele und Aktivitäten beschrieben, die in jahrelangen praktischen Erfahrungen sozusagen auf „allen vieren" erprobt wurden. Im dritten Teil wird der Versuch unternommen, zu verstehen, was möglicherweise im Kopf des autistischen Kindes vor sich geht, wenn es in seinen „autistischen" (Nicht-)Aktivitäten versunken ist.

Alle in diesem Buch beschriebenen Kinder sind zwischen drei und fünf Jahre alt, sofern nichts anderes angegeben ist. Um ihre Anonymität zu gewährleisten, wurde ihre Identität geändert. Sie unterscheiden sich sehr voneinander, dennoch ist ihnen allen gemein, dass sie von renommierten und anerkannten britischen Diagnosezentren alle als „autistisch", „auf dem autistischen Kontinuum/Spektrum", „mit autistischen Merkmalen" oder „mit ASD" (Autistische Spektrumsstörung) diagnostiziert wurden.

Wenn die große Mehrzahl der praktischen Beispiele in diesem Buch sich auf Jungen bezieht, so trägt dies der Realität Rechnung, dass Autismus bei Jungen etwa 7 mal häufiger als bei Mädchen vorkommt. Und wenn häufiger von der Mutter, der Erzieherin oder der Betreuerin die Rede ist, dann wurde die weibliche Form auch deswegen gewählt, weil sich (bedauerlicherweise) immer noch mehr Frauen als Männer um kleine Kinder kümmern.

Teil I

Entwicklungsorientierte Perspektiven zu Autismus – Kinder sind verschieden. Verschieden zu sein ist normal

1 Individuelle Unterschiede

Eine Mutter ruft mich an und beginnt mir ausführlich zu berichten, dass ihr Kind „Autismus hat“, wer die Autismusdiagnose gestellt hat und was in verschiedenen Berichten steht. Aus Erfahrung weiß ich, dass diese Berichte mir nur selten eine Vorstellung vom Kind und von den Schwierigkeiten geben, deretwegen die Mutter Hilfe sucht. Denn das Wort „Autismus“ sagt uns nur wenig über dieses besondere Kind und seine individuelle Situation. Deshalb unterbreche ich sie und erkundige mich nach ihren Fragen und Sorgen – meistens, dass das Kind noch nicht spricht, nicht gehorcht und nicht spielt wie andere seines Alters. Sie interessiert sich für Floortime und möchte wissen, wie sie ihr Kind selber und zu Hause besser fördern kann und wie sie mit Verhaltensweisen umgehen soll, die sie schwierig findet und nicht versteht.

Schon habe ich eine bessere Idee von dem Kind und der Familiensituation. Aber erst, als ich frage „Und was spielt oder macht er gerne? Oder wenn er machen kann, was er will?“, wird das Kind, und die wirkliche Fragestellung der Mutter, lebendig. „Er läuft eigentlich immer nur hin und her oder hüpft auf dem Sofa“, sagt die Mutter. „Oder er liegt auf dem Boden. Wirklich spielen, das hat er nie gemacht. Und zur Zeit hat er eigentlich immer einen Kleiderbügel in der Hand, mit dem er herumwedelt. Ich habe schon alle Schränke abgeschlossen, aber irgendwie findet er doch immer einen. Oder einen Stock. Wenn ich ihm das wegnehme, dann wehrt er sich und schreit und tobt. Manchmal stundenlang. Das Einzige, was ihn beruhigt, ist das iPad.“

Wir bekommen eine ganz andere Vorstellung von einem Kind mit einer Autismusdiagnose, wenn eine andere Mutter stolz berichtet: „Bruno kann schon das ganze ABC sagen und bis 20 zählen. Auch rückwärts! Er liebt Autos und kann sich stundenlang damit beschäftigen, sie aneinanderzureihen. Er sagt auch ein paar Wörter wie ‚nochmal‘, damit ich immer wieder ‚Ich krieg dich!‘ mit ihm spiele. Aber wenn er etwas will, zieht er mich an der Hand, statt es zu sagen.“ Und schon haben wir ein viel klareres Bild von dem jeweiligen Kind und den Schwierigkeiten, die sich den Eltern stellen, sowie auch Ideen, wie man die erfolgreiche Entwicklung des jeweiligen Kindes fördern kann.

Das erste Kind, nennen wir ihn ***Ali****, ist wahrscheinlich noch nicht sauber, das zweite,* ***Bruno****, 5 Jahre alt, vielleicht. Den Schilderungen ihrer limitierten Beziehungen nach vermute ich, dass beide Kinder mäkelig mit dem Essen und schwierig zu füttern sind, was beide Mütter bestätigen. Denn beim Essen handelt es sich vorrangig darum, mit offenem Interesse Beziehung aufzunehmen mit dem, was uns die Umwelt und die Mutter an Gutem und Essbarem anbieten. Aber mit dem Interesse für die Welt und für Beziehungen hapert es ja offensichtlich bei beiden Kindern.*

Bruno kann sich offensichtlich genügend selbst regulieren, um seine Aufmerksamkeit mit Interesse auf seine Welt der Autos, Buchstaben und Zahlen zu richten. Deswegen braucht er auch keine Windeln mehr. Zwar ist sein Interesse sehr begrenzt. Aber es ist ein Interesse an der Welt und somit ausbaufähig. Er benutzt seine Hände, um Autos oder Buchstaben herumzuschieben oder die Mutter dorthin zu ziehen, wo er etwas haben möchte. Seine Wahrnehmung ist offensichtlich vor allem visuell, während Ali hauptsächlich Bewegung und sensorische Körpererfahrungen sucht. Beide haben erhebliche Probleme, sich selbst zu regulieren, um an der Umwelt mit wacher Offenheit und Interesse teilzunehmen. Sie interessieren sich nicht für Fragen wie „Was ist das? Was kann man/ich damit machen? Was macht Mama/Papa damit? Kann ich das auch?" Aber ihre Regulationsschwierigkeiten sind unterschiedlich gelagert und erfordern unterschiedliche Vorgehensweisen.

Diese individuellen Unterschiede geben uns wichtige Hinweise und Informationen, die uns helfen, das Kind besser zu verstehen und einen erfolgversprechenden Therapieplan zu erstellen. Jedes Kind hat individuelle Fähigkeiten, sensorische Reize aus der Umgebung von anderen oder aus seinem eigenen Körper aufzunehmen, zu integrieren, zu handhaben und auf sie zu reagieren. Kein Kind ist in seinem Autistisch-Sein oder anderen Beziehungs- und Kommunikationsschwierigkeiten genau wie ein anderes: Wenn man ein autistisches Kind kennt, dann kennt man ein autistisches Kind. Das chronologische Alter hilft uns nur festzustellen, dass beide Kinder in ihrer Entwicklung sehr verzögert sind. Sie sprechen, spielen, hören und folgen nicht. Und alle die ausgiebigen Anstrengungen der Eltern, ihren Kindern beizubringen, was andere Kinder desselben Alters können oder tun, sind bisher nicht erfolgreich gewesen. Wie lässt sich das erklären?

2 Der beziehungsorientierte DIRFloortime-Ansatz

Hier kann uns der beziehungsorientierte DIRFloortime-Ansatz weiterhelfen, insbesondere seine Funktionalen Emotionalen Entwicklungsebenen (FEDLs: **F**unctional **E**motional **D**evelopmental **L**evels), die von dem Kinderpsychiater Stanley Greenspan und KollegInnen in Amerika in den 1980er Jahren beschrieben wurden (Greenspan/Wieder 2001). Diese geben uns eine Orientierung des mental-emotionalen Entwicklungszustands des Kindes, d. h. wo wir es abholen müssen, sowie eine klare Richtung für unsere nächsten pädagogischen oder therapeutischen Schritte.

Was ist DIRFloortime?

DIRFloortime ist ein ganzheitliches Programm zur Einschätzung und Intervention der Funktionalen Emotionalen Entwicklungsebenen (D = Developmental), des individuellen sensorischen Profils (I = Individual) sowie der wichtigsten Beziehungen (R = Relationships) eines Kindes, um ihm dann anhand von Spieltechniken und Strategien zu helfen, die Entwicklungsleiter hinaufzuklettern. DIR ist die Theorie, und Floortime die Anwendung.

Bei DIRFloortime handelt es sich um eine beziehungsorientierte Therapiemethode, die sich am Entwicklungsstand des Kindes orientiert, um Kinder mit Entwicklungsstörungen, Autismus oder autistischen Verhaltensweisen zu fördern. Der Schwerpunkt liegt darauf, die sozial-emotionale Persönlichkeitsentwicklung des Kindes ganzheitlich zu unterstützen – nicht nur intellektuelles oder kognitives Wissen. Wir wollen dem Kind helfen, die eigenen Stärken zur Bewältigung seiner Herausforderungen zu nutzen, d. h. wir arbeiten von innen nach außen („Inside Out“) und ressourcenorientiert. Äußerliche angepasste Verhaltensweisen stehen nicht im Vordergrund, sondern die innere emotionale Entwicklung des Kindes als ganzer Mensch. Ein beziehungsorientiertes Menschenbild

- versteht das Kind als ganze Person und im Gesamtbild seiner Familie, d. h. nicht nur seine Defizite/Probleme.
- hat interne sowie unbewusste Veränderungsprozesse als Hauptziel, äußere Verhaltensweisen, Anpassung und das Beibringen isolierter Fertigkeiten sind sekundär. Denn wenn das Kind motiviert ist, kann es diese meist ohne große Probleme lernen.
- sieht Gefühle und Emotionen als zentral für jeden Menschen und jedes Kind.
- legt den Fokus auf intrinsische Belohnung und Motivation als zentral für die zwischenmenschliche Entwicklung, beginnend mit Freude an Beziehungen.

Denn: Ein Mensch ist viel mehr als nur die Summe einzelner Teile/ Fertigkeiten. Die Grundbausteine für alle Lernprozesse, einschließlich der Sprachentwicklung, bestehen aus der inneren Motivation des Kindes und den emotionalen Beziehungen mit anderen Menschen. Das Wesen des Menschen liegt in unseren Gefühlen, und emotionsgeladene Beziehungen sind unerlässlich für die menschliche Entwicklung. Deswegen ist Emotionalität ein zentrales Konzept von DIRFloortime, und freudige Emotionen, abgestimmt auf die individuellen Besonderheiten des Kindes, stehen immer im Vordergrund.

Ziele von Floortime

- Der Glanz im Auge des Kindes: Emotionalität und Affekt mobilisieren.
- „Selber selber!“: Eigeninitiative fördern.
- Gemeinsam: Einen fortlaufenden Kommunikationsfluss in Gang halten.
- Dem Kind nicht nur beibringen, „Mama“ zu sagen, sondern ihm helfen zu verstehen, was „Mama“ wirklich bedeutet.
- Die Entwicklung vom sensorisch-motorischen zum symbolischen Denken fördern.

Der Führung des Kindes folgen und es gleichzeitig herausfordern

Indem wir den natürlichen emotionalen Interessen des Kindes folgen (ihm also die Führung überlassen), während wir es gleichzeitig unter Einsatz von Emotionalität und spielerischer Interaktion herausfordern, leiten wir das Kind an, in Beziehung zu treten und zunehmend Gebrauch von seinen sozialen, emotionalen und intellektuellen Fähigkeiten zu machen. Der DIRFloortime-Ansatz zielt darauf ab, mittels positiver Emotionalität und interaktiven Spieleinheiten Beziehungen aufzubauen. Er gibt uns eine klare Richtschnur an die Hand, wann man die Orientierung verloren hat, weil sich das Kind rätselhaft verhält oder sich nicht wie erwartet weiterentwickelt.

„Floortime" bezeichnet gemeinsame 1:1 Spieleinheiten mit dem Kind (oft, aber nicht unbedingt, auf dem Fußboden = floor) mit Beziehungsaufbau als Ziel, indem der Erwachsene in seiner Interaktion einfühlsam auf das Kind eingeht. Hieraus ergeben sich täglich unzählige Möglichkeiten zu spielerischen Interaktionen miteinander, die dazu führen, dass „Floortime jederzeit und überall" (Greenspan/Wieder 2009, 186) als eine zwischenmenschliche und pädagogische Lebenshaltung stattfinden kann.

Die Entwicklungsleiter der FEDLs

Die Funktionalen Emotionalen Entwicklungsebenen (FEDLs = Functional Emotional Developmental Levels) für gesunde mental-emotionale Entwicklung geben uns eine Richtung und Orientierung gleich einer Landkarte an die Hand, mit FEDLs als Wegweisern:

FEDL 1: Fokussierte und geteilte Aufmerksamkeit, Selbstregulierung, um mit Interesse an der Umwelt teilzunehmen.
FEDL 2: Sozial zugewandt und menschlich daran interessiert, sich liebevoll auf Beziehungen einzulassen.
FEDL 3: Initiiert gezielte gemeinsame emotionale Interaktionen mit Hilfe von Gebärden und nonverbaler Kommunikation. Nachahmen und So-tun-als-ob.
FEDL 4: Komplexes gemeinsames Problemlösen mit Hilfe von zusammenhängenden Interaktionsmustern. Erste Worte.
FEDL 5: Geteilte Bedeutungen und symbolisches Spiel anhand von Phantasie, So-tun-als-ob und Sprache über Hier und Jetzt.
FEDL 6: Brücken bauen zwischen Gedanken, Geschichten erzählen anhand von logisch-emotionalem Denken, auch über Vergangenes und Zukünftiges.

Die ersten drei Entwicklungsebenen sind präverbal und das Fundament für die Entwicklung von sinnvollem Sprechen, das als Resultat von gemeinsamem, komplexem Problemlösen auf FEDL 4 beginnt.

Bis dahin besteht die Kommunikation des Kindes aus gestischen nichtverbalen körpersprachlichen Zeichen anhand von „Kommunikationskreisen“, wie z.B. Blickrichtung, Stimme, Tonfall, Atmungsmuster, die Hand nach etwas ausstrecken und „äh äh!“ sagen, Art der Bewegung, hin- oder weglaufen, geistig an- oder abwesend sein, lächeln, sowie minutiösen Ab- oder Zugewandtseinsbewegungen.

Wenn wir darauf bestehen, einem Kind Worte beizubringen, bevor es auf FEDLs 1–3 solide genug ist für gemeinsames Problemlösen und die dafür notwendige Frustrationstoleranz hat, dann erzielen wir Echolalie und Scripting, d.h. ein mechanistisches roboterhaftes Nachsprechen, ohne dass das Kind wirklich versteht, worum es geht. Echolalie ist meist ein Zeichen dafür, dass das Kind sich überfordert und dysreguliert fühlt und nicht wirklich versteht, was es sagt oder was los ist.

„Dann ist ***Bruno*** *so FEDL 2–3, aber noch nicht ganz, oder?“, meint seine Mutter. Ich höre das Erstaunen in ihrer Stimme und bin selber erstaunt über ihre schnelle Auffassungsgabe. Natürlich will sie jetzt wissen, wie sie die bestehenden „Entwicklungslöcher“ auffüllen kann. „Wohl nicht, indem ich mehr Buchstaben oder Lesen mit ihm übe, wahrscheinlich irgendwie mehr über Interaktion, oder?“, fährt sie nachdenklich fort.*

Ich merke, dass sie ihr Kind inzwischen ganz anders wahrnimmt. Sie kann sehen, dass Bruno durchaus Kapazitäten hat, seine Aufmerksamkeit zu fokussieren, z.B. um Buchstaben wiederzuerkennen, aber große Schwierigkeiten, sich zu regulieren (FEDL 1). Damit hängt auch sein sehr eingeschränktes Interesse an Beziehungen und am Erforschen seiner Umwelt zusammen. Aber er hat solchen Spaß am interaktiven „Ich krieg dich“-Spiel (FEDL 2), dass es ihn motiviert, mit Hilfe von gestischer non-verbaler Kommunikation und sogar einem Wort („nochmal!“) mehr davon zu verlangen (FEDL 3). Wie mein geschätzter The-PLAY-Project-Kollege ***Rick Solomon (2016)*** *so schön sagt: „Wie erkennt man, ob ein Kind FEDL 3 ist?“ – „Wenn es einen nicht mehr in Ruhe lässt!“*

Wenn wir Bruno helfen können, die „Entwicklungslöcher“ auf den ersten drei funktionalen emotionalen Entwicklungsebenen zu „stopfen“ und tragfähiger zu machen, dann sehen seine Chancen, gute Fortschritte zu machen, gut aus. Vielleicht kann er sogar seine Entwicklungsrückstände aufholen und sich in seinem allgemeinen Verhalten normalisieren, denn alle weiteren Entwicklungen bauen auf diesen ersten fundamentalen Stufen auf. Aber wie?

Gemeinsames Problemlösen: Jede Interaktion – eine gute Interaktion!

Könnten wir vielleicht Brunos geliebte Buchstaben in interaktive Spiele einbauen? Ich frage die Mutter: „Was würde passieren, wenn er Magnetbuchstaben hätte, aber nicht dran käme, weil sie in einem fest zugedrehten Schraubverschlussglas sind?" – „Er würde meine Hand nehmen, damit ich den Deckel aufmache", sagt die Mutter. Ja, wunderbar! Denn jetzt haben wir ein Problem, das sich nur interaktiv lösen lässt, vorausgesetzt, Interaktion und Kommunikation sind unser Fokus. Denn ob Bruno die Buchstaben sofort oder erst in einigen Minuten bekommt, ist doch egal, oder!?

Wenn wir einem Kind die Entwicklungsleiter hochhelfen wollen, dann sind Probleme unsere besten Freunde und Helfer! Ich würde jetzt mit großer übertriebener Anstrengung aber erfolglos versuchen, das Glas aufzumachen. „Oh nein! Die Buchstaben sind alle in diesem Glas! Und ich krieg den Deckel nicht auf!" Wir können uns vorstellen, dass Bruno seine Mutter fassungslos ansieht (bisher hat sie ja immer alles sofort für ihn gemacht!), wenn sie ihm das Glas reicht – und dann seinerseits versuchen wird, es aufzumachen. Aber er schafft es nicht. „Oh je! Du kriegst es auch nicht auf? Was machen wir denn jetzt?" Wenn wir jetzt nichts machen und erwartungsvoll warten, wird Bruno das Glas nehmen und es vielleicht schütteln. „Ja, das ist eine gute Idee! Darf ich auch mal schütteln? Vielleicht kriegen wir ja dadurch die Buchstaben raus!?", würde seine Mutter vielleicht sagen. Und „Oh nein. Geht immer noch nicht! Puh! Wie blöd ist das denn!? … Oh, jetzt haust du mal drauf. Ja, es ist wirklich frustrierend. Darf ich auch mal draufhauen? (und somit verhindern, dass es kaputtgeht)." „Vielleicht hilft ja draufhauen?!" Wahrscheinlich aber nicht. Wenn wir dramatisch und spielerisch genug sind, dann hat ein Kind wie Bruno vielleicht inzwischen schon Spaß am gemeinsamen Quatschmachen gefunden. Und daran, seine Umwelt gemeinsam mit seiner Mutter und mit Hilfe seiner Hände zu erkunden, auf ihm bisher unvertraute Weise. Man könnte das Glas vielleicht noch auf den Kopf stellen („Oh, das klappert ja ganz schön! Aber der Deckel geht immer noch nicht auf.") oder hin und her rollen („Achtung! Jetzt kommt das Glas zu dir gerollt! Bumm. Und jetzt zu mir! Auf die Plätze – fertig – los!"), die Buchstaben sprechen lassen: „Hey Bruno, ich bin das B! Ich will hier raus! Mach doch endlich mal auf!" Oder was einem sonst noch im Sinne von „Thema und Variationen" einfällt, um das letztendliche Aufmachen hinauszuzögern. Vorausgesetzt natürlich, es ist lustig und macht beiden Spielpartnern Spaß! Kurz bevor das Kind seine Frustrationsgrenze erreicht hat und ausrastet, schaffen wir es natürlich doch, das Glas aufzumachen und voller Erleichterung seine Buchstaben zu befreien! Denn es geht uns ja gerade nicht darum, dem Kind beizubringen, wie man ein Glas aufmacht! Je länger das Glas zubleibt, desto länger haben wir ein gemeinsames Problem und helfen so dem Kind, sozial zugewandt zu bleiben und seine Beziehungsfähigkeiten zu stärken.

Anhaltspunkte, um die Interaktion im Fluss zu halten

- Aufmerksamkeit und Emotionalität koregulieren, d.h. dem Interesse des Kindes folgen;
- emotionale Beteiligung aufrechterhalten, d.h. das Kind initiieren lassen;
- auf wechselseitige Interaktion achten, d.h. zusehen, dass das Kind so viel macht wie möglich, und der Erwachsene so wenig wie möglich und nur so viel wie unbedingt nötig macht.

Was soll der Quatsch!?

So fragt vielleicht der Leser. Oder die Mutter. Aber nicht Brunos Mutter. Die lacht und meint „Hm. Ist das, wie Floortime geht? Ja, solchen Quatsch macht Bruno schon auch. Aber ich hab ihn immer dafür geschimpft, weil ich dachte, ich muss ihm vor allem Sprechen beibringen und dass er sich anständig benehmen soll. Ob er wohl deswegen lieber alleine mit den Buchstaben spielt?“

Das Quatschmachen hat in der Tat eine wichtige Funktion, wenn es uns darum geht, ein zurückgezogenes oder nicht sozial zugewandtes Kind in freudige gemeinsame Interaktion zu locken. Wenn es dem Kind Spaß macht, dann brauchen wir nur anzuhalten ... und erwartungsvoll zu warten, bis es uns ein Zeichen gibt, dass wir weitermachen sollen. Indem wir auf spielerisch hinderliche Weise ein sichtbares Problem geschaffen haben (wir erinnern uns, dass Bruno sehr visuell orientiert ist), so dass ihm seine Buchstaben nicht direkt zugänglich sind, konnten wir eine perfekte Situation schaffen, um mit dem Kind auf FEDLs 1–4 zu arbeiten und gemeinsame Aufmerksamkeit, Interesse an der Umwelt, soziale Zugewandtheit und spontanes Initiieren von Seiten des Kindes sowie sogar seine Problemlösefähigkeiten zu fördern und zu konsolidieren. Was wir hier auf spielerische Weise mit dem Kind üben, ohne dass das Kind es als „Üben" empfindet, ist ein länger andauerndes Hin und Her von Kommunikationskreisen, einschließlich Blickkontakt und gestischer non-verbaler Interaktion und zunehmender Frustrationstoleranz. Hierzu ist gemeinsames Quatschmachen hervorragend geeignet!

„Wenn Sie und Ihr Kind Spaß miteinander haben, dann machen Sie etwas richtig! Spaß ist die Zauberformel für Erfolg mit dieser Methode. Wenn Kinder immer wieder positive Interaktionen mit ihren Eltern oder Betreuern erleben, dann werden sie mehr davon wollen! Und schon wird das Kind lieber mit Ihnen spielen als alleine mit seinem Lieblingsspielzeug." (Solomon 2016)

„Ja, ich verstehe. Es geht nicht darum, Bruno beizubringen ein Glas aufzumachen, sondern ihn aus seiner abgeschotteten Isolation heraus und in ein freudiges Miteinander zu locken", sagt Brunos Mutter. „Ich kann dann dasselbe ja auch beim Anziehen machen oder mit anderen Dingen." Ja, z.B. die Hose auf den Kopf setzen oder die Strümpfe auf die Hände! Und versuchen, solche alltäglichen Interaktionen so lang wie möglich in die Länge zu ziehen, so dass das Kind so lange wie möglich sozial zugewandt und in einem freudigen emotionalen Kontakt bleibt. Natürlich braucht man dafür genügend Zeit und Muße. Also, nicht morgens vor dem Kindergarten, wenn alle im Stress sind. Es sei denn, man steht eine halbe Stunde früher auf und packt noch eine halbe Stunde hochwertiges Interaktionsspiel in die Morgenroutine mit ein. Denn je mehr, desto besser! Immerhin versuchen wir so etwas wie einen schwachen „Interaktionsmuskel" zu stärken! So etwas passiert nicht automatisch und ohne sich anzustrengen und darum zu bemühen.

Wenn wir also auf kreative Weise Brunos Buchstabeninteresse mit unserem Interesse an gemeinsamer Interaktion verbinden, dann kann uns ein ziemlich langes Hin und Her von Kommunikationskreisen miteinander gelingen, in der das Kind reguliert und mit Interesse an der Welt versucht, in Beziehung mit einem anderen Menschen, also sozial zugewandt, sein Buchstabenproblem zu lösen. Das gemeinsame Problem ist unser Vehikel und hält uns zusammen, was es dem Kind ermöglicht, aus eigener Initiative immer länger im emotionalen Kontakt mit einem anderen Menschen zu bleiben. Denn Probleme sind unsere Freunde! Sobald er die Buchstaben hat, ist Bruno wahrscheinlich wieder allein in seiner Welt. Und die Mutter auch.

Die folgenden Spieltechniken und interaktiven Strategien für alltägliche Spielsituationen, wie sie im obigen Beispiel vorkommen und sich in weiteren Kapiteln in diesem Buch finden lassen, sind besonders nützlich:

10 fundamentale Floortime-Techniken und -Strategien

1. Sich dem Kind zugesellen und es locken, dabeisein, neugierig sein und Sie ansehen zu wollen.
2. Der Intention, Führung, Aufmerksamkeit, den Interessen des Kindes folgen.
3. Spiegeln (Achtung: Spiegel stellen keine Fragen! Auch sprechende Spiegel spiegeln nur! Oder sie machen Feststellungen wie „Oh, du willst, dass ich das Glas aufmache." oder „Das nervt dich jetzt aber!"
4. Mehr Quatsch machen und sensorisch-motorischem Spiel den Vorrang geben (vor kognitivem, symbolischem oder verbalem Spiel).
   - Rhythmus und Wiederholung,
   - *langsam* machen, damit das Kind voraussagen kann, was als Nächstes kommt;
   - aus nichts etwas machen, d. h. auf kreative Weise interaktiv sein;
   - auf die non-verbalen Gesten und Intentionen des Kindes reagieren.
5. Ein Hin und Her von Kommunikationskreisen anstreben: „den Ball so lange wie möglich in der Luft halten" wie bei Pingpong oder Tennis.
6. *Angeln* nach interaktivem Spaß miteinander:
   - darauf achten und dort anknüpfen, worauf das Kind achtet;
   - Spannung und Überraschung;
   - sich dumm stellen, spielerisch hinderlich sein.
7. Erwartungsvolles Warten, um Spannung aufzubauen und das Kind anfangen zu lassen, d. h. (viel) weniger selber machen!
8. Thema und Variationen: Was kann man sonst noch hiermit machen?
9. Auf gestische Sprache, Verständigung achten und zu den Gesten und non-verbalen Kommunikationen des Kindes sprechen.
10. Die gemeinsame Interaktion einfach halten, so dass es spielerisch bleibt und beiden Spaß macht (nicht nur dem Papa. Wenn es nur dem Papa, aber nicht dem Kind wirklich Spaß macht und gut tut, dann nennt man das „jemanden piesacken oder ärgern". Und das ist nicht Floortime!)

Wer versteht, fühlt sich weniger hilflos

Wenn Eltern und Betreuer diese Zusammenhänge verstehen, dann werden sie sich weniger hilflos fühlen und das Kind sinnvoll in seiner Entwicklung unterstützen können. DIRFloortime-Ansätze, wie auch The-PLAY-Project von Rick Solomon, sehen Eltern bzw. die primären Bezugspersonen als die wichtigsten Partner in der Therapie eines Kindes. Denn Eltern kennen ihr Kind am besten und verbringen mehr Zeit mit ihrem Kind, als alle Therapeuten oder Erzieher zusammengenommen. Wenn Eltern auf eine solche spielerische Weise mit ihrem Kind umgehen, dann kann das Kind jeden Tag zu Hause unzählige therapeutische Interventionen bekommen, die auf die jeweiligen Entwicklungskapazitäten des Kindes zugeschnitten sind, um beste Fortschritte zu machen, insgesamt ca. zwei Stunden pro Tag in 6–8 kürzeren Einheiten von jeweils 15–20 Minuten. Diese Art von beziehungsorientierter spielerischer Intervention hilft dem Kind, die Hauptdefizite von Autismus, die in mangelnder sozialer Zugewandtheit bestehen, durchzuarbeiten.

*Als ich **Bruno** ein paar Monate später kennenlernte, wollte er schon in der Tür wissen, was in meiner Tasche ist, meine Brille anprobieren (oder sie wenigstens haben), brachte mir das Schraubverschlussglas mit seinen Legomännchen drin und blieb 25 Minuten lang dabei, während wir gemeinsam allen möglichen Quatsch damit machten. Ohne es je aufzumachen. Der Inhalt war ihm nicht so wichtig wie das gemeinsame Spiel. Dann zog er mich in sein Zimmer, wo ich mich hinsetzen und mit ihm sein Lieblingsbuch ansehen sollte. Er ging der Welt ganz offensichtlich offener entgegen und war inzwischen meist sozial zugewandt. Seine Mutter hatte kürzlich einen Floortime-Einführungskurs gemacht. Allerdings ging er den Eltern zur Zeit mit seinem permanenten Gezerre auf die Nerven, so dass die Mutter kaum noch zu etwas kam, wenn er daheim war. Sie musste aber doch lachen, als ich ihr sagte, das sei ein Zeichen für großartige Fortschritte! Sie hatte ihn zweifellos bis auf FEDL 4 gebracht. Unser nächster Schritt war nun, ihm beim Übergang ins symbolische Spiel zu helfen, damit er endlich wieder alleine (!) oder nun auch mit anderen Kindern spielen könnte.*

Wenn Eltern diese Zusammenhänge nicht verstehen, dann besteht die Wahrscheinlichkeit, dass sie bei den limitierten Interessen des Kindes, wie Buchstaben oder Zahlen nachsagen, steckenbleiben (oder bei ihren eigenen Ideen, wie Worte beibringen, obwohl das Kind erst auf FEDL 1–2 ist). Möglicherweise kaschieren sie seine beträchtlichen Regulationsprobleme, indem sie seinen lautstarken Forderungen nach dem iPad oder anderen elektronischen Bildschirmgeräten nachgeben, anstatt ihm zu helfen, tauglichere Wege zu finden, sich selber zu regulieren und sich als ein fähiger Kommunikationspartner zu erleben. Eine große Gefahr liegt heutzutage darin, dass der passive elektronische Bildschirmkonsum schon früh ein Suchtverhalten verstärkt, das in die diametral entgegengesetzte Richtung zum gesunden, zwischenmenschlichen, sozial zugewandten Interesse an Beziehungen mit anderen Menschen führt und die mental-emotionale Entwicklung der inneren Vorstellungswelt des Kindes unwiederbringlich schädigt.

3 Die Ursprünge kognitiver Entwicklung: Die Waldon-Methode

Und wie geht es mit ***Ali*** *weiter? Ali (3,5 Jahre alt), der entweder auf dem Sofa hüpft, hin und herläuft, immer einen Kleiderbügel in der Hand, oder auf dem Boden liegt, hat offensichtlich große Schwierigkeiten, sich zu regulieren und seinen Körper aufrecht und ruhig zu halten, um mit Interesse an seiner Umwelt teilzunehmen. Seine Aufmerksamkeit ist hauptsächlich auf die sensorischen Körperempfindungen gerichtet, die er durch Hüpfen, Rennen und das Halten und Bewegen eines langen Gegenstandes erzeugt und die für ihn mit einem Gefühl von Sicherheit und emotionaler Stabilität verbunden sind.*

Ein Kind kann lernen, wenn es seine Aufmerksamkeit fokussieren, mit Interesse an der Umwelt teilnehmen und sich auf etwas oder jemand anderen einlassen kann. Das kann Ali (bisher) nicht. Er kann seine Aufmerksamkeit nicht fokussieren und ist anderen Menschen gegenüber nicht sozial zugewandt. Ich stimme der Mutter zu, als sie sagt: „Ich glaube, er ist hauptsächlich auf FEDL 1." Sie hat sich schon über Floortime informiert und einiges ausprobiert. „Vielleicht mache ich ja was falsch", sagt sie. „Aber er reagiert meistens überhaupt nicht, oder dreht sich einfach weg." Wir sprechen über ihre Trauer über Alis mangelnde Zugewandtheit und ihre Verletztheit, weil sie sich dauernd von ihrem Kind abgewiesen fühlt. Ich schlage einige nützliche allgemeine Floortimestrategien vor, die sie im täglichen Leben mit Ali umsetzen kann: nicht immer sofort alle seine Bedürfnisse oder Forderungen befriedigen, bevor er sich dessen selber bewusst werden konnte, d.h. mehr erwartungsvolles Warten, Spiegeln, Rhythmus und Wiederholung, spielerisch hinderlich sein, Thema und Variationen – und viel weniger reden und erklären.

Kinder, die passiv oder desinteressiert sind und nichts lustig finden

Wie hilft man Kindern, die vollkommen desinteressiert scheinen? Denen nichts Spaß macht, die nie zu irgendetwas Lust haben, die nichts witzig oder interessant finden? Die nur auf dem Boden oder Sofa herumliegen, mit den Händen wedeln oder hüpfen und hin- und herrennen wollen? Kindern wie Ali. Diese Kinder haben oft große Lücken auf den unteren FEDLs und mit motorischer Planung und sensorischer Integration. Sie haben wenig oder keine Ideen. Sie sind oft passiv und machen selten Probleme im Kindergarten oder zu Hause. Oft schon als Babys. Oder sie sind immer rastlos auf den Beinen und motorisch unterwegs.

Diese Kinder sind die größte Herausforderung für uns alle und für sich selber. Denn wenn wir uns nicht früh genug um ihren Mangel an Interesse und ihre eingeschränkten Bewegungserfahrungen kümmern oder ihre Bedürfnisse immer zu schnell befriedigen, lernen sie nichts Neues, bleiben passiv und entwickeln aus diesem Vakuum heraus oft problematische Verhaltensweisen und Gewohnheiten, die sich nur schwer ändern lassen. Mit solchen Kindern, und ihren Eltern, „mache ich Waldon".

Denn nicht nur um das Kind zu fördern, sondern auch für die Eltern, und vor allem die Mutter, brauchen wir zusätzlich zu einer beziehungsorientierten Umgehensweise dringend weitere Techniken und Aktivitäten, um diese riesige tägliche Herausforderung mit einem solchen Kind zu bewältigen. Denn dem Kind jeden Tag erfolglos Worte oder bestimmte Spielaktivitäten beibringen zu wollen, ohne auch nur eine Reaktion, einen Blick oder ein Lächeln zu erhalten, ist auf Dauer unerträglich. Nicht nur das Kind, auch die Eltern und Betreuer brauchen etwas, das sie jeden Tag sinnvoll mit dem Kind tun können, das es in seiner Entwicklung gut abholt und woran sie sich festhalten können.

Entwicklungsverzögerte Kinder, die nicht spontan lernen und denen man nur schwer etwas Neues beibringen kann, werden im deutschsprachigen Raum oft in die Kategorie „geistige Behinderung" eingeordnet. Gründe, Ursachen und Auswirkungen sind vielfältig und bei jedem Kind verschieden. Das hat übrigens nicht unbedingt etwas mit Intelligenz zu tun (was immer das genau ist), und die emotionale Intelligenz eines solchen Kindes kann häufig unbeeinträchtigt sein.

Verstehen verstehen

Einer, der sich aufmachte zu verstehen, woraus diese Lernunfähigkeit oder „geistige Behinderung" eigentlich besteht, war ein englischer Kinderneurologe namens Geoffrey Waldon, und, ähnlich wie Greenspan, auch in den 1980ern. Geoffrey Waldon kam zu der Erkenntnis:

Was diesen Kindern fehlt, sind nicht Sprache, Worte, Buchstaben, Fakten oder Lerninhalte. Es geht nicht darum, ihnen etwas beizubringen. Oder zu erklären. Was diesen Kindern fehlt, ist Verstehen. Sie verstehen Verstehen nicht.

Für uns ist das kaum vorstellbar, denn wir halten Verstehen für selbstverständlich! Aber das ist ein Irrtum! Verstehen ist nicht automatisch oder angeboren. Und es kann nicht beigebracht werden! Jeder Mensch muss es selbst und anhand der eigenen Erfahrungen entwickeln. Wenn wir diesem Fehlglauben unterliegen und Kinder wie Ali und Bruno so behandeln, als hätten sie automatisch dieselben Fähigkeiten zu verstehen wie wir, dann brauchen wir uns über hierdurch hervorgerufene Verhaltensprobleme nicht zu wundern. Denn das Kind fühlt sich dann unverstanden. Siehe Bruno! Alis Betreuer beklagten sich z. B. bei der Mutter, dass Ali schrie und nicht kooperierte, wenn er sich zum Essen zu den anderen Kindern dazusetzen sollte, obwohl sie ihm vorher Bildkarten davon gezeigt hatten. Warum konnte er nicht einsehen, was sie ihm zeigten? Sie wussten nicht, dass Ali nicht auf diese Weise versteht! Erst als die Mutter ihn eine Woche lang jeden Tag einfach beim Abholen durch den Speiseraum führte, bevor sie nach Hause gingen, begann er zu verstehen und sich weniger vor dem Lärm zu fürchten und setzte sich am nächsten Montag von selber dazu.

Waldons Beobachtungen ergaben, dass es zwei verschiedene Arten von Verstehen gibt, die sich nacheinander entwickeln und aufeinander aufbauen: das primäre oder allgemeine Verstehen und das sekundäre oder kulturelle Verstehen.

Das *primäre oder allgemeine Verstehen* ist das allgemeingültige Verstehen davon, wie die Welt und unser Körper funktionieren, z. B. dass man einen Holzring auf einen Stab „fädeln“ kann, aber einen Holzklotz nicht. Es ist für alle Menschen und in allen Ländern und Kulturen gleich. Das allgemeine Verstehen kann nicht beigebracht werden, sondern wird vom Kleinkind in den ersten ein bis zwei Jahren durch das spielerische aktive Erkunden seiner Umwelt erworben, bevor es Regeln und „richtig und falsch“ gibt. Es bildet die Grundlage für alle weiteren Entwicklungen wie Sprache, innere Vorstellungen und phantasievolles Spiel. Genau hier sind die Kernprobleme von Menschen mit einer sogenannten geistigen Behinderung zu lokalisieren.

Das *sekundäre oder kulturelle Verstehen* baut auf den Erfahrungen des allgemeinen Verstehens auf. Es ist geformt von den spezifischen äußeren Bedingungen der Familie und ihrer Kultur und so verschieden wie all die verschiedenen Sprachen und Kulturen der Welt. Es bereitet das Kind darauf vor, in seine jeweilige Gesellschaft, in der es aufwächst, hineinzupassen. Es wird dem Kind von den Menschen in seiner Umgebung beigebracht, die es anleiten und ihm zeigen, „wie man etwas macht“ und wie man „es richtig macht“. Um seinen Platz in der Gesellschaft einzunehmen, muss ein Kind die besonderen kulturellen Normen und Konventionen seiner Gesellschaft lernen, einschließlich Regeln, Sprache und Werte. Aber diese können sich nur auf einer soliden Grundlage im allgemeinen Verstehen entwickeln. Fehlt diese, dann hilft auch kein Beibringen und Erklären.

Die Entwicklung des allgemeinen Verstehens eines Kindes nimmt immer den gleichen Lauf, dessen Elemente miteinander verflochten sind und aufeinander aufbauen. Fehlen fundamentale Elemente in der aktiven Erfahrung eines Kindes in diesem Entwicklungsprozess, dann stagniert die gesamte weitere kognitive Entwicklung. Wie bei Kindern wie Ali. Wie also entsteht allgemeines Verstehen?

Verstehen entsteht durch *bewusste Bewegung*. Der menschliche Säugling wird vollkommen hilflos und ohne jegliche Fähigkeiten geboren außer dem inneren Trieb, sich zu bewegen und mit der Umwelt Kontakt aufzunehmen. Aus diesen frühen Bewegungserfahrungen bilden sich in den ersten zwei Jahren die Grundlagen für die mentale Ausrüstung, die er braucht, um weitere Erfahrungen zu sammeln, d. h. die zum Lernen notwendigen Fähigkeiten.

Die Fähigkeit sich zu bewegen ist unverzichtbar für alles Lernen. Denn um sich selbst und die Welt zu kennen und verstehen zu lernen, muss ein Kind

- sich viel bewegen, damit Körper und Glieder sich aufeinander abstimmen und integriert zusammenarbeiten können;
- ein offenes Interesse an der Welt haben,
- sich aktiv dem Erforschen seiner Umwelt zuwenden,
- unter vielfältiger Benutzung seiner Hände,
- mit allen seinen Sinnen (spüren, fühlen, sehen, hören, schmecken, riechen …).

Lernen durch Selbermachen (Learning by doing)

Der Prozess des „Lernen lernens“ eines jeden Kindes besteht aus drei aufeinander aufbauenden Phasen: einer Vorstufe und einer Konsolidierungsphase, gefolgt von den eigentlichen „Lernen-lernen“-Kapazitäten. Der einzigartige Beitrag von Geoffrey Waldon (Hawkins 2019) besteht in seiner differenzierten Beschreibung der grundlegenden und obligatorischen Aspekte dieser Entwicklung, was uns dabei hilft, genauer sehen zu können, welche Elemente bei einem Kind wie Ali ungenügend entwickelt sind, damit wir sie entsprechend fördern können:

Vorstufe von „Lernen lernen": Bewegungen beherrschen und vielfältiger Gebrauch der Hände. Die grundlegenden Bewegungsfähigkeiten entwickeln sich im ersten Lebensjahr. Ohne diese Fähigkeiten kann ein Kind nicht Lernen lernen oder sich und die Welt verstehen lernen. Wir können sie ihm auch nicht beibringen, sondern sie müssen von dem Kind selber durch seine eigene sensorisch-motorische Erfahrung aktiv und unter zielgerichteter Anstrengung erworben werden. Wenn wir es dem Kind zu einfach machen, ihm zu viel helfen oder zu viel für es machen, behindern oder blockieren wir seine Entwicklung. Diese fundamentalen Bewegungsfähigkeiten sind das obligatorische Fundament für jedes Kind, um Lernen zu lernen, das sich aus den folgenden miteinander zusammenhängenden Elementen der frühesten Bewegungserfahrungen eines Kindes zusammensetzt:

- Angestrengte zielgerichtete Bewegung (effortful movement): Wenn ein Baby oder kleines Kind wach ist, ist sein Körper von Geburt an immer aktiv und in Bewegung. Allen Lebewesen ist die Lust, sich zu bewegen, angeboren, und seine Bewegungen werden zunehmend absichtsvoll und gezielt. Je mehr sich das Kind anstrengt, desto mehr entdeckt es und lernt es. (Vor und nach der Geburt.)
- Körperliche Integration und die Bedeutung der eigenen Hände: Dadurch entwickelt das Kind ein wachsendes Bewusstsein von seinen Gliedmaßen als Teil seines Körpers. Es beginnt sie unabhängig voneinander zu bewegen, weiß, wo sie sich im Raum befinden und kann ihre Richtung und den Fokus der Bewegungen bestimmen. Es ist besonders interessiert an seinen Händen und seine Fähigkeit und sein Verlangen, Gegenstände zu greifen, zu halten und zu manipulieren, nimmt rapide zu. (3–4 Monate)
- Das Interesse fokussieren und aktiv auf die Umgebung einwirken: Als Folge lernt das Kind sitzen und hat jetzt eine neue Perspektive auf seine Umgebung. Es ist zunehmend motiviert, sich zu strecken und sich anzustrengen, um nach etwas zu greifen, das es interessant findet und erkunden will. Es beginnt, seine Hände und Gegenstände mit den Augen zu verfolgen sowie die Mittellinie zu kreuzen, was zu neuen wichtigen Hirnverbindungen und körperlicher Integration führt. Das Kind kann jetzt mit der rechten Hand über seinen Körper hinweg seinen Teddy zu sich holen oder dem Papa die Brille von der Nase ziehen, obwohl er sich links vom Kind befindet, was bis jetzt

nur möglich war, wenn das Kind seinen ganzen Körper in eine frontale Ausrichtung brachte. Ohne diese Fähigkeit, mit der einen (z. B. rechten) Hand über die Mittellinie hinweg ins andere (linke) Feld greifen zu können, kann man sich nicht die Schuhe anziehen oder einen Ball mit einem Schläger treffen, keine waagerechte Linie von links nach rechts zeichnen, nicht lesen oder schreiben lernen. (ca. 6–7 Monate)

- Gegenstände aufheben, in die Hand nehmen und erforschen: Da das Kind jetzt sein Gleichgewicht halten kann und stabil genug ist, um ungestützt zu sitzen, ist es fähig und daran interessiert, sich nach Dingen zu strecken, sie aufzuheben und zu greifen. Es weiß, wie und wie weit es sich strecken muss, ohne das Gleichgewicht zu verlieren, entdeckt, was man alles mit einem Gegenstand machen kann, und beginnt damit zu experimentieren, z. B. damit auf dem Boden durch Schaben, Kratzen und Klopfen Geräusche zu machen – der Anfang von Werkzeuggebrauch. Durch diese Erfahrungen lernt es ganz viel Neues dazu. (ab 7 Monate)
- Eine Wahl treffen und Handlungen planen: Aufbauend auf diesen vielfältigen sensorischen Erfahrungen fängt das Kind an, bewusst nach etwas zu suchen und Gegenstände mit zunehmendem Interesse auf verschiedene Weise zu untersuchen. Von zentraler Bedeutung ist seine Erkenntnis, dass es Oberflächen und Innenräume gibt, und es praktiziert jetzt intensiv und fasziniert Tätigkeiten von „rein und raus“, einfüllen, umfüllen und ausschütten, Dinge stapeln, auseinandernehmen, ineinanderstecken … (ab ca. 11 Monate)
- Geschickter Gebrauch der Hände: Der immer geschickter werdende Gebrauch seiner Hände bedeutet, dass das Kind Gegenstände jetzt zielbewusst und überlegt mit seinen Händen benutzen und manipulieren kann. So lernt es die verschiedenen Eigenschaften von Gegenständen kennen und ist nun auch in der Lage, sich nicht von anderen Gegenständen ablenken zu lassen. Es beginnt im übertragenen Sinne des Wortes zu begreifen, was es greift und in den Händen hält, d. h. wie die Welt funktioniert. (ca. 12 Monate)
- Eine Bewegungssequenz im Gedächtnis behalten: Indem ein kleines Kind ununterbrochen damit beschäftigt ist, Gegenstände hin und her zu bewegen, fängt es an, sich daran zu erinnern und Ideen zu entwickeln, in welcher Reihenfolge es was wo gelassen hat und wo etwas hingehört oder nicht. Das Kind kann jetzt eine Bewegungssequenz planen und selbst entscheiden, welchen Gegenstand es als Nächstes in die Hand nehmen und wohin es ihn tragen will.

Konsolidierungsphase von „Lernen lernen“: Die Fähigkeit weiterzumachen, Ausdauerfähigkeit (continuant capacity). Die Fähigkeit des kleinen Kindes, Gegenstände von hier nach dort zu befördern, führt zu einer massiven Zunahme in seinem Verstehen von sich selbst und seinen eigenen Fähigkeiten sowie seinem Verständnis von Gegenständen, ihren verschiedenen Eigenschaften wie Beschaffenheit, Konsistenz, Gewicht, Größe und was diese Gegenstände können, z. B. rollen, passen (nicht alle) in eine Schachtel, machen ein Geräusch usw. Es bemerkt zunehmend Ähnlichkeiten und Unterschiede und beginnt mehr bewusst über Dinge nachzudenken.

Diese Ausdauerfähigkeit (continuant capacity), zu denken und Bewegungsabläufe mit Gegenständen auf kontinuierliche ausdauernde Weise planen zu können, also für längere Zeit „am Ball bleiben“, weitermachen und durchhalten zu können, entsteht gewöhnlich im zweiten Lebensjahr als Weiterentwicklung der grundlegenden Bewegungsfähigkeiten aus der Vorstufe. Am Ende des zweiten Lebensjahres hat das Kleinkind die kognitiven Fähigkeiten einer differenzierten Wahrnehmung und weiß, wie es diese Informationen sowohl in vertrauten als auch in neuen Situationen nutzen kann. Jetzt hat es die notwendige mentale Ausrüstung, um Erfahrungen zu sammeln, mit denen sein Verstehen wachsen wird.

Die „Lernen-lernen“-Kapazitäten: Erst jetzt beginnen die uns bekannteren kognitiven Lernaktivitäten, die wie die Äste eines Baumes aus einem soliden, gut verwurzelten Stamm entspringen. Auf Grund der oben beschriebenen hauptsächlich sensorischen Erfahrungen, die das Kind durch den fast pausenlosen Gebrauch seiner eigenen Hände im Umgang mit der Objektwelt um es herum gemacht hat, entwickelt es seine allgemeinen kognitiven Fähigkeiten, um sein Verstehen von der Welt auszuwerten und zu organisieren, zu nutzen und anzuwenden. Laut Geoffrey Waldons Forschungen (Hawkins 2019) handelt es sich hier um die folgenden sechs Kapazitäten, die sich in der Regel ab dem dritten Lebensjahr und unser ganzes Leben lang weiterentwickeln:

1 Zuordnen (matching)
2 Sortieren (sorting)
3 Sequenzieren (seriation)
4 Zeichnen (drawing)
5 Mit Klötzen Bauen (brick building)
6 Kodieren (coding)

Von entscheidender Bedeutung sind dabei Hände und hand-gehaltene Werkzeuge. Die menschliche Hand ist an sich schon das erstaunlichste Werkzeug überhaupt. Sie lässt uns die Welt spüren und berühren und mit ihr gefühlvoll in Beziehung treten und sie befähigt uns dazu, kunstvolle und komplexe Tätigkeiten auszuführen. Es ist der Entwicklung der menschlichen Hand mit ihrem einzigartigen Pinzettengriff zu danken, dass sich unser Gehirn so enorm vergrößert hat. Auch sind die Muskeln von Hand und Mund eng miteinander verbunden und liegen im Gehirn direkt nebeneinander. Wenn ein Kind also seine Hände zunehmend zum Greifen und Explorieren benutzt, macht auch seine sprachliche Entwicklung Fortschritte, denn sein Mund wird jetzt frei von der früheren sensorischen Funktion des Säuglings, um dem denkenden Geist zu Dienste zu stehen und Laute zu Worten zu formen.

Unsere Hand ist ein unspezialisiertes Werkzeug und mit Übung können Daumen und Finger geschickt zusammenarbeiten, um alle möglichen Dinge herzustellen oder zu bewirken. Wenn wir einen Gegenstand in der Hand halten und gezielt benutzen, wird er zu einem Werkzeug und erweitert so unsere Fähigkeiten. Wir tun dies jeden Tag in der Küche oder Garage, im Büro, beim Staubsaugen, Zähneputzen, im Garten, sogar auf der Toilette.

Ein Kind, das seine Hände nicht vielfältig und problemlos benutzt, wird nur schwer und langsam lernen. Bekannterweise hat auch die taubblinde Helen Keller erst über ihre Hände gelernt zu sprechen und sich der Welt zuzuwenden und sie zu begreifen. Deswegen ist es so ungeheuer wichtig, dass wir darauf achten, dass vor allem kleine Kinder ihre Hände so viel wie möglich benutzen, um so viele verschiedene Bewegungen und Tätigkeiten auszuführen wie möglich, und so mit ihrer Umwelt in Beziehung treten und damit ihr Gehirn so viel wie möglich in seiner Entwicklung fördern.

Das primäre Lernen durch Selbermachen geschieht vor und ohne Sprache. Learning by doing ist non-verbal. Ein Kind erwirbt die Fähigkeit, die Welt zu verstehen, durch seine eigenen Handlungen und aktiven Bewegungen, d. h. vor und ohne Sprache. Die Grundlage für die Fähigkeit zu verstehen und etwas zu begreifen, entwickelt sich durch die eigene Erfahrung und das aktive Selbermachen in einem Alter, in dem das Kind noch nicht sprechen gelernt hat. Begreifen kommt von Greifen, d. h. aus Greifen entsteht Begreifen und Verstehen.

Diese grundlegenden Fähigkeiten können nicht beigebracht werden, sie werden durch verbale Instruktionen nur behindert oder sogar unmöglich gemacht. Denn das Kind kann Sinn und Bedeutung des Gesagten erst dann verstehen, wenn es das Wissen dazu durch eigene praktische Erfahrungen erworben hat. Erst gegen Ende des zweiten Lebensjahres ist es in der Lage, seinen eigenen sensorischen Erfahrungen und Erkenntnissen sprachliche Bedeutungen hinzuzufügen.

Geeignete Spielmaterialien für Learning by doing

Auf diesen frühen Ebenen muss unsere Kommunikation und Pädagogik durch sensorisch-motorische Angebote für Selbsterfahrungsaktivitäten stattfinden, nicht über Sprache, Anweisungen und verbales Erklären. Denn hier geht es nicht um zwischenmenschliche Kommunikation, sondern um selbst gemachte Erfahrungen (Learning by doing). Hierzu brauchen Kinder geeignete Materialien, insbesondere alle möglichen Behälter, Schachteln, Dosen, Schüsseln, Kisten und Kästen sowie eine Kollektion loser Teile, die sie aufheben, einfüllen, hin- und hertragen und auf die verschiedensten Weisen erkunden, kombinieren und manipulieren können. Eine Kiste voller Recyclingmaterialien ist hierfür hervorragend geeignet, lose Teile können Walnüsse, Kiefernzapfen, Stöckchen, Holzklötze, Muggelsteine und alle möglichen Dinge sein, die sich zu Hause finden lassen. Gutes Spielmaterial definiert sich nicht dadurch, ob es teuer oder hoch angepriesen ist, sondern ob es vielseitig zu benutzen ist. Mit Puppen oder Plastiktomaten kann man fast nichts machen. Aber jeder Holzklotz kann problemlos zu einer Tomate oder auch einer Banane werden – und sprechen kann er auch: „Hey, ich bin der blaue Klotz und heiße Hugo und ich hab Hunger. Kann ich jetzt mal auf diesem roten Klotz sitzen und was zu essen bekommen!? Ich esse gerne Tomaten."

Elektronische Geräte und Bildschirme, Smartphones sowie Computer oder Fernseher gehören ebenso wenig hierzu wie jegliches Knopfdrück- oder Geräusche machendes oder anderes anstrengungsvermeidendes Spielzeug aus Plastik. Der amerikanische Kinderärzteverband (AAP 2016) empfiehlt, dass Kinder in den ersten drei Jahren absolut vor elektronischen Bildschirmen oder Geräten geschützt werden sollten, weil es ihre geistige Entwicklung so unwiederbringlich schädigt, u.a. weil sie dann lange Zeit passiv, und ohne sich zu bewegen oder ihre Hände zum Erkunden ihrer Welt zu benutzen, herumsitzen.

Ein Strich am Tag

„*Ein Strich am Tag*" ist eine weitere Idee, die ich entwickelt habe, um Kindern wie Ali und Bruno und ihren Eltern etwas an die Hand zu geben, das sich leicht zuhause ausführen lässt. „Ein Strich am Tag" ist fast garantiert erfolgreich – und zumutbar. Auch für ein Kind, das alles verweigert und sich nichts zeigen lassen will und kein Interesse hat. Ein einziger Strich dauert höchstens ein paar Sekunden, dann ist die vermeintliche Bedrohung (aus Alis Perspektive vielleicht) vorbei. Und 1 Strich kann ganz schnell zu 2 oder 3 Strichen werden oder sogar eine ganze Seite füllen. Und für uns Erwachsene hat ein Strich das sehr offensichtliche Potential in Richtung Schreiben oder, noch besser, Zeichnen, was dem Kind in seiner symbolischen Entwicklung viel nützlicher sein wird als Schreiben oder Buchstaben zu lernen. Denn Zeichnen entsteht aus der inneren Vorstellung des Kindes, d. h. ist Teil des primären Verstehens und damit notwendig für alles sinnvolle Schreiben, Lesen und Sprechen, die zum sekundären Verstehen gehören. Was ok ist, solange das Kind mit seinem primären Verstehen auf Vordermann ist. Wenn nicht, sollten wir die Verlockung von Buchstaben eher vermeiden.

Auch hier ist es wiederum wichtig, nicht über Sprache, d.h. ohne (viel) zu reden, zu erklären, zu betteln, sondern non-verbal zu kommunizieren, d.h. auf beruhigende Weise Hand über Hand. Der Erwachsene steht hinter dem Kind und „zeigt den Händen des Kindes, wie es geht". Er lässt es direkt spüren, wie sich das anfühlt und was passiert. Da es sich aus der Sicht des Kindes auch lohnen muss, benutze ich am liebsten Wachsmalblöcke, die eine gute Farbkraft haben, keine Stifthaltung erfordern und sich sehr variabel und kreativ nutzen lassen. Denn es geht uns hier nicht darum, dem Kind Stifthaltung beizubringen, sondern das Kind dafür zu begeistern: „Huch! Eben war da nur ein weißes Papier. Und jetzt ist da Blau!? Hab ich das tatsächlich gemacht?" Und wenn wir jetzt nochmal mit Gelb darüber gehen, dann ist da auch noch Grün zu sehen! Es ist wichtig, dass das Kind Druck ausüben und sich ein bisschen anstrengen muss. Das hilft bei Aufmerksamkeit und Motivation. Deswegen sind Buntstifte, und vor allem Filzstifte oder Kugelschreiber, für kleine Kinder nicht geeignet.

Die Striche sollten anfangs ganz langsam und wie aufrechtstehend von oben nach unten gemalt werden, so dass das Kind sich ganz spüren kann, wie es mit seinem aufrechten Körper dasitzt und mit Festigkeit auf dem Papier auftrifft und mit der Wachskreide entlangkratzt und seine Spuren hinterlässt. Später kann man dann das Papier auch mit waagrechten oder diagonalen Strichen füllen sowie mit Zickzack- oder Schlangenlinien und anderen Mustern.

***Ali** fand das am Anfang natürlich doof. Und war dagegen. Wie üblich. Aber nach einem Strich war es dann immer gleich wieder vorbei. Und so gewöhnte er sich ziemlich schnell an diese neue kurze Routine. Nach ein paar Tagen schon stand er nach dem ersten Strich nicht auf, sondern suchte mit seinen Hände die Hände seiner Mutter hinter ihm, um ihm dieses Gefühl von dem umhüllenden Druck ihrer Hände auf seinen (die eine mit dem Wachsmalblock, die andere das Papier festhaltend) und dem Spüren und Sehen des langsamen Entstehens der farbigen Linie nochmal zu wiederholen. Bald fing er an, selber die Führung zu übernehmen oder gemeinsam eine Seite nach der anderen mit Strichen in verschiedenen Farben zu versehen und auch spontan zu kritzeln. Ein phantastischer Fortschritt für ein Kind, das bis vor Kurzem nur einen Kleiderbügel in der Hand halten wollte! Und seine Mutter war so froh!*

Die Waldonstunde: Learning by doing

Bei Kindern mit fehlendem Interesse, Lernschwierigkeiten oder geistiger Behinderung läuft die Entwicklung selten so ab wie oben beschrieben. Dies führt zu einer Diskrepanz zwischen ihrem Verstehen, ihrer körperlichen Entwicklung und ihrer sozial-emotionalen Reife. Die Auswirkungen auf ihre körperliche Integration sind schwerwiegend, was wiederum zu einem fragmentierten Verständnis davon führt, wo sich ihr Körper im Raum befindet. Ihre fehlende Koordination beeinträchtigt ihre Fähigkeit, Aufmerksamkeit und Interesse für Aktivitäten aufrechtzuerhalten. Für ein Kind mit mangelnder Koordination ist es schwierig, Gegenstände aufzuheben und in den Händen zu drehen, um sie zu erforschen. Oder beide Hände zu benutzen, um einen Behälter aufzumachen oder Sand in einen Eimer zu schaufeln. Folglich wird das Kind weniger tun und weniger Erfahrungen mit seinem eigenen Körper und der Umwelt machen, von denen es lernen könnte. Manche Kinder entwickeln infolge dieser unbefriedigenden Erfahrungen Anstrengungsvermeidungsstrategien und verstricken sich in Negativität, was dazu führt, dass das Kind sich allgemein verweigert und somit noch weniger neue Erfahrungen macht, sein Verstehen deswegen noch weniger zunimmt und stagniert.

Diese Erkenntnisse, dass sich das fundamentale Verstehen der Welt und des eigenen Körpers nur durch explorierende Bewegung entwickelt, führten Geoffrey Waldon zu seiner Methode, die dem Kind anhand von einfachen praktischen Aktivitäten mit alltäglichen Gegenständen zu den notwendigen sensorisch-mentalen Erfahrungen verhilft (Hawkins 2019).

In der Waldonstunde geht es nicht um „richtig oder falsch“, sondern darum, dass alles, was das Kind tut, erfolgreich und eine lohnende Erfahrung ist. Dies reduziert Angst und andere schwierige Gefühle, hilft mit Motivation und führt zu einer Zunahme von Aufmerksamkeit, Interesse und neuen Lernerfahrungen. Mit angemessener Führung und vielseitig verwendbaren Materialien helfen wir dem Kind, sein grundlegendes primäres Verstehen zu entwickeln.

Auf Grund des fehlenden allgemeinen und sprachlichen Verstehens des Kindes findet eine Waldonstunde non-verbal und ohne gesprochene Anweisungen statt. Denn Lernen geschieht durch aktive eigene Erfahrung und nicht durch intellektuelles Wissen oder Auswendiglernen. Stattdessen zeigen wir dem Kind „Hand über Hand“, so dass es die Bewegungsabläufe sensorisch-motorisch erlebt, wenn wir z. B. zusammen mit seiner Hand einen Klotz nach dem anderen von einer Schüssel in eine andere befördern (und dabei die Schüssel mit seiner anderen Hand festhalten). Oder dann die Klötze in die gelbe Schüssel und die Kartoffeln in den Schuhkarton.

Die Materialien in einer Waldonstunde zielen darauf ab, angenehme motivierende Aktivitäten zu schaffen, die um ihrer selbst willen und aus Freude am Tun ausgeführt werden, d. h. nicht um gelobt zu werden oder die Erwartungen des Erwachsenen zu befriedigen. Denn wenn unerwartete Dinge passieren (sonst auch als „Fehler“ bekannt), dann entstehen neue Erfahrungen, es entwickelt sich neues Verstehen und es findet Lernen statt.

Alis Mutter besuchte einen Waldon-Workshop, um mehr über diese Methode zu erfahren. Nach einigen Wochen schon setzte Ali sich jeden Tag erwartungsvoll an den Tisch und machte gerne mit. „Ich freue mich immer schon auf unsere Waldonstunden. Das Nicht-Reden ist so eine Wohltat und bringt uns in Wirklichkeit näher miteinander in Kontakt. Das hat mich sehr überrascht. Und es hilft mir zu sehen und zu spüren, was Ali versteht oder nicht, oder wenn er abdriftet, und darauf über Berührung und Handführung eingehen zu können.“

4 Kombinierte Waldon- und Floortime-Ideen

„Oh, das wusste ich alles nicht“, sagt Alis Mutter nachdenklich. „Ich glaube, ich muss viel aktiver werden mit Ali. Ich habe ihn bisher meistens gelassen und gedacht: Kommt schon noch. Er ist einfach noch nicht so weit. Aber mir wird jetzt klar, dass ich das sozusagen falschrum habe. Ich dachte, es wäre am wichtigsten, ihm Worte beizubringen und dass er still sitzen soll. Meistens vorm Fernseher oder iPad. Dabei benutzt er seine Hände natürlich überhaupt nicht und begreift deswegen auch so wenig.“ Ich höre ihre anklagenden Schuldgefühle in ihrer Stimme und sage: „Wieder was dazu gelernt!“ und wie nützlich Fehler doch sein können, wenn man sich dessen bewusst wird, wie man es anders oder besser machen kann. Denn wenn man sich von Schuldgefühlen überwältigt fühlt, weil man etwas falsch gemacht hat, dann ist man gelähmt und kann gar nichts lernen! Am besten würdigt man das Schuldgefühl oder schlechte Gewissen, indem man es wahrnimmt – und dann loslässt. Es hilft uns nicht. Es kann sich trollen. Oder es kann draußen warten. Aber jetzt bitte nicht stören, denn wir sind dabei zu überlegen, wie wir Ali helfen können.

Ich schlage vor, dass ***Ali*** *vielleicht seinen leeren Teller selber auf den Tisch stellen könnte? Und seinen Becher und ihren Teller auch? Oder sie könnte ihm zwei oder drei weitere Kleiderbügel reichen, so dass er mit seinen Händen immer neu greifen und loslassen muss. Kann er das? Oder gleich eine Kiste voller Kleiderbügel. Damit kann man bestimmt interessante Sachen machen. Oder sie könnte aus Versehen absichtlich fest auf dem einzigen Kleiderbügel (spielerisch hinderlich) draufsitzen, so dass er sich anstrengen muss, ihn mit beiden Händen herauszuziehen. Oder Kartoffeln oder Apfelsinen auf dem Boden verstreuen, Zitronen oder Konservendosen oder irgendwas, und sie dann einzeln Hand über Hand aufheben und in eine Schüssel legen. Wortlos, bestimmt und freundlich. Ihm eine weitere Kartoffel, Konservendose oder Zitrone geben und ihm die Schüssel zum Reintun hinhalten. Egal, ob er gerade auf dem Boden liegt oder auf dem Sofa hüpft. Dabei benutzt er jedes Mal seine Hände und guckt und erlebt, dass jedes Mal*

> *etwas ein bisschen anders als das letzte Mal passiert. Jede Kartoffel fühlt sich ein bisschen anders an. Die volle Konservendose ist schwer, die Zitrone glatt und die Apfelsine groß. Alis Mutter lacht: „Das hört sich zwar ungewöhnlich an. Aber jetzt, wo ich verstehe, worum es wirklich geht, kann ich mir das schon vorstellen. Ali würde zwar am Anfang komisch gucken. Und mein Mann auch! Aber ich werde es nachher versuchen.“*

Was ich hier beschrieben habe, ist eine Kombination von Floortime, weswegen Alis Mutter mich ja angerufen hatte, und den Grundprinzipien der Waldon-Methode. Dies sind zwar beides komplexe Entwicklungsansätze, die Zeit brauchen, um sie genauer zu verstehen und anwenden zu lernen. Sie ergänzen sich aber meiner Erfahrung nach hervorragend. Denn während DIRFloortime sich um die sozial-emotionale Beziehungsentwicklung eines Kindes kümmert, geht es in der Waldon-Methode um die kognitive Entwicklung. Diese hängen natürlich miteinander zusammen. Und viele Kinder haben Bedarf auf beiden Gebieten. Ali auf jeden Fall! Auf den folgenden Seiten finden sich viele weitere Ideen und Spielvorschläge.

Teil II

Verhaltensweisen Erwachsener, die der Entwicklung des Kindes helfen

5 Spiele von Angesicht zu Angesicht und geteilte Aufmerksamkeit: Wo die Sprachentwicklung beginnt

„Lass uns zusammen lachen!“ Die kommunikativen Freuden beim Scherzen und Spielen

Jeder Mensch reagiert positiv darauf, wenn man auf eine unbeschwerte, nicht auf Konfrontation ausgerichtete Art und Weise auf ihn zugeht. Das Gleiche gilt auch für das autistische Kind. Wenn wir ihm etwas beibringen möchten, brauchen wir seine Kooperation bei unseren Ideen; doch die bleibt oft aus. Wir können es bitten, seinen Mantel aufzuhängen, sich hinzusetzen oder irgendetwas Bestimmtes zu tun. Die Erfolgsquote bei einem solchen Ansatz ist jedoch gering: Es nimmt unsere Bitte überhaupt nicht zur Kenntnis, läuft weg, statt sich hinzusetzen, es sträubt sich oder schaltet apathisch ab, statt seinen Mantel aufzuhängen oder etwas Bestimmtes zu tun. Es kann es nicht ertragen, gestört oder bedrängt zu werden, gerät in Panik und zieht sich in sein vertrautes Schneckenhaus zurück, in dem es isoliert und von aller Welt abgeschnitten ist. Wenn es uns jedoch gelingt, uns dem Kind anzuschließen und dort zu sein, wo es ist, wenn wir es schaffen, uns auf es einzulassen und uns – ohne allzu hohe Wellen zu schlagen – auf die gleiche Wellenlänge zu bringen, einfach auf es einzustellen, dann können wir vielleicht sehr langsam und allmählich eine Veränderung herbeiführen. Unsere Chancen dazu steigen, wenn wir unsere Bemühungen in ein lustiges Spiel verwandeln. Selbst wenn der Erfolg ausbleibt, haben wir zumindest miteinander gespielt, zusammen Spaß und sozialen kommunikativen Kontakt gehabt.

Die Schwierigkeiten autistischer Kinder mit dem Spielen werden von manchen Leuten als Indiz dafür verstanden, dass sie keinen Sinn für Humor und auch kein Interesse daran hätten. In Wirklichkeit jedoch sind die meisten autistischen Kinder, ebenso wie ein Säugling, sehr wohl in der Lage, auf spielerische Kontakte zu reagieren. Aber während bei einem sich normal entwickelnden Baby die Initiative und die Neckereien zum Großteil von ihm selbst ausgehen, bleibt beim autistischen Kind die gesamte Initiative (und auch ein Großteil der Reaktion) dem Erwachsenen überlassen. Auch wird man bei einem autistischen Kind weitaus größere Anstrengungen unternehmen müssen, um die soziale und freundliche Komponente der Interaktion hervorzuheben oder einzubringen. Statt von ihm Reaktionen erwarten zu können, muss der Erwachsene, genau wie beim Säugling, mögliche Reaktionen des Kindes rollenmodellartig vorspielen und dabei so tun, als sei er das Kind. Vielleicht muss er im Geiste das verspielte und fantasievolle Kind „werden", um ihm eine Vorstellung von seinem Potenzial zu geben. Möglicherweise muss er sogar beide Rollen übernehmen, also sowohl seine eigenen als auch die fantasievollen oder spielerischen Reaktionen des Kindes imitieren.

Babys können noch nicht symbolisch spielen. Sie haben jedoch gerne Spaß mit dem anderen und lieben spannende Spiele, wie beispielsweise „Ich fang dich"-Spiele (siehe Kapitel 8). Wie bei den meisten Babyspielen geht es dabei darum, miteinander herumzuscherzen, indem man beim Spielen im anderen Neugier, Erwartungen oder Wünsche weckt, um ganz einfach gemeinsam Spaß zu haben.

Bei diesen Spielen geht es darum, einen Rhythmus zwischen dem Erwachsenen und dem Kind herzustellen, gepaart mit einem kleinen Überraschungseffekt. Dieser wird dann ausgedehnt, unterbrochen und wiederhergestellt. Man kann mit ihm – ein bisschen frech und einfach nur so zum Spaß – herumspielen und „herumalbern". Es bedarf hierzu nichts weiter als die spielerische Qualität der kommunikativen Absichten der spielenden Personen zu verstehen, wie bei den frühesten „Kuckuck"-Spielen" (siehe Kapitel 10), die wir intuitiv mit kleinen Babys spielen:

> *Der Erwachsene, ganz auf das Baby konzentriert, weicht ganz plötzlich mit dem Kopf zurück, um dann ebenso plötzlich wieder vorzuschnellen. Dabei sagt er vielleicht mit übertriebener Begeisterung: „Oh guck mal, was für ein nettes Baby!" – und gibt ihm dann womöglich einen Nasenstüber, oder tut es fast, aber dann eben vielleicht doch nicht …*

Aus den rein sozialen Spielen wie diesen Kuckuckspielen entwickeln sich dann „Ich krieg dich"-Spiele, die man mit Babys ab drei Monaten spielt: Der Erwachsene tut immer wieder so, als würde er das Kind am Hals kitzeln, ihm die Nase abbeißen wollen usw. zur wachsenden Begeisterung des Kindes. Der Spaß besteht darin, einen vorhersehbaren Spielablauf zu entwickeln, mit dem dann herumgespielt und herumgealbert wird, verbunden mit dem Reiz der Überraschung und der Aufregung vor einer unerfüllten Erwartung: Es macht ein kleines bisschen Angst, aber doch nicht zu viel.

Bei „Ich krieg dich"-Spielen weckt der Erwachsene die Erwartungen des Kindes, um sie dann in unvorhersehbarer Weise zu enttäuschen oder zu erfüllen: „Vielleicht fange oder kitzele ich dich jetzt oder noch nicht sofort oder jetzt oder hier oder vielleicht ..." Dabei wird eine freundliche Atmosphäre der Erwartung und Spannung geschaffen, in der das Kind ein bisschen wie auf glühenden Kohlen sitzt und gespannt ist wie bei einem Drahtseilakt zwischen Angst und Lust" (siehe Kapitel 8).

Normalerweise überraschen Kinder ihre Eltern bereits in frühem Alter damit, dass sie „frech" sind. Etwa ab dem siebten oder achten Monat beginnen sie, ziemlich „bewusst" anderen Leuten einen Streich zu spielen, einfach aus Spaß an der Freud, sich auf spielerische soziale Beziehungen und Interaktionsspiele einzulassen:

***Paulinchen** (zwölf Monate alt) stellte fest, dass sie, wenn sie sich vor den Fernseher stellte, „urkomische" Reaktionen bei den Familienmitgliedern auslöste; Eva (acht Monate) entwickelte ein schrilles Gekreische, um die Aufmerksamkeit ihrer Eltern zu bekommen; und Paul (zehn Monate) krabbelte gern auf die Steckdose zu, um kurz anzuhalten, wenn die Mutter „Nein!" sagte, dann schnell weiter auf die Steckdose zuzukrabbeln, wieder kurz anzuhalten, wenn ein „Nein" kam, mit einem schelmischen Lächeln einen Blick nach hinten zu werfen, und das immer wieder zur Belustigung und zum Ärgernis der Mutter.*

Dies sind leider keine Beschreibungen aus dem Leben eines autistischen Kleinkindes. Das Fehlen solcher „frecher", neckischer und Aufmerksamkeit suchender Verhaltensweisen könnte uns vielleicht bereits bei einem sieben Monate alten Kind einen ersten ernsthaften Hinweis darauf geben, dass mit der sozialen und kommunikativen Entwicklung des Kindes etwas nicht ganz stimmt (Reddy in Whiten 1992).

Der Mangel an Initiative bei einem autistischen Kind bedeutet jedoch nicht, dass es nicht in der Lage wäre, auf solche Spielereien zu reagieren. Vielleicht gibt es ja doch Spuren von solch spielerischem Frechsein, die allerdings so schwach, so zaghaft, so unerwartet sind, dass wir sie nie registriert haben. Die Frage ist: Können wir in dem Kind die Lust auf solch sozial- kommunikativen Spaß mobilisieren? Erwachsenen entgehen manchmal die zaghaften Versuche eines autistischen Kindes auf der Ebene von Verspieltheit, kommunikativem Herumspielen oder So-tun-als-ob-Verhaltensweisen, wie sie im frühkindlichen Alter üblich sind, weil sie eine solche „Baby-Kommunikation" bei einem inzwischen vierjährigen Kind nicht mehr erwarten:

***Thorsten** wurde ohne zusätzliche Unterstützung in eine freundliche, normale Kindergartengruppe mit 30 Kindern, einer Erzieherin und zwei Kinderpflegerinnen gesteckt. Er wanderte ziellos herum, um dann seine eigenen Ziele zu entwickeln. Dass diese weitestgehend feindseliger und destruktiver Natur waren und aus der Ferne von Erwachsenen häufig mit lauten „Nein!"-Rufen quittiert wurden, überrascht vielleicht nicht.*

Er goss Klebstoff in die Dosen mit den Stiften, streute Sand über die Bücher, „bemalte" den Boden oder die Wand neben dem Tafelständer, schlug nach Kindern. Er steuerte immer wieder zielstrebig auf die Tür zu, allerdings nicht ohne sich dabei mit einem Grinsen im Gesicht jedes Mal erwartungsvoll umzuschauen, ob nicht einer der Erwachsenen wieder ein lautes „Nein!" schrie. Er entdeckte, dass er, wenn er sich auf etwas stellte, den hohen Türgriff erreichen und hinauslaufen konnte, als wollte er aus etwas weg, das ihm wie eine feindselige Umwelt erschienen sein muss.

Seine Erzieherinnen waren verzweifelt. Zusammen wurde uns klar, dass Thorsten alleine nicht zurechtkam (und sie auch nicht). Deshalb sollte nun künftig dafür gesorgt werden, dass immer ein Erwachsener bei ihm war. Darüber hinaus wollten sie aufhören, hinter ihm her zu schreien. Sie hatten das Gefühl, dass er sie mit seinem bewusst provozierenden Verhalten nur aufziehen wollte. Und er forderte sie damit heraus, ihm zu helfen: So wie es war, war es nicht gut! Könnten sie nicht, bitte, dringend etwas daran tun?! Er sagte dies mit einem gewissen Humor. Die Erzieherinnen hatten bis dahin jedoch immer nur den trotzigen Aspekt seines Verhaltens gesehen, sich darüber geärgert und ihn angeschrieen.

Ebenso überrascht wie erleichtert sahen sie, wie positiv Thorsten auf einen spielerischen Ansatz reagierte, der sich den Moment der Überraschung wie bei „Ich krieg dich"-Spielen (siehe Kapitel 8) zunutze macht. Ebenso reagierte er auf unerwartet freundliche Reaktionen. Wenn sie, statt zu schreien, seinen Namen in einer scheinbar Unheil verkündenden, bedrohlichen Weise flüsterten und beispielsweise so taten, als seien sie absolut „entsetzt", dann schaute er ungläubig und erleichtert auf, lächelte und hörte mit seinem nervtötenden Verhalten auf, mit dem er Aufmerksamkeit zu erhalten versuchte. Diese Aufmerksamkeit hatte er draußen vor dem Gruppenraum gesucht. Jetzt hatte er die Aufmerksamkeit drinnen, und er konnte nun aufhören, sie zu suchen.

In dem Augenblick, in dem seine Erzieherinnen die entscheidende Kehrtwende in ihrer Sichtweise schafften, Thorstens Verhalten nicht mehr als nervtötende Störung, sondern als eine Art der Kommunikation ihnen gegenüber verstanden, sahen die Dinge ganz anders aus. Jetzt gab es ein interaktives soziales Spiel zwischen den Erwachsenen und dem Kind. Thorstens Verhalten ließ auch den Schluss zu, dass seine Hoffnung auf Verständigung noch lebendig war: Er hatte eine Vorstellung von etwas Gutem oder Besserem, und er war entschlossen, dieses Gute oder Bessere zu bekommen. Vielleicht würde er es draußen vor der Tür finden?

Eine spielerische Interaktion, eine Mischung aus Frechdachsigkeit und warmherzigem, gutwilligem Necken, stützt sich auf nichts anderes als auf ein Gefühl der Ungewissheit und Neugier, das dadurch erzeugt wird, dass die Annahmen des anderen herausgefordert werden. Dies geschieht, indem man ihn mit einer Reaktion überrascht, die unerwartet plötzlich kommt, unerwartet langsam ist, unerwartet dramatisch, bei der unerwarteter Weise geflüstert wird oder die einfach völlig anders als erwartet ist, die offenkundig „falsch", albern, „überspitzt" ist oder etwas vorgibt, was nicht ist. Dabei geht es um ein Gefühl der Zusammengehörigkeit und um Kommunikation (also etwas völlig anderes als sich über jemanden lustig oder lächerlich zu machen. Das wäre grausam und schikanös, zielte darauf ab, den anderen herabzusetzen, und verdeutlicht, dass man nicht „bei" ihm oder mit ihm zusammen, sondern „gegen" ihn ist). Diese Art der Interaktion ist durch ein freundliches kooperatives Miteinander und Teilen gekennzeichnet: Man kann nur „frech" sein, wenn es jemanden gibt, zu dem man „frech" sein kann; man kann nicht necken, ohne dass man jemanden zum Necken hat.

Da eine vermeintliche Bedrohung wie bei „Ich krieg dich"-Spielen eine instinktive Reaktion verlangt, nehmen solche Spiele das ganze Bewusstsein und die ganze Aufmerksamkeit des autistischen Kindes in Anspruch. Sie „bewirken", dass es im wahrsten Sinne des Wortes alle seine Sinne zusammennimmt, um diese wahrgenommene Bedrohung zu lokalisieren und sich angemessen darauf vorzubereiten, wie es ihr entkommen kann. Die schnelle Abfolge von Annäherung und Rückzug, von „wird sie – oder wird sie nicht?", von übermächtigen vermeintlichen Bedrohungen und übertriebenem Zurückziehen lässt eine witzige und zweideutige Situation entstehen. Diese kann das Kind nur „entschärfen", indem es im Gesicht des anderen nach Anhaltspunkten für dessen Absichten, Gefühle und Erwartungen sucht. Selbst das autistische Kind wird also dazu gebracht, dem Erwachsenen ins Gesicht zu schauen, um zu überprüfen, was der andere wohl als Nächstes tun wird. Um die Spannung der von Ängsten und Aufregung getragenen Ungewissheit loszuwerden und um sein emotionales Gleichgewicht wiederzugewinnen, nutzt ein Baby wie auch ein autistisches Kind jeden Anhaltspunkt, den es bei der anderen Person finden kann.

Die spielerische Art der Interaktion bringt es mit sich, dass das Kind motiviert und interessiert daran ist, herauszufinden, was der Erwachsene vorhat: Sind seine Absichten freundlich oder beängstigend, lächelt er oder macht er ein grimmiges Gesicht. Diese Suche nach und die spontane Nutzung der emotionalen Bedeutung im Gesichtsausdruck des anderen als Orientierungshilfe in ambivalenten Situationen ist das Entscheidende, das dem autistischen Kind so fehlt.

Da sein Interesse und seine Neugier durch die überraschenden und unvorhersehbaren Handlungen des Erwachsenen geweckt und so lange aufrechterhalten werden, wie die ambivalente „Vielleicht, vielleicht nicht"-Situation andauert, lässt sich das Kind auf eine „geteilte Aufmerksamkeit" ein. Zusammen mit der Suche des Kindes nach Anhaltspunkten im Gesicht des Erwachsenen im Rahmen des so genannten „social referencing", der sozialen Rückversicherung, sind dies die wesentlichen Voraussetzungen für die Sprachentwicklung.

Es spielt keine Rolle, wer das Spiel beginnt. Oft ist es am Erwachsenen, den Augenblick zu suchen oder zu nutzen: den flüchtigen Blick, den Laut, das Grinsen, die winzige Bewegung, um dann nicht zu überschwänglich zu reagieren, sondern vielmehr spielerisch zu versuchen, vielleicht etwas auszuprobieren ... oder auch nicht ... oder ...

Der Erwachsene bewegt sich vielleicht langsam, um sich dann plötzlich auf das Kind zu stürzen und es zu kitzeln oder aber unvermittelt in der Bewegung zu erstarren. Damit überrascht er das Kind dann wiederum, das ganz und gar damit gerechnet hatte, „erwischt" zu werden. Das Kind läuft vielleicht weg, um dann plötzlich stehen zu bleiben, sich lachend umzuschauen oder sich freiwillig fangen zu lassen.

Man kann das Kind zum Beispiel bitten, seinen Mantel anzuziehen, um ihn dann jedoch dem „falschen" Kind anzuziehen oder so zu tun, als würde man ihn selbst anziehen. Auf diese Weise kann man das Kind zu einer für ihn sonst ganz ungewöhnlich zielgerichteten Aktion anspornen, um seinen Mantel zurückzubekommen und ihn selbst anzuziehen. Womöglich läuft das Kind auch einfach lachend weg, nach seiner Version des Spiels „Komm und krieg mich, wenn du das ‚zieh jetzt deinen Mantel an Spiel' spielen willst".

> *Vielleicht bietet man ihm auch einen Löffel mit Essen an, hält diesen lange regungslos in der Luft, um ihn dann, gerade wenn das Kind glaubt, es werde gezwungen, den löffelvoll zu essen, einfach auf den Teller zurückzulegen oder ihn selbst zu essen…*

Das Kind hat sich wahrscheinlich tatsächlich irgendwie bedroht gefühlt, aber nicht genug, um wegzulaufen. An dieser so genannten Bedrohung war irgendetwas „komisch", irgendetwas passte nicht ganz: Sie kam näher und verschwand wieder, aber zu schnell, als dass das Kind es instinktiv für eine ernsthafte Bedrohung hätte halten können. Gerade in dem Augenblick, als das Kind so weit war, sich zurückzuziehen oder wegzulaufen, verzog sich die Bedrohung von selbst. Was ging hier vor? Wo war die Bedrohung geblieben? Das Kind kann sich nicht in Sicherheit zurückziehen, da die Bedrohung noch irgendwo lauert. Es muss also auf der Hut sein und die Augen offen halten. Das wiederholte plötzliche Verschwinden der „Bedrohung", die immer wieder auf es zukommt, erregt seine Aufmerksamkeit, seine Neugier wird geweckt, sein Geist wird alarmiert, seine Sinne konzentrieren sich auf einen Punkt – was für das autistische Kind so ungewöhnlich ist – und ihm so gut tut.

Alle diese spielerischen oder frechen Neckspiele nehmen der Interaktion ihren ansonsten funktionalen Zweck: Es geht nicht etwa darum, etwas haben oder bekommen zu wollen, beispielsweise Essen, ein Spielzeug, den Mantel anzuziehen oder den eigenen Willen durchzusetzen. Die Interaktion wird vielmehr in ein rein soziales kommunikatives Spielfeld verwandelt, ein reines Spiel mit Intentionen und Gefühlen. Diese leben davon, bei dem anderen im raschen Wechsel Zweifel zu wecken und zu verflüchtigen. Sie leben vom Lächeln des anderen, seinen Bewegungen und Gesten, erzeugen von einem Augenblick auf den anderen Ungewissheit und Neugier, spielen mit den Erwartungen und Absichten des anderen wie mit Jonglierbällen.

Wenn es dem Erwachsenen gelingt, eine Situation zu schaffen, die zweideutig genug ist, um Neugier zu wecken und die in eine Atmosphäre liebevoller Zuneigung gebettet ist, dann können die meisten autistischen Kinder nicht anders, als sich darauf einzulassen und in einer Weise sozial zu interagieren, wie man es vielleicht nicht für möglich gehalten hätte. Die Chance bei manchen autistischen Kleinkindern liegt darin, dass schlummernde Fähigkeiten brachliegen und darauf warten, geweckt und durch einfache Augenblicke eines spielerischen Kontaktes hervorgeholt zu werden, die das passive oder verschlossene Kind fesseln und beleben können, und ebenso den verzweifelten oder zermürbten Erwachsenen.

Das Gesicht – das beste „Ursache-und-Wirkung"-Spielzeug, das je erfunden wurde: Immer dasselbe und doch immer ein wenig anders

Das menschliche Gesicht kann besser als jedes Spielzeug unglaublich nuanciert reagieren und so ausdrucksstark sein wie nichts anderes auf der Welt. Es ist in der Tat das erstaunlichste „Ursache-und-Wirkung"-Spielzeug, das je erfunden wurde: Es hat Augen, die zwinkern können, die leuchten und sich vor Überraschung, Freude, Liebe, Sorge oder panischer Angst weiten, sich in einem schmerzhaften oder bösen Ausdruck, egal ob real oder vorgetäuscht, verengen können. Es hat einen Mund, der nicht nur reden und singen, sondern an dem man auch lustige, überraschende, beruhigende, aufregende Formen beobachten kann und der fähig ist, Laute von sich zu geben, die man hören kann. Der Mund lässt sich auf- und zumachen, er kann sich verziehen und lächeln, verächtlich prusten oder schnalzende Laute von sich geben. Die Zunge darin kann sich blitzschnell hin und her bewegen, herausgestreckt werden und wieder darin verschwinden. Es hat eine Nase, die sich kraus ziehen lässt oder schnauben kann, die hervorsteht, so dass man danach greifen kann, wobei Mami dann immer eines ihrer vielen „Nein!" von sich gibt. Es gibt Augenbrauen, die sich vor Überraschung zusammenziehen oder heben, die Wut vortäuschen können, die im Spaß ein Lachen provozieren und die in der Lage sind, den im Ansatz bereits vorhandenen Sinn für Humor weiter zu fördern.

Schon Neugeborene schauen am liebsten etwas an, das dem Drei-Punkte-Schema in einem Kreis entspricht – etwa einer sehr schematischen Darstellung eines Gesichts. Das kann beispielsweise die englische Steckdose in der Wand sein, ein Auto von vorne mit seinen zwei großen Scheinwerferaugen und dem zahnähnlichen Kühlergrill, sogar die drei Füße von einem auf dem Kopf liegenden Küchensieb oder die Waschmaschine mit ihren runden Knopfaugen und ihrem riesigen runden Mund, der gierig gewaltige Wäscheberge verschlingt und zu kauen scheint. Auch die meisten autistischen Kinder sprechen auf solche „Gesichtsschemata" an und manche Forscher gehen davon aus, dass die Gesichtserkennung allen Menschen und höheren Säugetieren angeboren sein könnte (Carpenter 1974; Stern 1985, dt. 1992; Trevarthen 1977, 1979; und andere).

Neugeborene, die gerade einmal zehn Minuten alt sind, können den Mund öffnen oder die Zunge herausstrecken, indem sie jemanden nachahmen, der ihnen in einem „idealen Abstand" von 30 Zentimetern ins Gesicht schaut. Bei einem Neugeborenen kann man beobachten, wie es sich auf das Gesicht seines Vaters konzentriert, im offensichtlichen Bemühen darum, das nachzuahmen, was dieser mit seiner Zunge und seinem Mund macht. Mit seiner fest auf das Baby gerichteten Aufmerksamkeit gibt ihm der Vater die geistige Stütze, die dem Kind hilft, sich zu konzentrieren.

Die aufmerksame, dem Baby zugewandte menschliche Verbundenheit, die weitestgehend im Gesicht und in den Augen des Erwachsenen zum Ausdruck kommt, ermöglicht es diesem winzigen Baby, all seine Sinne und seine ganze Beobachtungskraft in einer bisher noch nie dagewesenen, ungeheueren Anstrengung zusammenzunehmen und daraus eine einheitliche Erfahrung seiner selbst werden zu lassen. Nach mehreren Versuchen „spiegelt" das Baby unmissverständlich die Mundbewegungen des Erwachsenen, und man kann ihm seine Befriedigung, ‚es geschafft zu haben', im Gesicht ablesen. Dies müssen mit die allerfrühesten Spuren eines Selbstgefühls sein, im Sinne eines „Ich hab's geschafft!", des Gefühls „Das bin ich!" und „Ich kann es!".

Aber wie kann ein gerade einmal zehn Minuten alter „Erdenbürger", ohne jede vorherige Erfahrung mit Menschen und Gesichtern, die er gerade zum ersten Mal in seinem Leben sieht, „wissen", dass er einen Mund hat, dass sein Mund oder seine Zunge genauso wie die des Vaters sind, der ihm diese Gesichter schneidet? Woher kann das Baby wissen, wie es seine Gesichtsmuskeln zu koordinieren hat, um solche komplizierten Nachahmungen zu bewerkstelligen? Es hat bisher ja keine Zeit gehabt, dies zu lernen. Ein Fünkchen dieses Wissens und dieser Fähigkeiten muss es zumindest bereits mitgebracht haben, als es vor zehn Minuten auf die Welt kam.

Wenn Menschsein bedeutet, mit der instinktiven Fähigkeit geboren zu werden, Gesichter zu erkennen, so gilt dies auch für autistische Kinder. Selbst wenn manche autistischen Kinder mit einer Beeinträchtigung bei diesem angeborenen menschlichen Potenzial zur Welt kommen oder später eine solche Beeinträchtigung erwerben, so scheint doch zumindest immer ein Fünkchen dieser menschlichen Begabung vorhanden zu sein, auf dem man aufbauen kann. Um dies zu testen, habe ich etwa 30 einfache schematische Zeichnungen von verschiedenen Gesichtern angefertigt. Auf Karton geklebt, konnten diese auch benutzt werden, um sie in eine Art Briefkasten zu stecken, nachzuzeichnen oder damit Lotto zu spielen:

> *Alle autistischen Kinder, denen diese Gesichter gezeigt wurden, reagierten darauf wesentlich stärker als auf andere Bilder. Mehrere Kinder, die sich normalerweise nicht für Bilder interessierten, offenbarten eine erstaunlich dezidierte Vorliebe: Adrian wählte zuverlässig immer eines der wenigen Gesichter mit besonders leuchtenden, strahlenden Augen; Fatima bevorzugte lachende Gesichter; Willy mürrische und finstere Gesichter. Das erste Lotto-Spiel, das er mit Interesse und Konzentration spielte, war das Gesichter-Lotto.*

In der vorsprachlichen Phase reagieren Kinder in einem geistigen Alter von unter einem Jahr auf die lautmalerische, übertriebene und übersteigerte Art, mit der Mütter überall auf der Welt mit ihren Babys sprechen. Diese so genannte „Motherese“ wird auf Deutsch Babysprache genannt, sollte aber eigentlich ‚Müttersprache‘ heißen. Dieselben Reaktionen zeigen ebenso die meisten autistischen Kleinkinder. Auch wenn sie im Ruf stehen, Augenkontakt zu vermeiden, können sie vom menschlichen Gesicht fasziniert und gefesselt sein. Voraussetzung dafür ist allerdings, dass wir sehr sensibel für genau das sind, was wir gerade tun: zum Beispiel für kleinste Veränderungen in der Distanz, der Geschwindigkeit und dem Ausmaß unserer Gesichtsbewegungen, dem Tonfall, Klang und Volumen unserer Stimme, für die Geräusche, die wir machen, und ihre unterschiedlichsten Abwandlungen, und für die subtilsten Reaktionen des Kindes. Der Erwachsene muss voll und ganz auf die Gefühlszustände des Kindes konzentriert und für sie empfänglich sein, die in seinem Gesicht und in seiner Körpersprache zum Ausdruck kommen, und dasselbe stützende „Hilfsgerüst“ zur Verfügung stellen, das ein Neugeborenes braucht.

Wenn der einfühlsame Erwachsene mit einem sehr kleinen Kind spricht, so tut er dies in einem lautmalerischen Tonfall und klaren, einfachen Rhythmen. Er verwendet Aufmerksamkeit erregende Konsonanten, wie „s“ „sch“, „ff“, „ks“, „x“, „ps“. Hat eine Mutter das Gefühl, die Aufmerksamkeit des Kindes nimmt ab, beschleunigt sie ihre Sprechweise vielleicht, reißt die Augen auf oder lässt ihre Augen mehr leuchten, um seine Aufmerksamkeit zu verstärken und dafür zu sorgen, dass es weiterhin, so lange wie möglich auf ihr Gesicht und die Interaktion konzentriert bleibt. Sie ist voll und ganz auf die Reaktionen des Babys eingestellt und passt das, was sie tut und wie sie es tut, einfühlsam seinem jeweiligen Gefühlszustand an.

Der berühmte Kinderarzt Brazelton beschreibt, wie es einer Mutter gelingt, die Aufmerksamkeit ihres frühgeborenen und nicht reagierenden winzigen Babys zu wecken und aufrechtzuerhalten. Dabei hebt er die Anstrengung, die dem Erwachsenen hierbei abverlangt wird, hervor. Aufgrund seiner besonderen Schwierigkeiten, seine Sinne und seine ganze Aufmerksamkeit auf einen einzigen Punkt zu richten, braucht das autistische Kind unsere konzentrierte Hilfe wesentlich mehr und viel länger als dies bei einem anderen Kind notwendig wäre.

> *Die Mutter nimmt einen Gesichtsausdruck an, in dem sich große Bewunderung spiegelt, und bewegt sich voller Begeisterung auf das Baby zu und wieder zurück; oder sie nimmt, wiederum in Reaktion auf ein regloses Baby, einen Ausdruck großer Überraschung an, wobei sie sich in gespieltem Erstaunen zurückbewegt; oder sie begrüßt das Baby in einer sehr übertriebenen Art und Weise und setzt diese lebhafte Begrüßung ausgedehnt fort, indem sie sich als Zeichen ihrer Begeisterung nickend hin und her bewegt, als würde ihre Begrüßung tatsächlich augenblicklich erwidert (Brazelton et al. 1974).*

Was die Aufmerksamkeit des Babys wie auch des autistischen Kindes mehr als alles andere anzieht und fesselt, ist die Tatsache, dass Gesichter immer „dieselben, aber doch auch immer ein bisschen anders" sind. Das Gesicht seiner Mutter ist die erste Erfahrung, die ein Säugling mit der so genannten Selbstdeformation macht: Obwohl sich etwas bewegt und verändert, verliert es insgesamt doch nicht seine Gestalt und Form, wie beispielsweise eine quietschende Gummiente.

Obwohl das Gesicht eines Menschen etwas Konstantes und Unverwechselbares hat, ist es gleichzeitig auch immer ein bisschen anders: je nachdem, ob man zum Beispiel glücklich oder traurig, mürrisch oder müde ist, ob man eine Brille oder Make-up trägt oder nicht oder ob man eine andere Frisur hat. Ein Gesicht, das spricht, bewegt sich anders als ein Gesicht, das lacht, schreit oder flüstert. In einem lebendigen menschlichen Gesicht geschieht fast immer irgendetwas, gewöhnlich einem Muster oder Rhythmus folgend, wonach es sich allmählich bis zu einem gewissen Höhepunkt aufbaut, um dann wieder abzuebben. Alle Teile des menschlichen Gesichtes können sich in Tausenden von verschiedensten Bewegungsvarianten perfekt auf das Kind einstellen, sowohl in Tempo als auch Inhalt – oder seinen Erwartungen auch bewusst widersprechen. Es ist bekannt, dass Babys solch winzige Unterschiede registrieren und interessiert darauf reagieren. Und ebenso kann dies bei einem autistischen Kind mit seiner mitunter obsessiven Aufmerksamkeit für Details beobachtet werden.

Ähnlich faszinierend im Rahmen dieser Selbstdeformation ist die Anziehungskraft von Mobiles, glitzernden Blättern, sich im Wind bewegenden Ästen eines Baumes, den eigenen flatternden Händen oder den Bewegungsmustern von Leuten, die sich um das Kind herum bewegen:

> ***Thorsten*** *und* ***Adrian*** *liebten es, lange am Fenster zu stehen und hinauszuschauen. Thorstens Mutter glaubte, ihr Sohn beobachte den Baum draußen vor dem Fenster.*
>
> ***Dirk*** *und* ***Simon*** *waren beide von den rhythmischen, flatternden oder hüpfenden Bewegungen eines schnurähnlichen Gegenstandes fasziniert, der derselbe blieb, gleichzeitig aber auch immer etwas anders aussah.*

Im Gegensatz zu den Bewegungen des menschlichen Gesichtes sind die eines Baumes, eines beweglichen Gegenstandes oder Spielzeugs mit keinem Sinn und keiner Bedeutung, keinem Ziel oder Zweck, keiner Absicht oder Erwartung und keinem sozialen Bewusstsein verbunden. Diese Dinge bewegen sich einfach immer weiter.

Das Wichtigste bei der frühen Erfahrung, die das kleine Baby mit der Welt macht, ist ein Gefühl der „Kontinuität" (Ogden 1992, dt. 2000), des ununterbrochenen Fließens, das immer und immer weiterläuft. Was das kleine Baby dazu bringt, sich dahin zu entwickeln, dass es seinen eigenen Geist in einer bedeutungsvollen, zweckmäßigen und interessierten Weise erfasst, ist, dass es von seiner Mutter immer wieder durch Interaktionen von Angesicht zu Angesicht und durch soziale Spiele „in eine Beziehung hinein" gerufen wird.

Die ganze spätere Sprachentwicklung und das soziale Verständnis hängen von der frühesten kommunikativen Erfahrung des Babys mit seinen Hauptbezugspersonen ab. Das autistische Kind hat diese sehr frühen Grundlagen der sozialen Kommunikation, aus welchen Gründen auch immer, nicht aufgebaut. Aber ohne das Interesse an einer Kommunikation gibt es keine Sprache, kein sinnvolles Zuhören, keine Motivation, einer anderen Person ins Gesicht zu schauen. Ehe ein Kind, ob autistisch oder nicht, Fortschritte machen und sich zu den anspruchsvolleren Ebenen der sprachlichen Kommunikation fortentwickeln kann, muss es zuerst das Versäumte nachholen. Es muss diese frühesten Grundlagen der zwischenmenschlichen Kommunikation schaffen, d.h. die frühen „Von-Angesicht-zu-Angesicht"-Spiele mit einer engagierten Mutter/Betreuerin, die auf genau das, was das Baby gerade tut, zu reagieren und einzugehen versucht: Wird das, was das Baby tut (wozu auch seine „Bäuerchen", sein Strampeln und Zucken, seine Lautbildungen und so weiter gehören), so behandelt, als ob es sinnvoll wäre, dann werden diese Handlungen auch tatsächlich sinnvoll und beabsichtigt. Und genau dies ist entscheidend für eine sinnvolle Kommunikation und Sprachentwicklung.

Eine Reaktion auf seine Laute oder Gesichtsausdrücke zu bekommen, ist für jedes kleine Kind eine lebensbejahende Erfahrung. Damit wird ihm jedes Mal aufs Neue das Gefühl bestätigt: „Ich bin, weil ich eine Wirkung habe, weil ich jemand anderen dazu bringen kann, auf mich zu reagieren."

Ein Spielzeug reagiert nicht auf die Gefühle eines Menschen. Das menschliche Gesicht dagegen kann all das, was Spielzeuge vollbringen, und noch viel mehr. Es kann auch plötzlich und überraschend aufhören, einen bestimmten Effekt zu erzeugen oder eine bestimmte Reaktion zu provozieren. Und sobald dies gelungen oder fehlgeschlagen ist, ist das menschliche Gesicht sofort wieder mit einer neuen Kiste völlig anderer Tricks da. Man kann nie genau wissen, was als Nächstes kommt. Alles ist möglich, denn hinter den Kulissen des menschlichen Gesichtes steckt ein Mensch, der etwas im Sinn hat, der registriert, was passiert, und sinnvoll darauf reagiert, und zwar so gut er es überhaupt kann. Ein Erwachsener kann sogar so tun, als ob er wütend wäre oder eine große und unmittelbar drohende Gefahr vortäuschen, wenn er merkt, dass das Kind im Begriff ist, sich wieder in sich zurückzuziehen und sich geistig abzukapseln. Mit Eindringlichkeit in der Stimme kann man es manchmal erreichen und ihm helfen, sich vom Rand des Absturzes wegzuziehen und wieder in die menschliche Gemeinschaft „zurückzuholen".

Nur ein Mensch kann ein Kind „zurückholen", dessen Geist weit weg, in den Zustand innerer Abkapselung abgedriftet ist. Statische Objekte wie Spielzeuge eignen sich dazu wesentlich weniger. Sie bergen darüber hinaus die Gefahr in sich, dass das Kind „süchtig" danach wird und wiederum einer spielerischen sozialen Kommunikation entgleitet.

Im Bemühen, Kontakt zu einem in sich zurückgezogenen oder abgekapselten autistischen Kind herzustellen, benutzen Erwachsene manchmal ein Spielzeug, um seine Aufmerksamkeit auf sich zu ziehen. Die Erfolge ihrer Bemühungen sind für gewöhnlich jedoch nur von kurzer Dauer: Das Kind hat kein Interesse, dreht den Kopf weg, wendet seinen Blick ab oder schließt die Augen. Es enthält sich jeder erkennbaren Reaktion, so als würde es nichts sehen, hören oder bemerken. Mit dem Gegenstand zu winken, kann seine Aufmerksamkeit vielleicht ein wenig wecken. Aber dann schlägt selbst das fehl, und der Erwachsene gibt hilflos und frustriert auf. Vielleicht versucht er es später noch einmal, wahrscheinlich mit dem gleichen mageren Ergebnis. Oder aber das autistische Kind wird geradezu versessen auf das Spielzeug – und wiederum ist der soziale Kontakt verloren.

Aber nur wenige Erwachsene würden mit einem Spielzeug winken, wenn sie mit einem drei Monate alten Baby „reden". Die meisten ziehen intuitiv die Aufmerksamkeit des Babys auf ihr Gesicht und binden es in ein Spiel „von Angesicht zu Angesicht" ein. Das Spielzeug lenkt nur von dem besten und vielseitigsten, dem menschlichsten, reaktionsfähigsten und anregendsten Allround-Spielzeug ab. Wir haben es immer bei uns, es geht nie kaputt oder verloren oder kann vergessen werden: unser Gesicht. Viele Erwachsene nutzen ihr Gesicht nicht genug, um die Aufmerksamkeit eines drei- oder vierjährigen autistischen Kindes auf sich zu ziehen. Sie sagen: „Daran habe ich nie gedacht."

Wenn das Kind in unser Gesicht schaut und auf mehr „Action" hofft, können wir ihm dramatischere Gesichtsausdrücke, Laute und Geräusche bieten. Hat es seinen Kopf weggedreht, um auszuweichen, so können wir unsere Bewegungen bewusst verlangsamen und unseren Kopf ein Stück zurückbewegen, bis es wieder hinschaut, um zu sehen, wo dieser um Himmels willen geblieben ist. Genau an dem Punkt können wir seinen Blick wieder auf- und sein Interesse wieder einfangen, jetzt sanfter und ruhiger, ehe wir wieder mehr Bewegung hineinbringen, nur einen Bruchteil weniger als vorher, mit einem breiten Lächeln und ein paar überraschenden und wohlwollenden Geräuschen.

Gleichfalls können wir mit unserem Gesicht unsere Besorgnis ausdrücken, wenn sich das Kind ständig bei unseren Versuchen, Kontakt herzustellen, abwendet. Wir können sogar zum Ausdruck bringen, dass wir einen solchen Rückzug akzeptieren und verstehen, wobei wir gleichzeitig unser anhaltendes Interesse und ebenso die Entschlossenheit demonstrieren, genau die richtige Ebene des Kontaktes und der Stimulation zu finden: Vielleicht fängt es in den Bruchteilen von Sekunden, in denen sein Blick unseren streift oder in denen sein Geist genügend mit uns verbunden ist, eine Ahnung davon auf.

„Mach es größer!" Wie Sie die Aufmerksamkeit des Kindes wecken, wiedergewinnen und aufrechterhalten können

Autistische Kinder lassen in der Regel Konzentration und Aufmerksamkeit vermissen. Die meisten von ihnen *besitzen* jedoch durchaus *die Fähigkeit,* sich zu konzentrieren und aufmerksam zu sein! Jedes autistische kleine Kind, das ich kennen gelernt habe, war zu bestimmten Zeiten in der Lage, seine Sinne zusammenzunehmen und auf einen kohärenten Fokus zu konzentrieren: Bei einigen war es das Essen, bei anderen ein Spielzeug oder eine Beschäftigung (oft obsessiv oder repetitiv). Die meiste Zeit tut das autistische Kind dies jedoch nicht. Es kann es vielleicht nicht alleine, oder möchte es nicht oder weiß nicht wie. Unser Ziel ist, seine Fähigkeiten so weit wie möglich zu erweitern.

Was zieht die Aufmerksamkeit eines Menschen an? Was tun Sie, um die Aufmerksamkeit eines anderen Menschen zu gewinnen? Wie wissen Sie, dass Sie sie „bekommen" haben? Warum wollten Sie sie überhaupt haben? Sobald Sie sie haben, was machen Sie damit? Wie können Sie das Nachlassen der Aufmerksamkeit von jemanden aufhalten? Wie gewinnen Sie sie zurück, wenn sie erst einmal „abgedriftet" ist? Diese auf Grund von Beobachtung aufkommenden Fragen sollten wir sorgfältig untersuchen. Sie können uns sehr viel über uns selbst wie auch darüber sagen, was Aufmerksamkeit eigentlich ist und was wir damit erreichen möchten, wie und wozu.

Die Kinderpsychotherapeutin Anne Alvarez hat nach jahrelanger Arbeit mit autistischen Kindern den Begriff des „Holens" beziehungsweise „Zurückholens" für das geprägt, was wir die ganze Zeit versuchen: das Kind als Mitmenschen mit all dem menschlichen Potenzial, das zum Menschsein gehört, „zu holen" oder „zurückzuholen". Dabei helfen uns eine Reihe von Verhaltensweisen, die Erwachsenen zu eigen sind. Diese scheinen beim Menschen von Geburt an dafür „programmiert" zu sein, dies besser als irgendetwas anderes zu erreichen. Das Wichtigste dabei ist, alles „größer zu machen", das heißt, sich bewusst darum zu bemühen, dramatisch zu sein, zu übertreiben, bei dem was wir tun oder sagen, und zwar bis ins kleinste Detail. Indem wir unsere Reaktionen übertreiben, machen wir unsere Kommunikationen für das Kind „größer", und erleichtern es ihm damit, darauf zu einzugehen.

Große, überschwängliche Bewegungen, Gesten, die räumlich und zeitlich weit übertrieben sind, dazu eine von der Tonlage her passende Stimme helfen dem Kind, leicht zu sehen, dass Sie sich mit ihm beschäftigen. Vielleicht versucht es, zu vermeiden, dies zu sehen, und tut mit aller Macht so, als würde nichts geschehen. Vielleicht versteift es sich auf den Gedanken: „Nein! Ich schaue überhaupt nicht hin. Ich kann gar nichts sehen. Ich komme nicht!"

Aber wenn Sie „es" groß genug machen, so groß wie Sie können, so groß, dass Sie sich wie die dümmste überspannte Laienschauspielerin vorkommen, während Sie gleichzeitig zeigen, welche unbändige Freude Sie dabei haben – dann hat das Kind gar keine andere Möglichkeit: Sie können die Dinge so arrangieren und die Szene für eine Interaktion so aufbauen, dass alles so faszinierend, so aufregend, so toll ist, dass es einfach hinschauen muss!

Wenn wir in einer theatralischen und übersteigerten Art und Weise sprechen und agieren, indem wir überschwängliche Gesten und übertriebene Tonlagen in unserer Stimme einsetzen, die exakt auf die Präferenzen und Fähigkeiten des jeweiligen Kindes eingestellt sind, so können wir tatsächlich immer seine Aufmerksamkeit gewinnen, selbst die eines sehr zurückgezogenen Kindes. Sogar ein Flüstern kann größer gemacht werden, indem wir übertrieben flüstern oder die Stimme übertrieben dämpfen, indem wir noch langsamer sprechen, alles noch mehr dehnen oder dies mit bewusst langsamen Gesten oder Mienen begleiten, die gezielt Aufmerksamkeit wecken.

Manches davon gleicht dem, was wir instinktiv tun, um einem kleinen Baby zu helfen, sich auf etwas zu konzentrieren. Wie ziehen wir die Aufmerksamkeit eines Babys an und erhalten sie aufrecht, oder wie gewinnen wir sie wieder, wenn es seinen Kopf weggedreht hat oder nicht mehr erreichbar ist, weil es zu schreien angefangen hat? Die Antworten finden wir, wenn wir jemanden genau beobachten, der wirklich gut mit Babys umgehen kann, wenn wir darauf achten, was die Aufmerksamkeit des Babys fesselt, was es gurren oder lachen oder sich abwenden lässt, und was der Erwachsene tut, um die Aufmerksamkeit des Babys aufrechtzuerhalten oder wiederzugewinnen. Die Antworten liegen weitestgehend darin, was der Erwachsene mit seinem Gesicht und seinem Kopf, mit seiner Stimme, seinem Atem und seinen Körperbewegungen macht, wobei er immer wieder alles „größer macht".

Ein einfühlsamer Erwachsener, der mit einem etwa drei Monate alten Baby ein „Gespräch" anfangen möchte, zieht dessen Aufmerksamkeit zunächst vielleicht mit einem heftigen Einatmen auf sich. Dieses kann von einem superüberraschten „H-aa!" begleitet werden, wobei man „so tut, als sei man alarmiert". Es mag fast so klingen, als habe man gerade eine winzige Version des Schreckens seines Lebens bekommen (für manche Kinder muss es vielleicht wie eine große Version des Schreckens seines Lebens klingen).

Der Alarm in der Stimme eines Menschen scheint einen angeborenen Zwang auszulösen, das Gesicht dieses Menschen prüfend anzuschauen: Ist darin wirklich eine unmittelbare Gefahr für sein eigenes Leben zu sehen? Das Kind schaut auf, stellt jedoch fest, dass die aufrüttelnden Laute aus einem breit lächelnden Gesicht kommen, von dem es mit großen strahlenden Augen begrüßt und fröhlich zu einem Kommunikationsspiel eingeladen wird, und von dem es als Partner in eine zwischenmenschliche Begegnung „geholt" wird.

In diesem Augenblick ist die Aufmerksamkeit des vorsprachlichen Kindes geweckt, seine Neugier wachgerüttelt. Diese Neugier als eine „zentrale Anziehungskraft" (Frith 1989, dt. 1992) ist erforderlich, um seine Aufmerksamkeit zu „konzentrieren". Der Augenblick ist voller Spannung und Erwartung: Was wird als Nächstes passieren? Wie können wir diese Aufmerksamkeit so lange wie möglich aufrechterhalten und ausdehnen und es in den interaktiven „Tanz" hineinziehen, der das Wesentliche von Kommunikation ist?

Da das autistische Kind die Gewohnheit hat, seinen Geist und seine Sinne in einen Zustand des Nicht-Sehens, Nicht-Hörens oder der Nicht-Aufmerksamkeit abgleiten zu lassen, müssen unsere Anstrengungen umso größer sein: Sie müssen stärker betont, länger andauernd und bewusst dosiert sein. Ständig muss irgendetwas Neues und Interessantes passieren, mit Bewegungen, die kontinuierlich Spannung aufbauen, auf einen Höhepunkt zutreiben, an dem sich die Spannung dann wieder löst. Wir müssen in jeder nur denkbaren Hinsicht übertreiben: zeitlich und räumlich, mit Stimme, Gesicht, Bewegung, Gesten, Abwandlungen des Tempos, mit Formungen des Mundes, Bewegungen der Augenbrauen und Augen, die unterschiedlichste Grade vermeintlicher Überraschung widerspiegeln, sowie mit Stirnrunzeln. Alles kann übertrieben und „größer gemacht" werden: Indem wir damit spielen, wie laut, fesselnd oder schnell wir sprechen, wie langsam oder überraschend wir uns bewegen, wie sehr sich unser Gesicht verändert oder Erregung, Alarm, unvorhersehbare Spannung ausdrückt und so weiter.

Typisch für solche mimischen Darstellungen ist die Tatsache, dass sie langsam zustande kommen, wie in Zeitlupe, und dann lange gehalten werden. Sie bauen sich allmählich, aber dramatisch bis zu ihrer vollen

Entfaltung auf, um dann oft in einem überraschenden Laut oder Kitzeln, Kuss oder Nasenstüber zu enden.

Der Erwachsene beginnt für gewöhnlich mit einer übertriebenen Begrüßungspose, mit einem Gesichtsausdruck scheinbarer Überraschung, mit weit aufgerissenen Augen und weit offen stehendem Mund, hochgezogenen Augenbrauen, erhobenem und leicht geneigtem Kopf, so als würde er nonverbal mit einem heftig einatmenden „Ha!?" eine Frage stellen.

Dies kann in endlosen Variationen durchgespielt werden, mit allen möglichen Formen des Lächelns und geschürzter Lippen. Man kann eine Augenbraue hochziehen, während die andere unten bleibt, oder beide anfänglich hochziehen und sie dann langsam zu einem grimmig aussehenden, gespielten Stirnrunzeln zusammenziehen. Dabei kann sich der Kopf auf das Kind zu oder etwas zur Seite bewegen. Das Kinn kann gehoben oder gesenkt werden, nach vorne bewegt und sofort wieder zurückgezogen werden, um die Absicht der Annäherung zu verdeutlichen, worauf dann schließlich ein spontaner Rückzug folgt, um zu demonstrieren, dass wir nicht aufdringlich sein wollen.

Die Bewegung verdeutlicht sowohl die Lebendigkeit als auch die Unvorhersehbarkeit der zwischenmenschlichen Interaktion. Und genau das gebietet es der Aufmerksamkeit des Kindes, fokussiert zu bleiben. Das Kind befindet sich in einer Situation, in der es das Gefühl hat: „Man weiß ja nie: Ich sollte das wohl besser im Auge behalten" – das heißt, Sie im Auge behalten. Und das ist natürlich genau das, was Sie ursprünglich erreichen wollten: Das Kind richtet seine Aufmerksamkeit jetzt nicht nur auf einen bestimmten Punkt, sondern auf eine andere Person und ist damit in eine zwischenmenschliche Kommunikation verwickelt. Diesen Austausch möchten wir mit möglichst viel Spaß verbinden, um seinen Appetit auf mehr Interaktionen und kommunikative Aufmerksamkeiten dieser Art anzuregen.

Das Aufreißen von Augen und Mund, ein mit Überraschungslauten verbundenes tiefes Einatmen und andere alarmierende und Überraschung signalisierende Ausdrucksweisen haben einen ihnen innewohnenden Signalwert. Ein Alarm jedweder Form und Art verlangt instinktiv Aufmerksamkeit und Wachsamkeit. Weit geöffnete Augen werden universal als Zeichen einer allgemeinen Bereitschaft zur gemeinsamen Interaktion verstanden, verbunden mit erhöhter konzentrierter wachsamer Aufmerksamkeit gegenüber dem anderen. Mundbewegungen sorgen dafür, dass die Interaktion aufrechterhalten wird, insbesondere wenn sie mit einem Weiten des Mundes verbunden sind.

Vokalisierungen können ebenfalls in diesem Sinne ausdrucksstark sein. Diese angeborenen Reaktionsmuster werden von Müttern auf der ganzen Welt benutzt. Kleine Kinder und Babys brauchen die Hilfe von Erwachsenen, um ihre ersten Interaktionen zu regulieren. Sie lernen dabei herauszufinden, was wichtig ist, um sich darauf zu konzentrieren. Dies ermöglicht es dem Kind, in das Reich der zwischenmenschlichen und sozialen Kommunikation einzutreten.

Ein drei Jahre altes autistisches Kind hat fast drei volle Jahre oft beharrlicher Übung im *Nicht*-Fokussieren, sich *Nicht*-Konzentrieren … hinter sich, fast drei volle Jahre, in denen es sich nicht konzentriert, seine Sinne *nicht* zusammengebracht, Dingen *nicht* seine Aufmerksamkeit geschenkt, *nicht* das Gesicht der Mutter studiert hat – viel zu lange für eine Zeit, in der das Wachstum des Gehirns sich auf dem biologischen Höhepunkt befindet. Erwachsene können angesichts seiner bizarren Verhaltensweisen leicht kapitulieren. Sie können jede Zuversicht verlieren, seine Aufmerksamkeit gewinnen oder „hervorholen“ und sein Interesse für eine soziale Aktivität wecken zu können. Es ist wichtig, sich dessen bewusst zu sein, da solche Gefühle ihren Meister in unseren massiven Anstrengungen finden müssen, seine Aufmerksamkeit und sein Interesse zu „holen“ oder wieder „hervorzuholen“. Wir müssen gegen eine jahrelange Praxis der „Anti-Entwicklung“ antreten.

Um wie vieles größer müssen wir also alle unsere Versuche einer Annäherung, alle unsere Gesten, alle unsere Kommunikationsversuche machen? Machen Sie alles, was Sie sagen, tun oder ihm zeigen, „etwa drei oder vier Jahre größer“. Wir müssen unsere Gegenwart für das Kind unausweichlich machen, aber auf eine so lustige Weise, dass wir es nicht abschrecken, sollte es das Risiko eingehen, sich aus seinem Schneckenhaus herauszuwagen. Das Prinzip des „Größer-Machens“ gilt auch dann, wenn das Gesicht nicht das Hauptinstrument der Kommunikation ist:

Bei einem Kind, das nie lange genug an einem Platz bleibt oder das so sehr ausweicht, dass es nie jemandem direkt ins Gesicht schaut, können dramatische Bewegungen, die in seinem peripheren Blickfeld gemacht werden, seine Aufmerksamkeit erregen.

Wir können an dem Kind vorbeigehen oder unsere Hand durch seine Blickrichtung hindurch so übertrieben langsam oder spannend bewegen. Dabei hören wir plötzlich und völlig unvorhergesehen mit der Bewegung auf, so dass seine Aufmerksamkeit einfach durch die Plötzlichkeit der Überraschung herbeizitiert wird. Es ***muss*** *einfach seine Augen wenden und seine Aufmerksamkeit verlagern, weil unsere uner-*

wartete, Aufmerksamkeit erregende Bewegung es zur Wachsamkeit aufgerüttelt hat.

Ebenso können wir auch alltägliche Aktivitäten und Gesten „größer" machen: Wir können ihm seinen Mantel an seinem Haken auf eine Weise zeigen, als sei er das Aufregendste, dem wir je begegnet sind: „Mensch! Schauuuu! Dein – (Pause à la ‚Ich kann es nicht glauben! Das ist einfach zuuuuu spannend!' – dein Maantel! Da ist dein Mantel!" Um wie vieles spannender ist es dann, dass das Kind ihn jetzt anziehen darf!

Die gleiche Methode kann bei jedem Kleidungsstück, sowohl beim An- als auch beim Ausziehen angewendet werden: bei Schuhen, Socken, der Mütze, den Handschuhen. Dramatisieren Sie den Ablauf im Badezimmer: beim Waschen, Zähneputzen, mit der Zahnpasta, beim Töpfchen und der Toilette. Jede Geste oder Handreichung bei Tisch kann „größer gemacht" werden und unverhoffte kleine Überraschungen mit einschließen, um selbst das „weggetretenste" Kind aus seinem geistigen Schlaf zu reißen:

*Um **Kofi** dazu zu bewegen, aufzuschauen, muss die Art, wie wir die Schüssel mit Essen oder den Saft herumreichen, wesentlich „größer" sein als bei Patrick oder Thorsten. Die Schüssel beziehungsweise der Krug müssen in einem riesigen Bogen von einer Seite her auf ihn zukommen, quer durch sein Blickfeld gehen und dann aber sofort wieder wegbewegt werden, um seine Aufmerksamkeit und seinen Protest zu erlangen. Jetzt haben wir ihn! Er protestiert, weil er die Schüssel jetzt gesehen hat und sie haben möchte. Er will nicht, dass sie an ihm vorbeigeht. In diesem Moment ist seine Aufmerksamkeit zu hundert Prozent da.*

Hier mag ein Wort der Warnung angebracht sein: „Es größer machen" bedeutet nicht einfach nur: mehr, lauter, schneller. Vielmehr geht es darum, all das zu übertreiben, was die Aufmerksamkeit des Kindes auf das *Gefühl* zu lenken vermag, das in dem Augenblick geteilt wird und durch das Verhalten zum Ausdruck gebracht wird, statt einfach das Verhalten selbst:

Eine Betreuerin versuchte, an Kofi heranzukommen, indem sie mit einem lauten, schrillen Wortschwall auf ihn einsprach. Je mehr er sich zurückzog, desto lauter und hartnäckiger wurde sie, desto näher rückte sie an ihn heran und desto fester hielt sie seine Hand, wann immer er weglaufen wollte.

Auch wenn sie in diesem Fall die Idee, „es größer zu machen“, verwendet haben mag, so doch ohne jede *Sensibilität* für das Kind. Bei ihren Annäherungsversuchen fehlte das Element der Verspieltheit. Und genau das ist so wesentlich, um sein Interesse und seine Bereitschaft zur Kooperation zu gewinnen. Sie vergaß, ihr eigenes Verhalten zu beobachten, oder Kofis Vorlieben und Abneigungen (er hasste alle lauten und insbesondere schrillen Geräusche), und sich auf ihn und sein Entwicklungsniveau einzustellen.

„Es größer zu machen“, kann paradoxerweise manchmal auch heißen, sich einfach übertrieben langsamer oder ruhiger oder unerwarteter zu bewegen:

Es half ***Cheng****, wenn ihm sehr deutliche Anhaltspunkte, insbesondere mit der Stimme und dem Gesicht gegeben wurden. Dies bedeutete für gewöhnlich, dass man sanfter und wesentlich langsamer statt lauter und schneller mit ihm sprechen musste (wie die übereifrige Betreuerin es im vorigen Beispiel getan hatte, ohne es zu merken).*

Es half, seine Aufmerksamkeit zu gewinnen, wenn der Erwachsene sich so verhielt, ***als würde*** *er über etwas unglaublich Interessantes reden. Dabei sprach er mit einer sehr übertriebenen, zugleich aber gedämpften Stimme, langsam und alles in die Länge ziehend. Auf diese Weise wurde die Aufmerksamkeit des Kindes ausgedehnt und sein Interesse aufrechterhalten.*

Erwachsene, die, stets mit dem Gedanken vor Augen, „es größer zu machen“, auf das autistische Kind zugehen, haben damit eine einfache „Technik“ griffbereit, die ihnen helfen kann, dem so weit verbreiteten und demoralisierenden Gefühl des Nicht-Existentseins nicht zum Opfer zu fallen.

Wird diese Technik, die uns allen im Ungang mit kleinen Babys intuitiv vertraut ist, genau und einfühlsam auf jedes Kind abgestimmt, so kann sie die Erfolgsquote in Bezug auf die Ansprechbarkeit des autistischen Kindes sowie bezüglich seiner Fähigkeit, seine Aufmerksamkeit zu bündeln, und seine Motivation, sich zu konzentrieren, enorm steigern.

Was ist in einem Mund?: Instinktive Interessen wieder entfachen

Viele autistische kleine Kinder „haben's" mit dem Essen und mit Nahrungsmitteln, mit Mündern und Zähnen, Kauen und Beißen: Entweder sie sind ganz versessen darauf oder sie können es überhaupt nicht ausstehen; entweder sie suchen oder sie vermeiden die Bewusstheit ihres Mundes. Manche beißen in alles hinein, was ihnen in die Quere kommt, so dass ihre Spielsachen auf solche eingeschränkt werden müssen, in die sie ohne Bedenken beißen oder auf denen sie herumkauen können. Andere scheinen im Gegensatz dazu die Benutzung ihres Mundes ganz zu vermeiden: ob zum Essen, Beißen oder Kauen von Nahrung, oder um die verschiedenen Teile ihres Mundes für die Lautbildung und zum Brabbeln zu erkunden. Später beißen einige sich selbst, oft in die Hände – ein Zeichen der Frustration, das im Alter von unter vier Jahren nicht oft zu sehen ist. Die Neigung, andere zu beißen, kann dagegen bereits wesentlich früher ein Problem werden.

Der Mund ist für alle Lebewesen, ob Mensch oder Tier, eine der wichtigsten Stellen, um Kontakt mit der Außenwelt herzustellen. Das Neugeborene benutzt seinen Mund als Erstes, um zu schreien, dann um nach etwas zu suchen, das es bisher noch nicht gekannt, gefunden oder erfahren hat. Wenn sein Mund dann die Brustwarze findet, so weiß es instinktiv: „Das ist es: Das stimmt!" – und auch, wie es saugen und was es tun muss. Der Mund bleibt für das Baby lange Zeit die primäre Stelle, um Kontakt mit der Welt herzustellen, die Welt zu erforschen, und es versucht, an allem zu saugen und alles in den Mund zu nehmen.

Der Mund seiner Mutter fasziniert bereits das Neugeborene: mit seinen kontinuierlichen Veränderungen und seiner Stimme, die es aus der Zeit vor seiner Geburt wieder erkennt. Unser Mund ist es auch, mit dem wir als kleine Babys zuerst lernen, dass wir eine Distanz überbrücken können: Wir können eine Mama herbeirufen, die weggegangen ist; wir können der Welt mitteilen, dass wir aufgeregt, hungrig, verängstigt, einsam, wütend oder glücklich und zufrieden sind. Etwa ab vier Monaten beginnt ein Baby auch zu brabbeln und auf die gurrenden Laute der Mutter zu reagieren. Es gurrt zurück und fühlt sich durch eine solche rein geistig-emotionale Stimulation „genährt" und versorgt. Dann werden die Hände und Finger des Babys für die Erforschung der Welt zunehmend wichtiger. Aber unser Mund verliert nie ganz seinen obersten Stellenwert: Er ist das große Tor zu uns selbst. Er überbrückt die Kluft zwischen dem Selbst und dem anderen, zwischen unserem eigenen Körper und der Außenwelt. Wir benutzen ihn, um miteinander zu sprechen, um zu singen, zu weinen und zu küssen; wir essen, beißen und kauen mit ihm, sei es, um unseren Hunger zu stillen oder um des Wohlbehagens willen; wir benutzen ihn, um zu rauchen, zu trinken oder um Medikamente einzunehmen.

Beim autistischen Kind scheint der Mund jedoch oft das Tor zu einer Einbahnstraße zu sein. Sie führt nirgendwo anders hin als in seine enge, autistische innere Welt, ohne irgendeine Möglichkeit, zweispurig zu verkehren. Die äußere Welt der Spielsachen, Gegenstände, Personen und Nahrungsmittel wird zerbissen und gegebenenfalls zerkaut und hinuntergeschluckt. Das Einbahnstraßensystem scheint manchmal auch umgekehrt zu funktionieren: Laute, abgebissene Teile von Spielzeugen oder unliebsames Essen werden ausgespuckt. Alles was irgendwie hervorsteht muss das Kind loswerden.

Gleichwohl ist der Mund auch die Verbindung zur nicht-autistischen Welt. Diese Möglichkeit wird viel zu wenig genutzt, um die instinktiven Interessen des Kindes wieder zu entfachen. Nur wenige Erwachsene denken daran, sich von einem fünfjährigen autistischen Kind tatsächlich den Mund erforschen zu lassen, und lassen dies zu, wie sie es bei einem sieben Monate alten Baby ohne Weiteres tun würden. Wenn ihre Aufmerksamkeit auf den Mund eines Erwachsenen gelenkt wird, legen viele autistische kleine Kinder indes eine seltene Neugier an den Tag. Sie zeigen den offenkundigen Wunsch, diesen zu erkunden und mit der anderen Person in einem direkten Kontakt zu sein. Dies erleichtert auch die Kommunikation von Angesicht zu Angesicht und den vertrauten Umgang miteinander:

> ***Tim*** *lag gedankenabwesend herum und nuckelte wie gewohnt am Ausschnitt seines T-Shirts. Ich setzte mich zu ihm und versuchte, ihn in ein „Ich berühr' deine Nase!"-Spiel mit einem „schlängelnden Wurmfinger" zu verwickeln. Plötzlich schien er in meinen Finger beißen zu wollen. Das hatte er bis dahin noch nie gemacht. Ich freute mich mehr über so viel Initiative und direkte Kommunikation von einem derart passiven Kind, als dass ich schockiert gewesen wäre.*
>
> *Als Reaktion darauf, tat ich so,* ***als ob*** *ich ihm in den Finger beißen wollte, knurrte ihn spielerisch an und zeigte ihm die Zähne. Zwischendurch aber lächelte ich und sprach normal mit ihm, um ihm zu helfen, zwischen einem „So-tun-als-ob-Spiel" und der Realität zu unterscheiden (das heißt, jener Art von Babyspielen, die man instinktiv mit kleinen Babys spielt, über die allerdings niemand schreibt). Ich hatte bis dahin noch nie das Gefühl gehabt, dass er so „da" war, sich eines anderen*

Menschen so bewusst, so interessiert, wach, aktiv und interaktiv war. Er benutzte seine Augen, als würde er wirklich aufnehmen und verarbeiten, was er sah – und das über eine so lange Zeit hin, vielleicht fünf Minuten lang.

Tim versuchte, sowohl meinem „Beißen" auszuweichen als auch mir seinen Finger in den Mund zu stecken. Die Wechselwirkung zwischen diesen beiden entgegengesetzten Interessen schien es ihm zu ermöglichen, seine Aufmerksamkeit zu fokussieren und aufrechtzuerhalten. Dabei gab ihm die Situation einen gewissen Nervenkitzel und sorgte für eine aufregende Spannung.

Besonders interessiert war er an meinem offenen Mund und meinem vorgetäuschten Beißen. Er steckte seinen Finger in meinen Mund, ***als würde er mich bitten,*** *hineinzubeißen: Er hielt ihn hin und schaute mir direkt in die Augen. Ich konnte nicht anders, als dies als eine Einladung zu empfinden: Schließlich war das Tim, der normalerweise jeden (Blick-)Kontakt vermied. Als ich bei diesem vorgetäuschten Beißen leicht auf seinen Finger biss, gerade so viel, dass er die Härte meiner Zähne etwas fühlen konnte, im Unterschied zur Weichheit des restlichen Mundes (wie man es bei einem Kleinkind macht), lachte er. Statt wegzulaufen oder sich abzukapseln, spornte es ihn an, es noch einmal zu versuchen, mich zu beißen. Er forderte mehr. Also veranstaltete ich ein großes Theater und tat so, als sei ich Wunder wie schockiert. Ich übernahm seine Rolle, oder zumindest das, von dem ich dachte, es könnte seine Rolle sein, das, was* ***er*** *fühlen und gerechtfertigter Weise in der Reaktion tun könnte: Ich „tat so als ob". Er machte es immer wieder. Driftete er geistig weg, so konnte ich seine Aufmerksamkeit mit vorgetäuschtem Beißen verbunden mit lachenden-knurrenden Lauten wieder gewinnen. Und dann tat er seinerseits so, als würde er mich umgekehrt wiederum beißen: Er hätte mich auch gebissen, wenn ich ihn gelassen hätte. Da ich als Erwachsener jedoch die Verantwortung habe, dafür zu sorgen, dass niemand verletzt wird, blieb es ein Spiel.*

Diese Entwicklung eines Interesses bei einem interaktiven Spiel und dabei so etwas wie einen Sinn für Humor bei Tim zu entdecken, war wunderbar. Er wollte meinen Mund mit seinem Finger erforschen, insbesondere meine Zähne (ihre Härte?). Wiederholt gab er mir zu verstehen, ich solle meinen Mund öffnen, damit er hineinschauen konnte. Er zeigte mir dies entweder indem er seinen eigenen Mund öffnete, während er mich mit seinen Augen entsprechend zu animieren versuchte, oder direkt mit seinen Fingern: eine größere Revolution bei einem Kind, bei dem für gewöhnlich immense Anstrengungen und eine gewaltige Ausdauer erforderlich sind, um es überhaupt in irgendeiner Form aus sich herauszulocken. Plötzlich war hier etwas, mein Mund, der ihn interessierte, wo er motiviert war, ihn mit seinen Fingern, Augen und *seinem Geist* zu erforschen. Und dies bedeutete natürlich auch, dass er dabei in mein Gesicht sah und es viel kommunikativen Blickkontakt gab.

Der Mund ist natürlich am wichtigsten, wenn es um Nahrung und Essen geht. Dies ist ein Bereich, in dem selbst das eher passive autistische Kind oft ein außergewöhnlich hohes Maß an Motivation zeigt – eine weitere Möglichkeit, seine interaktiven Fertigkeiten zu entwickeln. Wenn man die Idee des kommunikativen Aspektes eines verspielten kooperativen Neckens klar vor Augen hat, das weitestgehend von den Begriffen des „Vortäuschens“ und des „So-tun-als-ob“ getragen wird, dann kann selbst das autistische Kind kaum anders, als darauf zu reagieren. Und jedes Mal, wenn das geschieht, erfährt es, dass es selbst imstande ist, zu kommunizieren. Macht ihm dies Freude, so wird es mehr davon wollen.

Mohameds Interesse an Mündern und Zähnen trat beim gemeinsamen Kuchenbacken zutage:

Mohamed *hatte eine Zeit lang mit einem Holzlöffel Mehl, Zucker und Margarine gerührt. Während die anderen Kinder immer wieder geleckt und Teig genascht hatten, hatte Mohamed selbst keinen Versuch unternommen, zu naschen. Ich wollte ihn danach fragen, aber er sprach nicht. Deshalb versuchte ich es, indem ich spielerisch den Holzlöffel zu seinem Mund führte,* ***so als ob*** *ich ihn füttern wollte. Dabei machte ich übertriebene Schmatzgeräusche, die ich mit einem begeisterten „Hm! Lecker!“ unterstrich. Sofort wendet er angeekelt den Kopf ab. Dann tat ich theatralisch so, als würde ich den Teig selbst essen. Dies veranlasste ihn, zögernd wieder hinzuschauen, so als könnte er es nicht glauben. Überrascht erwiderte er mein Lächeln.*

In dem Augenblick war unser neues Spiel entstanden: Ich tat so, als würde ich ihn mit diesem großen Holzlöffel „füttern“ (ohne jedoch jemals seinen Mund damit zu berühren!). Dann erhellte sich sein Gesicht und er strahlte, wohl wissend, dass ich meine vermeintliche Drohung nicht wirklich wahr machen würde. Es gab guten Blickkontakt, und er „bat“ ständig um mehr, indem er mir ins Gesicht schaute. Wenn ich eine Kleinigkeit naschte, beobachtete er mich mit einer Mischung aus Ekel, Interesse und Neugier. Er „bat“ mich, meinen Mund zu öffnen, indem er ihn berührte und dann sehr gespannt und neugierig hineinstarrte und schließlich auch zögernd meine Zähne befühlte.

> *Rund um den Tisch saßen andere Betreuer und Kinder, die sich lebhaft unterhielten und naschten. Dann, plötzlich, brachen meine Worte ab, und alle um mich herum brachen in Lachen aus: Der Holzlöffel steckte in* **meinem** *Mund. Mohamed hatte die Rollen getauscht. Er hatte jetzt mit mir genau das gemacht, was ich bei ihm immer vorgegeben hatte. Er grinste. Ich staunte: Mohamed hatte das Spiel verstanden, den Spieß umgedreht, es mir heimgezahlt – und er wusste es!*

Hatte Mohamed anfänglich Angst gehabt, ich könnte ihn tatsächlich zum Essen zwingen, so hatte er dann mit Erleichterung und Freude festgestellt, dass ich ihm in Wirklichkeit ein Spiel anbot. Zuerst fürchtete er sich vor einem zudringlichen Löffel. Nachdem er jedoch mein Gesicht beobachtet hatte, begann er, mir zu vertrauen, dass ich ihm den Löffel nicht in den Mund stecken würde. Er war voll motiviert und emotional auf ein soziales kommunikatives Spiel eingestellt. Er begann, die Bedeutung von „vortäuschen“ und „so tun als ob“ zu verstehen – der erste Schritt zur Symbolisierung. Und er genoss unser Spiel so sehr, dass er immer wieder um mehr bat. Es war Mohamed, der wollte, dass wir uns bei diesem Spiel abwechselten. Es gab etwas, das wir beide zusammen genossen, ein Spiel, ein Scherz, Humor, Lachen, mit ersten Ansätzen zu der Möglichkeit, sich mit einer anderen Person zu identifizieren. Hier war ein autistisches Kind, das sich der Gegenwart eines anderen Menschen, eines anderen Mundes, eines anderen Denkens bewusst war, die es erforschen wollte.

Mahlzeiten haben ein großartiges Kommunikationspotential: Essen, sozialen Umgang pflegen und miteinander reden passen tatsächlich sehr gut zusammen. Das autistische Kind scheint dies jedoch nicht zu wissen. Erwachsene, die entspannt und locker mit Essen umgehen, können diese Zeit, in der man zusammensitzt, sehr gut für kommunikative Spiele nutzen. Allerdings sollten diese die Fähigkeit des Kindes fördern, sich auf den Hauptzweck des *Ess-Spiels* zu konzentrieren, das heißt auf die Nahrungsmittel und den Vorgang des Essens, und nicht herumzurennen, mit schmutzigen Händen auf Tischen, der Kleidung oder der Sitzbank herumzuschmieren oder Erwachsene zu nerven.

Patrick aß selten etwas im Kindergarten, auch wenn er das Essen auf seinem Teller mit den Fingern untersuchte. Wenn ihm Essen auf einem Löffel angeboten wurde, wandte er den Kopf ab. Als er merkte, dass es nichts weiter als ein Angebot war und ihn niemand wirklich *zwingen* wollte, etwas zu essen, entspannte er sich. Alsbald drehte er den Spieß, sprich das Spiel, um. Er wollte nun die Betreuerin mit dem Essen füttern, das sie ihm angeboten hatte. Dies bedeutete, dass er ihr ins

Gesicht schauen musste, um den Löffel in ihren Mund zu führen. Ich kenne eine Reihe autistischer Kinder, die dies über alles lieben. Nachdem dies einige Monate so gelaufen war, war Patrick soweit. Er aß selbst verschiedene Dinge, zum Beispiel Kartoffelpüree, nachdem er vorher die Unbedenklichkeit der Speise geprüft hatte, indem er zuerst jemand anderen damit gefüttert hatte. Gerade die Situation am Tisch beim Essen kann vielen autistischen Kindern besonders dabei helfen, solche Spielereien verstehen zu lernen:

> *Halten Sie dem Kind etwas Essbares hin, nahe vor den Mund, als ob Sie es füttern wollten. Dabei geben Sie ihm aber gleichzeitig mit einem breiten Lächeln und auf eine entspannte, spielerische, lockere Art und Weise klar zu verstehen, dass es Ihnen völlig egal ist, ob es tatsächlich etwas isst oder nicht. Zeigen Sie ihm, dass Sie nicht die geringste Absicht haben, ihm ohne sein Einverständnis etwas in den Mund zu schieben. Dazu ziehen Sie den Löffel immer wieder zurück oder wackeln damit hin und her, ziehen ihn in einem schnellen Rhythmus vom Mund weg und lassen ihn wieder vorschnellen.*
>
> *Auf diese Weise wird selbst das autistische Kind gezwungen, aufzublicken und Ihnen ins Gesicht zu schauen, um zu sehen, was Sie vorhaben. Da diese wahrgenommene Bedrohung, der Löffel, das Essen oder was auch immer, ständig kommt und geht, ist es unsicher, was passiert. „Kommt er oder kommt er nicht?“ Folglich schaut das Kind auf, um die Situation zu prüfen. Das heißt, es sucht von sich aus einen kommunikativen Blickkontakt zu einem anderen Menschen, um darin soziale Anhaltspunkte zu finden.*

Bei den meisten autistischen Kindern kann die kommunikative Aufmerksamkeit durch Spiele geweckt und gebunden werden, die sich auf ihren eigenen Mund oder den anderer konzentrieren. Dabei kann es sich auch um den Mund von Spielzeugkrokodilen, Puppen und Teddybären handeln. Mohamed benutzte eine Handpuppe so, als würde sie ihn oder andere Spielsachen beißen. Als ein Spielzeughund mitgebracht wurde, untersuchte er dessen kleinen offenen Mund mit außergewöhnlichem Interesse. Patrick entwickelte ein reges Interesse an „Mund- und Gesichtsspielen“ und lernte später sprechen.

6 Sprechen, Singen und Kommunizieren für zwei

„Wenn das Kind nur sprechen könnte, dann wäre alles in Ordnung": Worte nachahmen können heißt noch nicht sprechen können

Die „Sprachlosigkeit" des autistischen Kindes scheint der offensichtlichste Unterschied zu seinen Altersgenossen zu sein, und viele Eltern haben oft die Hoffnung: „Wenn es nur sprechen könnte, dann wäre alles in Ordnung." Es scheint nicht allzu viel dazu zu gehören, jemandem beizubringen, einige Worte zu sagen. Aber trotz täglicher Bemühungen fängt das autistische Kind in der Regel nicht an zu sprechen. Und sofern es *tatsächlich* lernt, einige wortähnliche Laute zu sagen, dann benutzt es diese Worte jedoch nicht wie andere gleichaltrige Kinder spontan, um zu kommunizieren. Stimmt irgendetwas nicht mit seinem Mund, seiner Kehle, seinen Zähnen oder seiner Zunge? Ist dies ein Zeichen seines Autismus? Ist die Lehrmethode falsch, mit der versucht wird, ihm das Sprechen beizubringen? Sollte man trotzdem das Training beharrlich fortsetzen?

*Um **Thorsten** das Sprechen beizubringen, hielt seine Mutter eine Tüte Chips hoch über ihren Kopf und sagte immer wieder: „Was ist das? Was ist das? Chips, Thorsten! Sag: ‚Chips', Thorsten! Chips!! Was ist das? CHIPS! Thorsten, sag: ‚Chips! Chips…'" Thorsten, den Blick fest auf die Tüte fixiert, sprang hoch, um sie zu erreichen, jammerte, japste und quengelte, gab aber keine sprachähnlichen Laute von sich.*

Wir wissen im Einzelfall nie genau, wie sich Sprache bei einem autistischen Kind entwickelt, ob sie sich entwickelt und wann (Ricks 1975, Tager-Flusberg 1981). Aber jede *kommunikative* Sprachentwicklung muss dem gleichen Muster folgen. Ehe sich Sprache entwickeln kann, muss das Kind gelernt haben, sich ohne Worte gut mitteilen zu können. Ohne die Fähigkeit zu kommunizieren, haben Worte keine Bedeutung. Ohne Bedeutung haben sie keinen kommunikativen Wert. Schließlich benutzen manche Menschen die Zeichensprache genauso effektiv, um zu kommunizieren und zu „reden", weil sie oder ihre Eltern hörgeschädigt sind.

Eltern klagen oft darüber, dass das autistische Kind täglich Sitzungen mit einem ausgebildeten Sprachtherapeuten braucht. Aber selbst ein ausgebildeter Sprachtherapeut kann ihm das Sprechen nicht *beibringen*.

Selbst wenn es in der Lage ist, einige Worte zu sagen, bedeutet dies nicht, dass es sie benutzen wird oder auch nur versteht, was sie bedeuten. Es muss zuallererst die Grundlagen der Kommunikation nachholen und aufbauen, die für die ganze weitere Sprachentwicklung notwendig sind. Diese entwickeln sich nur in der Interaktion mit einem anderen Menschen und aus dem frühen Mitteilungsbedürfnis des Babys heraus, das keine Worte braucht:

Mit ihren neun Monaten hebt ***Anuschka****, während sie herumkrabbelt, einen Teddy auf. Sie gibt brabbelnde Laute von sich, dann schaut sie auf und lächelt mich an. Ihren Teddy fest im Arm, zieht sie sich hoch, um sich neben ihren Kinderwagen zu stellen. Dabei schaut sie sich um, zuerst zu ihrer Mama, dann zu mir, lächelt, streckt und reckt sich mit aller Kraft, als wollte sie ihn in den Kinderwagen legen, der für sie allerdings zu hoch ist, um das zu schaffen. Sie gibt jammernde Laute von sich und dreht sich zu ihrer Mama um, die jetzt zu ihr geht und sagt: „Oh, du möchtest den Teddy hineintun?" Anuschka lässt ihren Blick immer wieder zwischen ihrer Mama, dem Kinderwagen und dem Teddy hin und her wandern, jammert weiter, was sich wie eine Bestätigung auf die Frage ihrer Mutter anhört. Ihre Mutter legt den Teddy in den Kinderwagen. Anuschka streckt ihre Arme hoch, schaut ihre Mama an, wobei sie wiederum jammernde Laute von sich gibt. Ihre Mutter versteht, hebt sie hoch und sagt: „Schau, der Teddy ist in Anuschkas Kinderwagen." Zusammen betrachten sie den Teddy. Anuschka zeigt mit dem Finger darauf und sagt: „Ta!" Ihre Mutter pflichtet ihr bei: „Ja, Teddy. Teddy ist in deinem Kinderwagen."*

Mit zehn Monaten krabbelt Anuschka sehr schnell zur Treppe hin, hält dann an und schaut mit einem breiten erwartungsvollen Grinsen zu ihrer Mutter zurück. Ihre Mutter schnappt sie sich und nimmt sie lachend und küssend in den Arm. „Das ist ihr neues Spiel: Sie weiß, dass sie nicht allein die Treppe hoch krabbeln soll, und ständig neckt sie mich damit. Manchmal ist es schon nervend. Aber eigentlich ist es süß", erklärt sie.

Wenn ein Kind zu sprechen beginnt, nehmen Worte ihren Platz neben der kommunikativen Gestik ein, die es bereits fließend beherrscht. Es kann nicht umgekehrt sein, ebenso wenig wie man ein Haus anstreichen kann, bevor es gebaut ist. Die Anfänge der Sprache werden in den Augenblicken gelegt, in denen die Mutter mit ihren Augen dem Blick ihres Babys folgt und sich ihm dabei anschließt, das anzuschauen, was das Baby sieht.

Im Unterschied zum autistischen Kind kann Anuschka effizient kommunizieren und sich verständlich machen, indem sie durch Gesten, Laute unterschiedlichster Art und mit kommunikativen Blicken „spricht“. Ihre Mutter hat kein Problem zu verstehen, was sie meint, und kleidet das in Worte, was Anuschka ihr mitteilt. Ihre Konversation ist in der Tat komplex. Anuschka hat klare Vorstellungen davon, was sie mit dem Teddy machen möchte. Sie ruft ihre Mutter, bittet um Hilfe und bindet sie in eine regelrechte Teamarbeit ein: den Teddy in ihren Kinderwagen zu legen und sich hochheben zu lassen, um ihn gemeinsam anzuschauen. Ihr „Wort“ hatte wenig Ähnlichkeit mit dem tatsächlichen Wort „Teddy“, ihre Mutter verstand es aber dennoch, „übersetzte“ es und pflichtete ihr bei.

Der Erwachsene muss lange Zeit genau auf das eingehen, was das Kind oder das Baby will. Ein Kind kann nur sprechen lernen und lernen, Sprache zu benutzen, wenn es wirklich verstanden hat, wie wichtig es ist, und wie viel Spaß es macht, sich zusammen auf ein gemeinsames Thema zu konzentrieren, im Sinne von „geteilter Aufmerksamkeit“. In gewisser Weise führen Mutter und Baby ein „Blickgespräch“: Der Blick, mit dem das Baby stillschweigend auf etwas zeigt, kann eine Frage sein, die da lautet: „Kannst du sehen, was ich sehe?“ Seine Mama antwortet vielleicht: „Ja, das ist ein Schmetterling. Ein schöner Schmetterling! Ups – weg ist er! Wo ist er hingeflogen?“ Auf diese Weise lernt das Baby allmählich verstehen, dass das, was es anschaut, auch für seine Mama eine Bedeutung hat, und dass sie es „Schmetterling“ nennt. Es lernt, dass es Spaß macht, Aufmerksamkeit auf solche Weise miteinander zu teilen, und es möchte wissen, was seine Mama denkt und von den Dingen hält. Es überprüft ihr Gesicht, um zu sehen, ob etwas unbedenklich oder gefährlich ist, erlaubt ist oder nicht, ein Lächeln oder ein Stirnrunzeln hervorruft.

Dieser Vorgang wird als „soziale Rückversicherung“ („social referencing“) bezeichnet und stellt die nächste Entwicklungsstufe nach der „geteilten Aufmerksamkeit“ dar. Und genau das fällt autistischen Kindern so schwer beziehungsweise haben sie versäumt, aufzubauen. Darin liegen die Wurzeln dafür, dass sie nicht sprechen gelernt haben. Und genau das ist der Punkt, an dem wir ansetzen müssen, auf den wir unsere ganze Aufmerksamkeit konzentrieren müssen, da unsere ganzen sonstigen Bemühungen ohne diese Grundlagen wenig Sinn und Zweck haben.

Die entscheidendste Voraussetzung dafür, dass ein Kind sprechen lernt, ist, dass die Erwachsenen fest an die kommunikativen Absichten des Kindes glauben. Das heißt, dass sie sich so auf das Kind konzentrieren, dass sie alles, was es tut und was es an Lautbildungen (und Nicht-Lautbildungen) von sich gibt, interpretieren und darauf reagieren, *als ob* dies eine klare Botschaft wäre: alles, was das Kind tut, selbst die winzigsten Bewegungen, als beabsichtigte sinnvolle Botschaften von ihm zu verstehen (selbst wenn sie es nicht sind!), alles, was es an Lauten von sich gibt, zumindest als einen Versuch der Kommunikation zu sehen, und den Augen des Kindes zu folgen, um zu sehen, was es meinen *könnte.*

Anuschkas Spiel, ihre Mutter mit dem Treppenspiel zu ärgern, besteht hauptsächlich aus „sozialer Rückversicherung“: Sie schaut prüfend ins Gesicht der Mutter, um zu sehen, wie sie reagiert, und gehorcht dann entweder der Mitteilung der Mutter oder eben gerade nicht. Ohne Worte zeigt Anuschka ihrer Mutter, dass sie weiß, dass ihre Mutter weiß, dass Anuschka weiß, dass ihre Mutter nicht will, dass sie die Treppe hochklettert. Und gerade deswegen macht sie es, denn gerade dadurch haben sie ja so viel Spaß zusammen. Auch viele autistische Kinder verstehen und benutzen diese Art der Kommunikation und können auf dieser Ebene erreicht werden.

Aber jede normale Entwicklung kann durch eine Vielzahl von Faktoren unterbrochen oder blockiert werden oder auf Abwege geraten. Und es ist hilfreich, sich vor Augen zu halten, dass bei einem kleinen autistischen Kind zwei Prozesse gleichzeitig ablaufen: die normale zwischenmenschliche kommunikative und sprachliche Entwicklung sowie die autistischen Neigungen, die (oft erfolgreich) versuchen, diese Entwicklungen von ihrem Kurs abzubringen. Während diese Neigungen mit angemessenen pädagogischen Ansätzen seitens des Erwachsenen in Zaum gehalten werden müssen, müssen wir gleichzeitig auch alles daransetzen, um seine entwicklungsspezifischen Fähigkeiten zur kommunikativen Sprachentwicklung zu fördern, damit diese nicht durch autistische Anti-Neigungen zunichte gemacht werden.

Das autistische Kind muss lernen, dass es schön sein kann, mit einem anderen Menschen zusammen zu sein oder herumzualbern. Wenn es Spaß macht, will es mehr davon. Wenn es mehr will, wird es danach verlangen – und nach etwas zu verlangen, ist Kommunikation. In dem Moment wird es kommunizieren, weil es kommunizieren möchte und nicht, weil Sie es darum bitten. Ein Kind, das nicht kommuniziert, braucht auch nicht zu lernen, Worte zu sagen – es muss vielmehr lernen, kommunizieren zu *wollen.* Wenn es nicht kommunizieren möchte, wird es auch nicht sprechen, selbst wenn es die Worte und die Sprache hierzu hätte. Und wenn es kommunizieren wollte, aber nicht sprechen könnte (wie das hörgeschädigte Kind), so würde es auf Dinge zeigen, Blickkontakt und Gesten benutzen, um zu versuchen, Ihnen verständlich zu machen, was es will oder im Sinn hat (wie Anuschka). Unser Ziel muss sein, dem Kind zu zeigen, dass es Spaß macht, mit einem anderen Menschen zu kommunizieren.

Das war es, was bei Thorsten und seiner Mutter fehlte: Spaß zu haben und es zu genießen, etwas zusammen zu tun. Auch wenn sie scheinbar ein gemeinsames Gesprächsthema („Chips") hatten, war das Ganze doch eher ein Missverständnis: Seine Mutter wollte, dass er seinen Mund benutzte, um das Wort „Chips" zu sagen, und er wollte essen, was auch immer sie außer seiner Reichweite hochhielt. Ob er die Chips aß oder nicht, war ihr egal; ihm dagegen ging es um nichts anderes. Aus seiner Sicht schien sie ihn aus irgendeinem unbegreiflichen Grund damit zu quälen, dass sie ihm die Chips unter die Nase hielt, nach dem Motto: „Schau, ich hab' Chips! Aber du kriegst sie nicht!" Es stimmt natürlich, dass Thorsten nicht versuchte, dahinter zu kommen, was seine Mutter wollte (ein anderes Kind hätte dies getan). Aber die Mutter stimmte ihr Tun auch nicht darauf ab, was er vielleicht fühlte, wollte, brauchte oder vielleicht auch zu sagen oder zu tun versuchte. Sie verstanden sich nicht, ihre Kommunikation lief aneinander vorbei: Thorsten begriff nicht, was seine Mutter wollte, und sie begriff nicht, warum er nicht gehorchte. Deshalb konnte sie auch nicht nachvollziehen, was Thorsten ihr mitteilen wollte.

Hätte seine Mutter sich darauf konzentriert, was er ihr mitzuteilen versuchte (das heißt, seine „kommunikative Absicht" = der Wunsch, die Chips zu essen), hätte sie vielleicht einfühlsamer auf ihn eingehen und reagieren können. Vielleicht hätte sie mit ihm dann wie mit einem ganz kleinen Baby gesprochen: „Oh, du möchtest diese ***Chips,*** *Thorsten. ‚Bitte, Mami', sagt Thorsten, ‚gib mir die Chips.' Komm' wir setzen uns zusammen auf das Sofa und machen sie auf. Möchtest du es mal versuchen? Auf! Zieh!…Oh, ach je, Thorsten kriegt sie nicht auf. Sollen wir es zusammen versuchen? Komm, wir machen die Chips auf! ‚Mach schnell, Mami', sagt Thorsten, ‚ich möchte meine Chips haben.' Da! Offen: Da sind Thorstens Chips! Mm, lecker, Chips! Chips, alle für Thorsten."*

Auf diese Weise hätte sie ihm geholfen, etwas zu tun, was er wollte, und hätte dabei das, was er vielleicht dachte, wollte und fühlte in Worte gekleidet. Wir müssen als Erwachsene darauf bedacht sein, unsere Worte und Reaktionen dem anzupassen, was das Kind mitzuteilen versucht. Bei dieser Art von Babysprache wird das Wort „Chips" betont (durch mehrmalige Erwähnung). Mit der Zeit kann die Mutter dann vielleicht die letzten Buchstaben des Wortes „Chips" auslassen und gespannt warten, ob er das Wort selbst zu Ende spricht, und ihn dazu ermutigen, indem sie eine spannende Atmosphäre schafft.

Die Dinge müssen gefühlsmäßig so sein, so empfunden werden, dass sie emotional stimmig sind: also wie die Hand in den Handschuh passt, wie ein weinendes Baby in die tröstenden Arme der Mutter, wie eine besorgte Frage ein einfühlsames und empfängliches Ohr findet. Es war für Thorsten nicht plausibel, dass er aufgefordert wurde, „Chips" zu sagen, wenn seine Mutter es doch die ganze Zeit bereits selbst sagte. Außerdem musste er, um sie zu bekommen, doch nichts weiter machen, als ihren Arm herunterziehen oder sie ihr aus der Hand zu schnappen.

> *Hätten die Chips hoch oben neben irgendwelchen Keksen oder Obst auf dem Schrank gelegen, dann hätte es nicht gereicht, einfach hochzuspringen. In dem Fall hätte seine Mutter sehr wohl darauf bestehen können, dass er „es sagte", und geduldig auf irgendeinen Laut oder eine Geste wie bei Anuschkas „da" warten können.*
>
> *Oder: Hätten sie vor dem geschlossenen Schrank gestanden, von dem beide gewusst hätten, dass Chips und andere leckere Sachen darin aufbewahrt werden, dann hätte es für ihn eine reale Notwendigkeit gegeben zu kommunizieren, wenn sie ihn gefragt hätte: „Was möchtest du?" Schließlich hätte es ja sein können, dass er heute Schokolade oder einen Keks haben wollte. Dabei hätte sie ihm helfen können, indem sie den Satz angefangen hätte, den er vervollständigen sollte, und dabei hätte sie den Spannungsbogen so lange wie möglich ausdehnen müssen, zum Beispiel so: „Thorsten möchte ein paar [erwartungsvolle Pause] Chi---(?). Ja, Chi-ps – Thorsten möchte Chips."*

Bei unseren Versuchen, dem kleinen autistischen Kind Sprechen beizubringen, müssen wir diese enorme Anstrengung unternehmen, kommunikative Situationen „geteilter Aufmerksamkeit" zu schaffen, die mit einem schönen Gefühl verbunden sind und für das Kind emotional plausibel sind, weil sie sich auf der Ebene seiner geistigen Entwicklung bewegen (die oft der eines zwei oder acht Monate alten Babys entspricht):

> *Wir kämen nicht auf die Idee, ein neun Monate altes Kind damit necken zu wollen, dass wir ihm seine Flasche so hinhielten, dass es sie zwar sehen, aber nicht erreichen könnte, und dabei von ihm erwarten wür-*

den, dass es versteht, dass wir damit erreichen möchten, dass es „Flasche" sagt oder einen ähnlichen Laut von sich gibt, ehe wir sie ihm geben. Stattdessen würden wir ihm die Flasche geben und mit ihm reden oder mit ihm auf dem Arm in die Küche gehen, um gemeinsam die Flasche zu finden.

Ein anderes Mal ahmen wir seine Laute nach und spielen mit ihm Brabbel- und Gurrspiele. In der Folge macht das Baby dann vielleicht unsere Laute nach, um die Erinnerung an die schöne, gemeinsam verbrachte Zeit wieder entstehen zu lassen. Hat es auf dieser früheren Ebene der kommunikativen Entwicklung genügend Fortschritte gemacht, machen ihm unsere Gesellschaft und die sozialen Spiele Spaß und kann es non-verbal gut kommunizieren, dann wird es uns eines Tages damit überraschen, dass es „Flasche" sagt.

Angesichts der verzögerten Entwicklung des autistischen Kindes müssen wir uns auf die frühen Babyspiele konzentrieren, bei denen reine Kommunikations- und Dialogfertigkeiten in der Praxis geübt werden: Wir brauchen keine Worte, um uns zu unterhalten. Wenn wir seine Laute nachahmen, wird es wahrscheinlich voller Freude darauf reagieren und sie wie ein Echo wiederholen. In dem Augenblick haben wir einen Dialog, ein Brabbel-Gespräch. Wir hätten kein Problem, dies bei einem vier Monate alten Baby zu tun. Also können wir es auch bei einem vierjährigen autistischen Kind tun und Spaß daran haben. Je öfter wir das autistische Kind in Situationen geteilter Aufmerksamkeit ziehen können, und zwar auf eine Weise, die ihm so viel Spaß macht, dass es mehr davon haben möchte, desto besser.

Verfallen Sie nicht auch in Schweigen – Sprechen Sie mit dem Kind: Und sei es nur, damit Sie selbst lebendig bleiben und einen klaren Kopf behalten

Es ist nicht außergewöhnlich, dass Erwachsene genauso stumm und unkommunikativ werden wie das autistische Kind, das sie in ihrer Obhut haben. Wenn man sie nach dem Grund fragt, ist die Antwort oft ein hilfloses: „Aber er versteht mich doch gar nicht", „Ich weiß nicht, was ich sagen soll" oder: „Ich verstehe ja überhaupt nicht, was eigentlich los ist". Diese Reaktion ist zwar verständlich, aber nicht unbedingt logisch, da Nicht-Verstehen uns nicht die Fähigkeit zum Sprechen nehmen muss. Das Kind reagiert nicht so, wie es normalerweise auf der zwischenmenschlichen Ebene üblich und selbstverständlich ist. Dadurch wirkt sein Verhalten so, als sei der Erwachsene gar nicht da.

Verwirrt zu sein, ist eine normale menschliche Reaktion. Und die völlige Verwirrung, die Erwachsene in dieser Situation erfahren, hat vielleicht zu einer Art geistigen Blackout geführt. Das hat wiederum Auswirkungen auf ihren normalen gesunden Menschenverstand und ihr Denkvermögen: Es schwirrt einem der Kopf und man kann keinen klaren Gedanken mehr fassen. Es ist wie ein Schockzustand: ein Schock wegen des verwirrenden und menschlich unbegreiflichen Verhaltens des Kindes, wegen des eigenen Unvermögens, es zu verstehen, mit ihm zu kommunizieren oder auch nur einen Kontakt herzustellen, und wegen der Erfahrung, dass man offenbar seine eigenen geistigen Fähigkeiten verloren zu haben scheint, wo man doch gedacht hatte, der eigene Kopf würde normalerweise ganz gut funktionieren.

Ich erinnere mich lebhaft an Leilas Betreuerin, die völlig verwirrt, schweigend und wie gelähmt neben dem Computer saß, während ***Leila*** *mit ein paar Murmeln auf dem Boden beschäftigt war. Als ich die Betreuerin ansprach, kam sie wieder „zu sich“. Eigentlich hatte sie Leila am Computer spielen lassen wollen…Als ich ihr vorschlug, es könnte nicht nur für Leila, sondern auch für sie selbst hilfreich sein, ihre Gedanken, Gefühle und Beobachtungen in Worte zu fassen, schaute sie mich ebenso erstaunt wie auch erleichtert an. Ich fügte hinzu, meiner Meinung nach brauche Leila es, daran erinnert zu werden, dass sie ihre Computerzeit versäumte.*

Die Betreuerin erklärte, sie könne einfach nicht verstehen, was Leila mache, und deswegen sei sie nicht imstande, irgendetwas zu sagen. Die Betreuerin schien sich vor sich selbst zu „verstecken“, so als ob sie gar nicht da sei, als würde dann niemand merken (nicht einmal sie selbst), wie „inkompetent“ und „dumm“ sie in *ihren eigenen Augen* war: Das ist eine sehr verbreitete und „normale“ Erfahrung, die in der Gegenwart eines autistischen Kind oft gemacht wird. Und sie ist im Grunde genommen die andere Seite der Medaille: Da das Kind keine Notiz von einem nimmt, hat man das Gefühl inkompetent zu sein. Offensichtlich hat man nichts zu bieten, was bemerkenswert genug wäre, um ihm Beachtung zu schenken.

Wir können unsere Fähigkeit zu denken und zu sprechen jedoch von unserem Gefühl der Hilflosigkeit und Sinnlosigkeit abtrennen, das durch den autistischen Geisteszustand hervorgerufen wird. Auch wenn es schwer ist, so ist dazu doch nicht mehr erforderlich, als uns vor Augen zu halten, dass unsere Fähigkeit zu sprechen es uns ermöglicht, genau dieses Gefühl der Verwirrtheit, unsere Gedanken, Gefühle und Beobachtungen in Worte zu fassen und einzufangen, wie Schmetterlinge in einem Netz. Wir brauchen nur das Netz hervorzuholen, weiter nichts.

Es gibt mitunter Situationen, in denen eine Beschäftigung für das Kind einen Sinn macht, für den Erwachsenen jedoch nicht, wie beispielsweise bei Leilas Beschäftigung mit den Murmeln. Was sie mit den Murmeln machte, hatte für sie offenbar Sinn, auch wenn dieser für uns nicht ersichtlich war. Ich teilte zwar die intuitive Auffassung ihrer Betreuerin, dass es bei Leilas Beschäftigung um etwas anderes zu gehen schien; doch ist es wichtig, sich vor Augen zu halten, dass manche ständig wiederholten Beschäftigungen sozusagen absichtlich keinen Sinn machen *sollen.* Die rätselhafte Aktivität eines autistischen Kindes kann sowohl für den Erwachsenen als auch für das Kind einen Sinn machen oder nur für einen von beiden oder aber für keinen von beiden, weil sie einfach nur dazu da ist, die Zeit herumzukriegen.

Der Erwachsene meint vielleicht, eine bestimmte Beschäftigung sei nicht gut für die Entwicklung des Kindes, weil es sie dazu benutzt, jegliches Bewusstsein darüber auszuschalten, was um es herum vorgeht, wie bei Dirks Rütteln oder bei Fritz' Räderdrehen. Dirks Rütteln hatte den Sinn, abzuschalten und nichts mehr wahrzunehmen, was um ihn herum vorging – „Ich bin am Rütteln, also ist alles andere egal".

Aber während Dirk diese Aktivität offenbar brauchte, um mit der Welt zurechtzukommen, schien Fritz durchaus dankbar zu sein, wenn ihm jemand sagte, es sei an der Zeit, etwas anderes zu tun. Als ich ihr dies erklärt hatte, fand Leilas Betreuerin ihre Worte wieder. Sie sprach mit Leila, die daraufhin wie aus einem tranceähnlichen Zustand zu erwachen schien und das Angebot ihrer Betreuerin, den Computer zu benutzen, offensichtlich erleichtert begrüßte.

Manche autistischen Kinder haben etwas an sich, das einen tödlichen Sog auf den Geist des Erwachsenen ausübt, der ihn in einen anscheinend unausweichlichen Zustand der „Geistlosigkeit" hinabzuziehen scheint. Die Art, wie das Kind nicht auf uns reagiert, hat im wahrsten Sinne des Wortes etwas Ansteckendes. Es erscheint uns sinnlos, mit jemandem zu sprechen, der uns nicht einmal zur Kenntnis zu nehmen scheint. Und dies ist natürlich genau der Grund, warum wir den heldenhaften Versuch unternehmen *sollten,* mit ihm zu sprechen oder auf andere Weise eine Kontaktaufnahme zu unterstützen. Womit wir uns auf keinen Fall einverstanden erklären und paktieren möchten, ist sein Leugnen unserer Gegenwart, seine Weigerung, uns als Mitmensch zur Kenntnis zu nehmen sowie die Möglichkeit von sinnvollem zwischenmenschlichen Kontakt.

Die Unmöglichkeit, eine normale Reaktion von einem Kind zu erhalten, kann dazu führen, dass wir uns selbst wie ein hoffnungsloser Fall fühlen: Warum schaffen wir es nicht, zu diesem Kind „durchzukommen", es zu erreichen und einen Kontakt herzustellen? Warum können wir nicht begreifen, was hier vor sich geht? Warum verstehen wir es nicht? Genau dies in Worte zu fassen, kann ein sehr wirksamer Weg aus diesem Dilemma hoffnungsloser Hilflosigkeit sein. *Sprechen Sie mit ihm, und sei es nur, damit Sie selbst lebendig bleiben und einen klaren Kopf behalten.* Dabei ist es genau wie bei einem wesentlich kleineren Kind eine gute Idee, abwechselnd „du" und den Namen des Kindes zu verwenden. Leilas Betreuerin hätte vielleicht Folgendes sagen können:

> *„Ich weiß nicht so recht, was ich jetzt tun soll, Leila. Ich dachte, du würdest vielleicht gerne am Computer spielen…[schaut ihr ruhig zu]… Aber ich habe das Gefühl, du möchtest gar nicht wissen, dass ich hier bei dir bin. Es ist, als würde Leila sagen: ‚Niemand hier, außer Leila – Leila und ihre Murmeln. Nur Leila und ihre Murmeln!'…[schaut ihr ruhig zu, um dann mit einer gewissen freundlichen Nachdrücklichkeit in der Stimme fortzufahren:] Aber ich* ***kann*** *dich sehen: LEILA SPIELT EIN MURMELSPIEL. Ich weiß nicht genau, wie es geht…Es tut mir wirklich Leid, aber ich verstehe es nicht. [Dann, in Gedanken zu sich selbst:]* ***Ich habe das Gefühl, ich bin zu nichts zu gebrauchen, dass ich nichts tun kann, um ihr zu helfen. Im Grunde macht es mich ziemlich deprimiert, dass ich so nutzlos bin.*** *[Indem sie sich diese Gefühle selbst eingesteht, kann sie ihnen ihren lähmenden Effekt nehmen und wieder zu Leila zurückkehren:] Ich sehe, dass du deine Murmeln nach verschiedenen Mustern anordnest, diese hier und diese dort und noch eine hier. [In übertriebenem Tonfall:] Wohin kommt die hier? Oh, sie kommt da drüben hin zu den großen Murmeln. Ganz viele Große. Ich glaube, Leila sagt: ‚Wo kommt die Kleine hin? – Oh, dort kommt sie hin, die Kleine kommt dorthin, ganz für sich allein …' [Dann, in einem entschlosseneren Ton und etwas dringlicher:] Hör zu, Leila, ich glaube, es ist* ***Zeit, etwas anders zu machen.*** *Es ist Zeit, die Murmeln wegzutun. Spiel später wieder mit den Murmeln: ‚Tschüs Murmeln, tschüs!' Komm, wir spielen jetzt am Computer!…"*

Vielleicht hätte Leilas Betreuerin durch die genaue Beschreibung davon, was Leila machte, diese sogar besser verstehen können. Zuerst musste sie sich jedoch von ihrem Gefühl der Unzulänglichkeit distanzieren. Wenn wir uns selbst hören, wie wir unsere Gefühle in Worte fassen, wird es uns möglich, einen Schritt zurückzutreten und mit einem gewissen Abstand zu betrachten, was hier vor sich geht und geschieht. In dem Fall wäre der Betreuerin klar geworden, dass sie, auch wenn sie den tieferen Sinn von Leilas Murmelanordnungen nicht verstand, doch kompetent genug war, um zu beschreiben, was Leila machte. Und das hätte genügt, um sich wieder zu fangen und sich von ihrem gesunden Menschenverstand sagen zu lassen, wann es an der Zeit ist, etwas anderes zu machen …

Detailliert zu beschreiben, was das Kind gerade tut, ist eine Tugend, die uns oft rettet, wenn wir uns bei einem autistischen Kind hilflos und nutzlos fühlen. Sie hält uns die Kraft und Stärke unseres eigenen Verstandes vor Augen und sorgt dafür, dass dieser wieder funktioniert. Darüber hinaus baut sie zwischen dem Kind und uns auch kommunikative und emotionale Brücken, ohne das Kind unter Druck zu setzen. Schließlich ist es vielleicht dazu bereit und sogar erleichtert, wenn wir ihm vorschlagen, etwas anderes zu tun. Mit Dirk lief es für gewöhnlich ungefähr so:

> *„Ich sehe, dass du dieses Spielzeug wirklich gerne rüttelst. ‚Rüttel-rüttel-rüttel', sagt* **Dirk**. *Aber ich mag es überhaupt nicht. Es macht mich ganz krank, wenn ich dir zusehe. Ich denke nicht, dass das sehr gut ist für dich… Jetzt rüttelst du es etwas langsamer. Oh, weglaufen! Dirk läuft weg, und jetzt kommt er wieder zurück. Da bist du ja, Dirk. [Im Tonfall einer überraschten Begrüßung gesprochen:] Hallo! Das war ein schöner kleiner Blick: Du hast mich angeschaut. Ja, ich bin hier und sehe dir zu, wie du das Telefon rüttelst. Es gibt so viele andere Dinge, die man mit einem Telefon machen kann, aber Dirk möchte es einfach nur rütteln. ‚Rüttel-rüttel-rüttel', sagt Dirk. ‚Ich will nur rütteln, sonst nichts. Nur Dirk und das Rütteln. Sonst nichts.' Aber ich kann dich trotzdem sehen, und ich denke, es ist Zeit, etwas anderes zu machen, Dirk. Ich fange an, mich zu langweilen. Langweilst du dich nicht?… Komm, was hältst du von einem Hüpfspiel? Dirk hüpft doch gerne: Wie wäre es mit [nehmen Sie ihn freundlich, aber bestimmt an die Hand und leiten Sie ihn] ‚hüpf-hüpf-hüpf?'"*

Wirklich auszusprechen, was man sieht, fühlt und denkt, hat für den Erwachsenen regelrecht „lebensrettendes" Potenzial. Es ermöglicht uns, unseren Verstand irgendwie im Griff zu behalten: Es gibt uns etwas, woran wir uns festhalten können, etwas, das uns hilft, zu sondieren, was wir verstehen und was wir nicht verstehen, ob es überhaupt etwas zu verstehen gibt, was wir vielleicht wissen müssen, um mehr zu verstehen, und wie wir es vielleicht herausfinden können. Es hilft auch dem Kind, zu merken, dass da jemand ist, der freundlich ist und sich bemüht, zu verstehen.

Selbst wenn Dirk mich mit aller Macht ausschließt, besteht doch jedenfalls die Aussicht, dass irgendeine Bewusstheit von meinem Engagement und meiner Aufmerksamkeit zu ihm durchdringt. Und man kann auch nicht wissen, ob Leila sich der Aufmerksamkeit, die ihre Betreuerin ihr schenkte, wirklich nicht bewusst war, oder ob sie es einfach nicht zeigte.

Darüber hinaus hat die geistige Anstrengung, die der Erwachsene unternimmt, um sich auf das Kind zu konzentrieren, auch Modellcharakter für das Kind. Es sieht daran, wie es selbst seine Aufmerksamkeit fokussieren und seinen eigenen Geist nutzen kann. Das Kind hört vielleicht, und sei es nur ab und an, wenn Ihre Worte dem entsprechen, was es tut, anschaut, denkt oder fühlt. Die Worte zu hören, die genau dem entsprechen, was ein Kind gerade tut oder erfährt, ist einer der wichtigsten Bausteine in der Entwicklung der frühkindlichen Sprachfertigkeiten („geteilte Aufmerksamkeit"). Hier ein Beispiel ohne Happy End:

> *Eines Tages sah ich, wie* **Tim** *neben einem Puppenwagen auf dem Boden saß, überall um ihn herum weiße Papierschnipsel verstreut. Er war tief versunken in irgendeine gezielte Beschäftigung und das war eigentlich sehr ungewöhnlich bei ihm. Ich setzte mich hinzu, um ihm zuzuschauen. Dann fing ich an zu sprechen, als würde ich laut vor mich hindenken (ohne jede Erwartung auf irgendeine Reaktion): „Was machst du da, Tim?...Ich sehe, dass du Papier durch das Loch steckst (durch das ‚Loch' des Griffs am Puppenwagen)...Alles hinein: Noch eins und noch eins...alles hinein. Macht es dir Spaß, sie* **hinein***zustecken? Oder lässt du sie* **durch***fallen?...Du hebst sie sehr sorgfältig auf. Dieses und jenes und noch eins...Vielleicht lässt du sie im Kreis gehen, so wie du es immer tust?...Wie wäre es mit dieser großen Dose? Möchtest du auch welche hier hineintun? Nein? Ich verstehe. ‚Nein', sagt Tim, ‚nicht in diese Dose'. Wie wäre es mit dieser Schachtel? Nein? Vielleicht habe ich mich geirrt. Vielleicht tust du sie gar nicht* **hinein***. Lässt du sie* **hindurch** *fallen? Wie wäre es mit dem Rahmen von diesem Steckkasten? Möchtest du ein paar hier durchfallen lassen? Nein? Ist er zu klein, oder ist das nicht das Richtige? Liege ich wieder falsch? Oder machst du etwas ganz anderes?..."*

Ich ging also einfach nur mit der Absicht an die Situation heran, zu beobachten und zu beschreiben, was Tim gerade tat (oder was er aus meiner Sicht aus zu tun schien). Dabei konnte ich eine kleine Theorie formulieren und mir überlegen, wie ich die Fragen stellen konnte, die mir dazu in den Sinn kamen. Ich fragte mich, ob er Sachen *hinein*tat. Das tun alle kleinen Kinder gerne, und ich erwartete, dass es ihm auch darum ging, seine Papierschnipsel in irgendwelche anderen Behältnisse hineinzutun. Als ich sah, dass dies nicht seine Absicht war, also meine ursprüngliche Annahme falsch war, schaute ich noch einmal hin, um zu sehen, was er vielleicht in Wirklichkeit machte und wie er die Dinge sehen könnte.

Dies ist übrigens ein interessantes Beispiel dafür, wie wir eine bloße Wahrnehmung bereits in eine Interpretation verkehren. Ich dachte, ich hätte einfach nur beschrieben, was ich sah: dass er irgendwie dabei war, Dinge in etwas hineinzutun. Aber dann merkte ich, dass dies überhaupt nicht der Fall war, sondern dass er (vielleicht) Dinge durch ein Loch oder irgendetwas hindurchfallen lassen wollte. Mir ging auf, dass ich mich geirrt hatte, und dies gab mir das Gefühl, dass irgendeine reale Kommunikation stattgefunden hatte. Tim schien zu bemerken, dass ich ihn interessiert beobachtete. Er akzeptierte meine „Fragen" zu dem, was er tat, und „beantwortete" sie, indem er die Behältnisse ablehnte, die ich ihm anbot. Damit ließ er mich wissen, dass er mit etwas anderem beschäftigt war. Er war in der Lage, mit mir zu kommunizieren und mich zu korrigieren, wenn auch auf eine indirekte Weise. Wir hatten eine Unterhaltung, nur dass er dabei mit „Handlungen" und „Ablehnungen" „sprach", die ich dann wiederum benutzen konnte, um weiter zu überlegen und vielleicht irgendwie dahinter zu kommen und zu verstehen.

Manche Leute sind der Meinung, das autistische Kind könne Sprache nicht nur nicht verstehen, sondern man solle auch nicht zu viel mit ihm sprechen: Dadurch werde es nur verwirrt. Es scheint tatsächlich Zeiten zu geben, in denen das autistische Kind uns nicht versteht. Aber wie sollen wir das wissen? Dies scheint von Kind zu Kind, von Augenblick zu Augenblick, von Woche zu Woche sehr unterschiedlich zu sein, je nachdem ob seine geistige Entwicklung weitergeht oder nicht. Wahrscheinlich gibt es ein ganzes Spektrum von Möglichkeiten. Das Problem ist, dass wir nie sicher sein können, ob das Kind uns, gerade in diesem Augenblick, versteht oder nicht. Dies wirft natürlich die Frage auf, ob es besser ist, sich fälschlicherweise auf die Seite des Schweigens zu schlagen und damit seine geistige Fähigkeit zu unterschätzen, zu verstehen, zu hören und aufzunehmen, was wir sagen, oder aber zu viel zu reden und damit seine geistigen Fähigkeiten vielleicht zu überschätzen.

Wenn Sprechen jedoch dafür sorgt, dass der Erwachsene seine Fähigkeit behält, seinen gesunden Menschenverstand zu benutzen, geistig lebendig zu bleiben und zu funktionieren, wenn dies es ihm ermöglicht, sich Wege und Möglichkeiten auszudenken, das Kind zu „beleben" und irgendeinen minimalen Kontakt herzustellen, dann erfüllt es einen Zweck, der lohnend und dem geistigen Wachstum und der Entwicklung des Kindes dienlich ist.

Eine Kommunikation, der das Kind nicht widerstehen kann: Machen Sie ein Lied und tanzen Sie dazu

Neben einem Dreijährigen zu sitzen, der als Antwort auf all unsere Bemühungen, sich auf eine zwischenmenschliche, interaktive Begegnung einzulassen, offenbar Löcher in die Luft starrt, kann einen zur Verzweiflung bringen. Neben einem schweigenden Vierjährigen herzugehen, der auf nichts reagiert, egal, was wir ihm an Annäherungsversuchen anbieten, kann selbst dem lebendigsten Menschen die ganze Lebensenergie rauben oder uns vor Frustration „auf die Palme bringen".

Das bewusste Bemühen darum, all das, was gerade passiert, wie bei einer Live-Reportage laufend zu kommentieren, wird generell als entscheidend für die Sprachentwicklung betrachtet. Etwas „laufend zu kommentieren" (das hat nichts mit Laufen zu tun, wie ich einigen Betreuerinnen erklären musste), heißt, verbal die jeweils aktuelle Situation fortlaufend zu beschreiben und zu kommentieren, wie ein Sportkommentator im Radio: einfach reden und beschreiben, was wir sehen, was geschehen könnte, was Sie oder das Kind tun, fühlen, denken oder wollen. Es hilft dem Erwachsenen, lebendig zu bleiben und sein Denkvermögen zu behalten; und es erinnert das Kind an die freundliche Gegenwart des anderen und hilft ihm seine Welt, seine Handlungen und sein Denken zu strukturieren.

Wenn ein gesprochener laufender Kommentar wie so oft bei einem autistischen Kind nicht ausreicht, so erreicht man es für gewöhnlich, wenn man singt. Ist von Singen die Rede, so denkt mancher oft nur an zwei oder drei bekannte Kindergartenlieder. Singen muss jedoch nicht heißen, dass man sich hinsetzt, um zusammen ein paar bekannte Volkslieder zu singen. Zwar kann dies für die Förderung der kommunikativen Entwicklung des autistischen Kindes auch sehr hilfreich sein. Aber Singen kann darüber hinaus in einem wesentlich weiteren Sinne genutzt werden: Sie können sich fast durch den ganzen Tag hindurch singen, indem Sie Ihren fortlaufenden Kommentar einfach *singen.*

Bei unseren Bemühungen, im autistischen Kind ein Interesse für die soziale Kommunikation zu wecken, können wir wahrscheinlich keinen besseren Verbündeten finden als die Musik. Musik spricht eine rein emotionale Sprache, die primär und universal ist und direkt zu Herzen geht. Die Kombination von Rhythmus und Melodie berührt uns körperlich, sie geht uns unter die Haut und in die Beine, sie zwingt uns, uns rhythmisch im Takt mitzubewegen. Es ist fast unmöglich, der Macht irischer Musik, eines Sambas, Salsa-Musik oder dem Rhythmus afrikanischer Trommeln zu widerstehen. Diese Musik erreicht den Zuhörer direkt, auf einer physiologischen, einer sinnlichen Ebene, sie geht einem in den Bauch und in die Beine. Eine lebhafte Melodie oder ein lebhafter Rhythmus erreicht selbst das abgekapseltste Kind, ohne ihm das Gefühl zu geben, bedrängt, überrannt oder bedroht zu werden. Ihre Botschaft hat, ohne Worte zu brauchen, unvermittelt Sinn und wird von Hörern und Musikanten aller Kulturen verstanden: das ideale Medium für das autistische Kind, das solche Schwierigkeiten mit Sinn, Bedeutung und mit Worten hat. Musik kann ohne Worte etwas mitteilen und „Sinn haben" – und man hat Spaß dabei. Im Unterschied zur Sprache und zu gesprochenen Worten braucht sie unser rationales Denken nicht in Anspruch zu nehmen, sondern kann uns einhüllen in das Erlebnis, wie in eine Decke oder als würden wir von ihm getragen. Die Kontinuität der Melodie, die wie ein Fluss ununterbrochen dahinfließt, und die Vorhersehbarkeit des Rhythmus erwecken ein Gefühl der Sicherheit. Wir können uns innerlich von Musik erfüllt fühlen, oder, um es mit M. Sendak zu sagen: „Ich bin im Lied, und das Lied ist in mir."

Unsere Reaktion auf Musik ist so elementar und sinnlich, dass sie schon fast instinktiv ist. Und da man sich einem Klang so wenig entziehen kann, vermag eine Melodie oder ein Rhythmus sogar die Isolation des autistischen Kindes zu durchbrechen und zu ihm durchzudringen. Dies ist nicht von der Motivation des Kindes abhängig. Es scheint vielmehr, als würde die Musik Motivation *schaffen,* selbst da, wo vorher keine war. So wie ein Magnet Metallspäne in einen engen ordentlichen Kreis anzieht, so zieht der Magnetismus von Musik, Melodie oder Rhythmus unsere Sinne in eine ganzheitliche Erfahrung zusammen. Die akustische Stimulation setzt sich in Form von Schwingungen fort, die durch den ganzen Körper gehen und körperliche Empfindungen mit emotionalen Gefühlen und geistiger Wachheit vereinigen. Videos von Musiktherapiestunden nach Nordoff Robins demonstrieren, dass die musikalische Kommunikation fast unterschiedslos eine Reaktion auslöst, die direkt, spontan und fast instinktiv ist, selbst bei dem zurückgezogensten und unkommunikativsten autistischen Kind.

Eine fröhliche, lebhafte Melodie kann Interesse und Spannung wecken und ein zurückgezogenes Kind beleben. Um ein übermäßig erregtes oder aus der Fassung gebrachtes Kind zu beruhigen, wählen wir ein ruhiges Lied oder Schlaflied. Mit Singen und Musik können wir eine Vielzahl emotionaler Zustände zum Ausdruck bringen, aber niemand wird sich durch ein Lied oder durch jemanden, der singt, wirklich bedroht oder erschreckt fühlen. Genau dies ist vor allem bei solchen Kindern ein großer Vorteil, die sich leicht bedroht fühlen und dazu neigen, sich zu verschließen, wegzulaufen oder sich wegzudrehen, wann immer jemand auf sie zukommt und sich ihnen nähert.

Das einfachste und natürlichste menschliche Instrument ist natürlich *unsere Stimme.* Wir haben sie nicht nur immer bei uns. Sie ist auch das empfindsamste, ausdrucksstärkste und anpassungsfähigste Musikinstrument und wird zudem von dem denkbar vorzüglichsten, hochsensibelsten Display begleitet: *unserem Gesicht.* Wenn es darum geht, jemanden in die zwischenmenschliche Kunst des stimmlichen Gesprächsrollenwechsels und Dialogs einzuführen, in jene frühen präverbalen und hauptsächlich musikalischen Fertigkeiten, ohne die eine Beherrschung der Sprache unmöglich wäre, so geschieht dies beim Menschen durch jene einfachen Begegnungen, bei denen der einfühlsame und voll und ganz auf das Baby eingestellte Betreuer (ob Mutter, Vater oder wer auch immer), seine Stimme in melodischer Weise benutzt.

Wir müssen keine Musiker sein: Es ist nicht schwierig, das, was man sagen möchte, in irgendeine einfache Melodie zu kleiden, ob selbst erfunden oder von einem bekannten Lied geliehen. Die Melodie eines Liedes trägt und transportiert Worte: ähnlich wie ein Kinderwagen ein Baby oder ein Zug Menschen befördert. Der Zug fährt weiter, egal, ob Menschen darin sind oder nicht. Der Kinderwagen kann mit oder ohne Kind oder auch mit einer Puppe, einem Mantel oder ein paar Bauklötzchen darin geschoben werden. Man kann alles Mögliche damit machen: ihn wegstellen, ihn hervorholen, auf den Kopf stellen, vor- und zurückschieben, damit irgendwie herumspielen, Unsinn damit machen. Ebenso kann eine Melodie mit Worten gefüllt sein oder auch nicht, sie kann vorwärts und rückwärts gesungen, abgebrochen und wieder von vorne begonnen werden, wobei sie immer dieselbe bleibt. Ein leerer Zug oder Kinderwagen ist wie ein gesummtes oder mit „la-la-la“ untermaltes Lied ohne Worte. Die Melodie liefert für alle Gedanken und Worte ein musikalisches „Transportmittel“. Mithilfe bekannter Melodien können wir zum Beispiel unsere laufenden Kommentare in Lieder verwandeln:

*Um **Thabo** dazu zu bewegen, damit aufzuhören, ständig herumzurennen, wenn es Zeit ist, sich zum Rausgehen fertig zu machen, können wir die Melodie eines bekannten Kinderliedes benutzen, zum Beispiel die von „Meister Jakob, schläfst du noch“, und singen:*

„Hallo Thabo, hallo Thabo,
wir geh'n aus, wir geh'n aus
Zieh dir Schuh und Mantel an,
zieh dir Schuh und Mantel an,
wir geh'n aus, wir geh'n aus.“

(Oder die Socken oder die Mütze: es gibt kein Gesetz, das sagt, dass Dinge sich reimen müssen.)

Statt schweigend bei Patrick zu sitzen, der auf dem Boden Spielzeugfiguren in einer Reihe aufstellt, können wir zum Beispiel nach der Melodie von „Old McDonald hat ′ne Farm“ singen:

1. „Patrick liegt am Boden dort, I-Ei-I-Ei-O.
Und jeden Morgen liegt er dort, I-Ei-I-Ei-O
Mit einem Männchen hier,
Und einem Männchen dort,
Hier ein Mann, da ein Mann,
Patrick liegt am Boden dort, I-Ei-I-Ei-O.

2. Patrick reiht die Männchen auf, I-Ei-I-Ei-O
Ja, er reiht sie alle auf, I-Ei-I-Ei-O.
Mit einem Männchen hier ...

Ohne sein Spiel zu unterbrechen, können wir mit einer zu unseren Worten passenden Melodie spielen, auf die einzelnen Spielzeugfiguren zeigen und singen:

♫ 3. *1 und 2 und 3 und 4, I-Ei-I-Ei-O.*
Alle auf dem Boden dort, I-Ei-I-Ei-O.
Mit 5 und 6 hier,
Mit 7 und 8 dort,
Hier ein Mann …

Wenn wir unsere laufenden Kommentare einfach singen, dabei selbst gemachte kleine Melodien oder Rhythmen benutzen oder die Melodien bekannter Lieder mit unseren eigenen Worten passend zur Situation begleiten, kann dies einen gewaltigen Unterschied machen. Jedes Lied hat einen typischen Rhythmus, eine bestimmte Struktur, so dass es wiederholt und wiedererkannt werden kann. Die Melodie hüllt beide in so etwas wie „geteilte Aufmerksamkeit" ein, belebt den Erwachsenen, heitert das Kind auf, hält es bei Laune. Sie kann sogar Frustrationen auflösen. Die Melodie braucht keine Reaktion, um weiterzugehen, sie wird durch die Tonfolge zusammengehalten, was auch immer die Worte sind. Es ist, als wisse ein Ton instinktiv, wohin er geht, selbst wenn Sie es nicht wissen: Eine fantastische Idee in all den schrecklichen Zeiten, in denen wir in unseren vergeblichen Versuchen mit einem nicht reagierenden autistischen Kind einfach nicht mehr weiterwissen und das Gefühl haben, völlig auf Grund aufgelaufen zu sein. Der Fluss der Musik reißt den singenden und zuhörenden Menschen einfach mit, wie das Wasser im Flussbett. Singen und fließendes Wasser haben für viele autistische Kinder interessanterweise die gleiche Anziehungskraft und beruhigende Funktion.

Ein selbst gemachtes Lied kann vorzüglich auf den Gesichtsausdruck, die Vokalisierungen, Bewegungen oder Gesten des Kindes eingehen. Die singende Person kann das Kind beobachten und sich mit ihrem Singen entsprechend genau auf das Kind einstimmen. Das Lied kann von einem Moment zum anderen an das angepasst werden, was man registriert und bei dem Kind, für das man singt, an inneren Vorgängen zu beobachten glaubt: Man kann schneller oder lauter singen oder den Rhythmus verlangsamen, um ihn dann wiederum zu beschleunigen, wenn man das Gefühl hat, sein Interesse zu verlieren. Zugegeben: Manche Leute kann es einige Überwindung kosten, zum Beispiel wenn es darum geht irgendwelche „albernen" Melodien wie „Jetzt fahrn wir übern See" zum Aufräumen zu benutzen, aber es ist auf jeden Fall einen Versuch wert:

♫ *„Jetzt räumen wir schnell auf, schnell auf,*
Jetzt räumen wir schnell auf.
Und alle bunten Sachen, Sachen, Sachen, Sachen,
Und alle bunten Sachen, die kommen hier hinein."

Eine weitere Strophe könnte dann lauten:

♫ *„Jetzt gehen wir ins Bad, ins Bad,*
Jetzt gehen wir ins Bad.
Die Finger und die Hände, Hände, Hände, Hände
Die Finger und die Hände, die waschen wir jetzt schnell."

Oder:

♫ *„Jetzt lesen wir noch vor, noch vor,*
Jetzt lesen wir noch vor.
Und setzen uns schön hin, hin, hin, hin,
Und setzen uns schön hin, wir setzen uns schön hin."

Dazu bedarf es keines großen Gesangstalentes, und für die meisten Menschen ist es kein Problem, zu solchen vertrauten Melodien irgendwelche Worte zu singen, die zur Situation passen. Wenn Sie oder das Kind ein anderes Lied vorziehen, so können Sie genauso gut auf „Backe, backe Kuchen" oder irgendeine andere Melodie singen.

Sobald der Zuhörer einige Male ein neues Lied gehört hat, erwartet er, dass es nach den ersten Akkorden weitergeht. Wenn ein vertrautes Lied vorzeitig abbricht, fühlen wir uns genötigt, es zu Ende zu singen: ein wirksames Instrument, um Kommunikation und Vokalisierung beim autistischen Kind zu fördern. Versuchen Sie dies:

Singen oder summen Sie ein Lied, und brechen Sie es plötzlich ab, ehe es zu Ende ist, zum Beispiel:

– *„Old McDonald hat 'ne Farm ..."*
– *„Fuchs, du hast die Gans ge ..."*
– *„Meister Jakob, Meister Jakob, schlä ..."*

Vielleicht sagen Sie, Sie könnten das nicht, es habe keinen Sinn, es stimme so nicht. Und da haben Sie ganz recht. Genau wie Sie sich genötigt fühlen, ein Lied zu Ende zu singen, geben die meisten autistischen Kinder spontan einen Ton von sich, um die vertraute Melodie zu Ende zu bringen, vorausgesetzt, der Erwachsene kann lange genug warten und hält es aus, dass sich genügend Spannung ansammelt. Wenn wir einem in sich versunkenen Kind eine vertraute Melodie vorsingen und diese unversehens abbrechen, wird das Kind plötzlich aus seinem Dämmerzustand aufgeschreckt. Das jähe, unverhoffte und vielleicht ominös anmutende Schweigen löst Überraschung aus und das Kind wird von dem Drang gepackt, aufzuschauen, um zu sehen: „Wo ist die Melodie hin?" Es sucht nach Anhaltspunkten, was denn da wohl gerade passiert sein kann, und schaut dahin, von wo die Töne herkamen: in Ihr Gesicht – ein einladendes, freundliches Gesicht mit einem breiten Lächeln. Oft wird das Kind einen Ton von sich geben, als könnte es es nicht ertragen, die Melodie einfach so in der Luft hängen zu lassen. Dies ist das einfachste, aber zugleich auch wirksamste Instrument, um dem autistischen Kind zu helfen, mit uns das „Kommunikationsspiel" zu spielen:

Singen Sie ein Lied, das es kennt und mag, und brechen Sie es plötzlich ab. So erzeugen Sie eine erwartungsvolle Stille voller Spannung und nun warten Sie. Bleiben Sie voll und ganz auf das Kind konzentriert, ermuntern Sie es stillschweigend, mit den Augen, seinen Einsatz wahrzunehmen und die Melodie wieder ins Rollen zu bringen: Mit einem Ton, einem flüchtigen Blick, einem winzigen angedeuteten stillen Nicken, einer Geste oder was auch immer. Setzen Sie das Lied wie ein „Lied-Gespräch" fort, sobald das Kind seinen Part in irgendeiner Weise übernommen hat, oder singen Sie es noch einmal oder ein anderes Lied, statt das Kind zu loben: Es hat es wegen der Musik, nicht wegen des Lobes getan. Singen Sie also weiter. Es lohnt sich, eine feste Reihenfolge von Liedern zu haben, die Sie beide kennen und mögen, zum Beispiel:

1. „Fuchs, du hast die Gans gestohlen"
2. „Ein Männlein steht im Walde"
3. „Häslein in der Grube"

Sobald Sie das erste Lied gesungen haben, kommt das Zweite und dann das Dritte. Auf diese Weise baut das Kind eine Erwartung auf, was als Nächstes kommt. Es kann ***Ihnen*** *dann auf die Sprünge helfen, wenn Sie* *etwas falsch machen. Geben Sie ihm also manchmal diese Chance, indem Sie ein Wort „vergessen", ein Lied, eine Zeile oder einen Vers.*

Routinen wie ein gewohntes „Badelied" oder Einschlaflied oder ein Kinderreim haben die gleiche Funktion wie die Erkennungsmelodien bei Fernsehsendungen, Werbespots, Seifenopern oder Serien. Gleich bei den ersten Tönen kommt jedes Kind, auch das autistische Kind, sofort angerast, um pünktlich zu seiner Lieblingssendung da zu sein. Das Kind weiß, dass dies der Auftakt zu einer vorhersagbaren Abfolge ist.

Man kann mit dem Singen sogar noch weitergehen und fast alles in „Sang und Klang" verwandeln, was das Kind jeden Tag macht und machen muss. Die vertraute Melodie fungiert nicht nur als zusätzliche Stütze, die ihm hilft aus dem, was um es herum geschieht und was von ihm erwartet wird, einen Sinn zu machen. Der Melodie gelingt es auch, auf diese Weise die flüchtige Kooperation des Kindes zu gewinnen, da es sich genötigt fühlt, unser Lied zu beenden oder fortzusetzen, wenn wir es abrupt abgebrochen haben.

Auch wenn es hilft, musikalisch zu sein, so ist dies absolut keine notwendige Voraussetzung. Das Einzige was notwendig ist, ist der Wunsch, dem Kind in einem freundlichen gemeinsamen Miteinander Spaß zu vermitteln. Dies kann genauso effektiv durch gesungene oder gesprochene Rap-Songs geschehen. Genau wie Lieder stützen sie sich auf die vorhersehbare Wiederholung von Rhythmus und Takt, nur ohne Melodie. Natürlich ist es auch möglich, einfache Dialog-Lieder zu „texten", bei denen Sie anfänglich beide Rollen übernehmen:

Wenn das Original lautet:

„Rosie das Kamel hat 3 Höcker, 3 Höcker, 3 Höcker,
Rosie das Kamel hat 3 Höcker, los; Rosie, los!
Bum bum bum …
Rosie das Kamel hat 2 Höcker …"

dann könnten Sie das rhythmisch umtexten und daraus etwa Folgendes machen:

„Thabo kann die Hände klatschen, Hände klatschen,
Hände klatschen.
Thabo kann die Hände klatschen. Los, Thabo, los!

♫ *Und Fatima, was kannst du?*
Fatima kann Hände flattern, Hände flattern, Hände flattern.
Fatima kann Hände flattern. Los, Fatima, los!

Und Imran, was kannst du? …"

Fatimas willkürliches und stereotypes Flattern wurde bei diesem Song so integriert, als würde oder könnte es sich dabei um eine bewusste Geste oder eine gezielte Kommunikation handeln. Auf diese Weise wird der Song nicht unterbrochen, das Singen kann weitergehen, und das autistische Kind wird in das Singen integriert, wie ein Schiffchen im Bach, egal, ob es reagiert oder nicht. Kinder, die Schwierigkeiten haben, von sich aus die Initiative zu ergreifen, erhalten, wenn sie den gleichen Song immer und immer wieder hören, eine Vorlage, was sie das nächste Mal vielleicht antworten könnten, wenn die Vorsängerin mitten im Song plötzlich zögert oder Pausen macht.

Singen reizt zum Mitmachen, es provoziert eine Reaktion und ist ein wirksames Instrument, um das autistische Kind in die soziale Welt der Kommunikation zu „holen". Es kann ein laufender Kommentar sein, der Sie lebendig hält und Ihnen einen klaren Kopf bewahrt. Es kann der Auslöser für den Beginn verbaler Kommunikation sein, wenn das Kind die Lücken füllt, die Sie mit erwartungsvollen Pausen entstehen lassen, in denen Sie darauf warten, dass es seinen Part übernimmt. Zusammen singen, mit Pausen und schweigendem Innehalten, macht ein Duett. In einem Duett gibt es zwei Akteure, die zusammen Musik machen. Wer war es also noch, der gesagt hat, das autistische Kind habe keine Dialogfertigkeiten? „Holen" wir es doch einfach in unseren Song!

„Es ist Zeit, etwas anderes zu machen": Weiß das Kind, wie, oder überhaupt, dass es aufhören könnte?

Dass autistische Kinder sich in gewohnheitsmäßigen oder zwanghaften Aktivitäten „festfahren", ist bekannt. Wenn man ein autistisches Kind um sich hat, ist man fortwährend mit der Frage konfrontiert, wie man am besten auf seine nie enden wollenden, sich nie verändernden Aktivitäten oder Nicht-Aktivitäten reagieren soll, bei denen es völlig in sich selbst versunken ist: Soll man ihm erlauben weiterzumachen, oder nicht? Wie kann man es dazu bewegen, aufzuhören und etwas

Sinnvolleres zu machen? Der Erwachsene wird von einem Gefühl der Unsicherheit beherrscht. Was soll man tun? Was das Kind macht, erscheint so langweilig, so stumpfsinnig, so sinnlos und so bar jedes erzieherischen Wertes. Dennoch klammert sich das Kind mit aller Gewalt daran, so dass es völlig aus der Fassung gerät oder ganz verzweifelt ist, wenn es damit aufhören soll.

Tim *verbrachte seine Tage damit, im Zimmer oder im Garten ewig und endlos einfach nur im Kreis herumzulaufen oder reglos in einer Ecke zu liegen und an seinem T-Shirt oder irgendeinem Gegenstand zu nuckeln. Stellte man sich ihm in den Weg oder in sein Blickfeld, spazierte er einfach um die betreffende Person herum oder wandte seinen Kopf ab. Damit gab er einem das Gefühl, nicht existent zu sein.*

Fritz konnte ewig dasitzen und seine Finger, einen Stift oder ein kleines Spielzeug auf eine seltsame Weise anstarren. Wenn man ihn störte, ging er wütend weg, um seine sonderbare Beschäftigung fortzusetzen.

Yusuf hatte den ganzen Morgen neben dem Sand gesessen und ihn durch die Finger rinnen lassen. Als seine Betreuerin ihn bat, zur Spielzeugausgabe zu kommen, schien er sie nicht zu hören. Als sie seine Hand nahm und ihn freundlich aufforderte, mitzukommen, widersetzte er sich schweigend, indem er sich steif und unbeweglich machte. Sobald Leila auf dem Spielplatz war, beharrte sie für gewöhnlich mit einem derart hartnäckigen und heftigen Schreien darauf, auf die Schaukel gehoben zu werden, dass die Erwachsenen das Gefühl hatten, keine andere Wahl zu haben, als zu gehorchen (und sei es nur, um das Schreien abzustellen). Der Kampf, sie wieder herunterzuholen, war bei allen gefürchtet.

Türkan wirkte mit seinem dauernden hektischen Herumrennen, Herumhampeln und seinem Chaos-Verursachen oft wie ein aufgezogenes Spielzeug, das außer Kontrolle geraten war. Alle Versuche, ihn in irgendwelche andere Beschäftigungen mit einzubeziehen, schienen ihn nur noch mehr außer sich zu bringen, mit dem Ergebnis, dass er dann wie in Panik herumraste.

Betreuer geraten oft in eine Situation wie diese: Leila lässt sich stundenlang auf der Schaukel anschubsen; beide, Betreuer und Kind, sind wie in einer Art Trance, als gäbe es nichts anderes, was man tun könnte. Vielleicht merkt der Erwachsene noch nicht einmal, wie sehr Leila sich langweilt. Auf Tims und Türkans andauernden und ziellosen Bewegungsdrang reagierten die Erwachsenen oft damit, dass sie einfach selbst abschalteten, weggingen und es ignorierten. Andere versuchten, sich damit zu trösten, dass das Kind „wenigstens glücklich ist". Wieder andere dachten, „Er *muss* es einfach", wegen seiner Behinderung, weil er autistisch ist. Beobachtet man den Gesichtsausdruck des Kindes allerdings eingehender, fragt man sich mitunter, ob es ihm tatsächlich gut geht, ob ein Lächeln in Wirklichkeit nicht doch mehr ein hilfloses Grinsen ist oder sogar von etwas noch Unerfreulicherem zeugt. Das Ganze mag auch einen eigenartigen Beigeschmack haben, so als ob es der zwanghafte Versuch sei, stumpfsinnig und unerschütterlich (manchmal auch triumphierend) mit aller Macht einfach immer weiter zu machen, komme was wolle.

Das Kind scheint in einer sinnlosen und sich ständig wiederholenden Aktivität, ohne Ziel und Zweck, festgefahren zu sein. Also versucht man als Betreuer, es für eine andere Beschäftigung zu interessieren. Dies war bei Fritz leichter: Seine „komische Gewohnheit" etwas anzustarren, war nicht nur seltsamer und somit auffälliger für die Erwachsenen; er war auch eher bereit, sich auf eine andere Beschäftigung einzulassen. Auch die Tatsache, dass er einfach still dasaß, machte es wesentlich leichter zu beobachten, was er tat, und zu überlegen, was für seine geistige Entwicklung gut oder besser wäre. Das Denkvermögen der Erwachsenen wird vielfach förmlich ausgelöscht, wie etwa bei Leilas heftigen Schreianfällen. Tims und Türkans Daueraktivität und Yusufs Mangel an Aktivität scheinen dagegen überhaupt keinen Raum für irgendwelche Gedanken zu lassen, weder für ihre eigenen noch für die der Erwachsenen. Fritz' „komisches Gucken" hingegen ließ ein bisschen Raum für Gedanken, eine neue Idee oder für etwas Neues, was geschehen könnte. Und das ließ die Aussichten für seine weitere Entwicklung hoffnungsvoller erscheinen.

Aufgrund dieses lähmenden Effektes auf das Denkvermögen der Erwachsenen fällt es ihnen nur selten ein, dass das autistische Kind in Wirklichkeit selbst in seinen eintönigen Aktivitäten festgefahren sein könnte und vielleicht nicht in der Lage ist, sich ohne Hilfe von außen zu befreien. Es mag sich von irgendeiner unsichtbaren inneren Kraft angetrieben fühlen, immer und immer so weiter zu machen – einer Kraft, die es nicht kontrollieren kann und der es keinen Einhalt gebieten kann.

Vielleicht ist es so, als würde man von einem Strudel im Wasser hinuntergezogen werden, als versinke man in einem Moor, ohne sich an irgendetwas festhalten zu können, um die schreckliche Sogwirkung zu stoppen, die einen unaufhaltsam nach unten zieht. Vielleicht ist das Kind in seiner eintönigen Aktivität so aufgegangen oder ist von ihr so absorbiert, dass es jedes Zeitgefühl verloren und keine Ahnung hat, ob es „das“ schon lange macht oder noch nicht so lange oder eigentlich überhaupt gemacht hat. Mangels irgendeiner besseren Alternative macht es folglich einfach weiter. Vielleicht weiß das Kind auch einfach nicht, wie es aufhören könnte. Möglicherweise weiß es noch nicht einmal oder nicht mehr, dass es überhaupt aufhören könnte. Womöglich hat es große Schwierigkeiten, Zugang zu seinem eigenen Denken zu finden, um zu wissen, wie es seine eigenen Gedanken „anzapfen“ könnte. Es weiß möglicherweise nicht einmal, dass es einen eigenen Verstand zum Denken *hat.*

Noch grundlegender ist, dass das autistische Kind sich vielleicht nicht genug als Selbst fühlt, um überhaupt etwas zu wünschen oder zu wollen. Es hat möglicherweise nicht genügend Selbstgefühl, um sich selbst als jemand zu erfahren, der dies oder jenes wünschen kann, der eine Wahl treffen und die Initiative ergreifen kann, um etwas zu bekommen, was es will. Eine Aktivität kann ihre eigene Triebkraft entwickeln, so dass das Kind das Gefühl bekommt, als hätte die Aktivität die Kontrolle darüber, was passiert, und es selbst habe keine Macht darüber: als sei es selbst nur ein Spielball irgendwelcher sich schnell drehender, wirbelnder oder treibender Kräfte, von denen es in diese immer währenden Bewegungen hineingesaugt wird.

Yusuf, Tim und Adrian schienen manchmal wie vom Wind getriebenes Herbstlaub zu sein, Blätter, die ziellos hierhin oder dorthin geweht werden, je nachdem, wie der Wind aus ihrem Innern gerade bläst. Das autistische Kind scheint manchmal zum Objekt irgendeiner unheimlichen Kraft geworden zu sein: wie ein aus seiner Umlaufbahn geratener Satellit, der sich immer weiter im Kreis dreht, bis irgendein menschlicher „Satellitenbeobachter“ auf der Erde eingreift und ihn entweder zurückholt oder auf einen neuen Kurs bringt.

Dann machte mir eines Tages jemand den Vorschlag, das Kind einfach darauf hinzuweisen, dass es sich in einer Aktivität festgefahren habe, dass es sich sicher langweile; es daran zu erinnern, dass es aufhören könnte, dass es etwas anderes machen könne, und es auf genau den Punkt aufmerksam zu machen, an dem es anfängt, sich zu langweilen oder sich festzufahren (Klauber 1993). Zuerst hielt ich nicht viel davon. Ich fand es zu abstrakt und zu kompliziert, um für diese kleinen und nicht ansprechbaren Kinder verständlich zu sein. Außerdem erschien mir meine Rolle zu passiv und zugleich war ich der Auffassung, es werde dadurch zu viel an aktiver geistiger Verarbeitung von einem autistischen Kind erwartet. Aber ich wollte es versuchen und dem Vorschlag eine ehrliche Chance geben: Ich hatte ja nichts zu verlieren.

***Leila** war wieder einmal, schon ewig lange, wie mir schien, auf der Schaukel gewesen, und ich fing an, mich zu langweilen (so dass ich mich fragte, ob es Leila eigentlich nicht auch langweilig war). Also sagte ich einfach zu ihr, nur so als Information: „Leila, ich glaube, du hast dich festgefahren. Ich denke, es ist an der Zeit, etwas **anderes** zu machen." Es passierte nichts weiter, und ich hatte ja auch nicht wirklich erwartet, dass sie mich verstehen oder überhaupt reagieren würde.*

*Ich sagte es noch einmal, vielleicht etwas nachdrücklicher. Dann wartete ich – ehe ich meinen Plan weiterverfolgte, und während ich anfing, sie von der Schaukel zu heben, wiederholte ich noch einmal: „Es ist jetzt Zeit, etwas **anderes** zu machen". Ich betonte das Wort „anderes", so dass es sich vom Rest des Satzes abhob. Aber ich achtete auch darauf, ihm einen freundlichen, überzeugenden und keinen harschen und fordernden Beigeschmack zu geben.*

Normalerweise hätte jeder Versuch, Leila von der Schaukel zu heben, einen „mörderischen" Schreianfall und Widerstand ausgelöst (es war schon vorgekommen, dass zwei Erwachsene nötig waren, um die Schaukel vom eisernen Doppelgriff dieser schreienden, sich hartnäckig sträubenden Dreijährigen zu befreien). Dieses Mal nicht: Sie ließ sich einfach von mir von der Schaukel heben und rannte zum Klettergerüst. Es funktionierte: Es hatte keinen Kampf gegeben – nicht für sie und nicht für mich. Ich war völlig verblüfft. Und ich wollte es wieder versuchen.

Als ich es noch einmal bei anderen Kindern ausprobierte, wurde mir bewusst, welche große Erleichterung das autistische Kind möglicherweise empfindet, wenn es von jemandem an die Tatsache erinnert wird, dass es aufhören *könnte*, dass es andere Dinge gibt, die es tun könnte; dass da jemand ist, der ihm dabei zu helfen versucht, den Punkt aufzuspüren, an dem eine Aktivität nicht mehr interessant und vergnüglich ist, sondern in den Bereich abkippt, in dem sie sich nur noch ständig wiederholt, zwanghaft, hypnotisch, festgefahren, unaufhaltsam und vorwiegend öde und stumpfsinnig ist. Wie wir ihm im Einzelnen helfen, hängt, wie immer, von der individuellen Persönlichkeit eines jeden Kindes ab. Bei manchen müssen wir weitaus aktiver sein, so dass es fast so aussieht, als würden wir alles für es tun: Wir nehmen es an der Hand, wir ziehen es in ein interaktives Spiel oder zeigen ihm etwas anderes, was es tun könnte. Andere springen mit großer Erleichterung darauf an, wenn ihnen jemand hilft, den Augenblick zu erkennen, in dem sie sich in ihrer „eigenartigen" Beschäftigung verlieren und darin untergehen, und wenn man sie einfach mit Worten darauf hinweist.

Wir können vielleicht so etwas sagen wie: „Ich glaube, du hast dich festgefahren“ oder: „Das tut dir nicht gut“ oder: „Jetzt ist es Zeit, etwas anderes zu machen“, je nach Kind und Situation, und zwar in einem zugleich sanften, freundlichen, ruhigen und erwartungsvollen, vielleicht sogar eindringlichen Ton ist. Dann müssen wir warten. Rechnen Sie nicht damit, dass das Kind sofort aufspringt. Beobachten Sie und haben Sie Geduld. Sie *dürfen* hingegen erwarten, dass es zumindest etwas von dem versteht, was Sie ihm zu sagen versuchen – und sei es nur die Eindringlichkeit und die Erwartungshaltung im Tonfall Ihrer Stimme.

*Als **Yusufs** Betreuerin ihn gegen seinen Willen und offensichtlichen Widerstand schweigend an der Hand nahm, um ihn wegzuziehen, schlug ich ihr vor, einen weiteren Schritt bei ihrer Vorgehensweise einzubauen. Nachdem ich ihr das oben beschriebene Prinzip erklärt hatte, setzte sie sich wieder neben den Sandkasten und sagte mit etwas Nachdruck in der Stimme: „Yusuf, es ist jetzt Zeit, aufzuhören und zur Spielzeugausgabe zu gehen.“ Sie schaute mich an, und ich gab ihr zu verstehen, dass sie sitzen bleiben und warten sollte. Das tat sie auch. Bei Yusuf bemerkte man keine Reaktion. Sie schaute noch einmal zu mir hin und wiederholte dann, was sie schon gesagt hatte, dieses Mal mit erwartungsvollerem Nachdruck in der Stimme. Dabei streckte sie ihm einladend ihre Hand hin. Er stand auf, nahm ihre Hand, und sie gingen. Das war alles. Sie schaute mich erstaunt an, unsicher, ob das wirklich wahr war. Es war wahr.*

Es ist nicht so wichtig, ob das Kind jedes Wort, das Sie sagen, versteht. Was zählt, ist, *was Sie durch den Tonfall Ihrer Stimme, durch Ihre Augen und Ihre Haltung vermitteln.* Das heißt, dass Sie eine gewisse Kontrolle darüber haben, ob das Kind versteht oder nicht, weil Sie „es größer machen“ können: Sie können Ihre Stimme erwartungsvoller klingen lassen und dafür sorgen, dass Sie die Aufmerksamkeit des Kindes auf sich ziehen. Es kann sein, dass es eine Weile dauert, bis Ihre Bemerkung zu ihm durchgedrungen ist, und vielleicht müssen Sie das, was Sie gesagt haben, nochmals mit einer anderen Intonation und einem anderen Tonfall wiederholen: mit stärkerer oder mit weniger Betonung, mit mehr Nachdruck, möglichst gefühlvoll, und mit viel, viel langem, geduldigen Warten. Lassen Sie ihm Zeit. Jede Menge Zeit. Vielleicht müssen Sie ihm mehrmals sagen, was Sie möchten, ehe es versteht, worauf Sie hinauswollen – oder dass Sie überhaupt auf etwas hinauswollen.

Verderben Sie es nicht, indem Sie zu aktiv sind, zu viel sprechen, weil Sie das Kind dazu anhalten möchten, etwas anderes zu tun. Machen Sie Ihre Bemerkung mit der entsprechenden erwartungsvollen Dringlichkeit und warten Sie. Sie brauchen nicht viel zu tun, um ein Gefühl der Spannung und Erwartung entstehen zu lassen. Und überhaupt: Je weniger Sie tun, desto besser. Wenn Sie eine erwartungsvolle Atmosphäre geschaffen haben, aber nichts weiter geschieht (weil Sie einfach warten, ohne sich zu bewegen oder zu sprechen, Ihre Aufmerksamkeit einfach nur weiter auf das Kind konzentriert), dann ist es fast so, als würden Sie sein Denken und sein Gedächtnis „zwingen", einzurasten. Das Kind ist dann praktisch unweigerlich dazu gezwungen wahrzunehmen, zu merken, sich darüber zu wundern und in ein irgendwie nagendes Gefühl hinein aufzuwachen, dass „irgendetwas wohl los ist". Um festzustellen, um was es geht, muss es Sie anschauen.

Ständig in Bewegung, brachte ***Türkan*** *in jeder Spielstunde in rasender Geschwindigkeit die gleiche eintönige Routine hinter sich: kippte Spielzeugkisten aus, rannte hierhin und dorthin, knipste Schalter an und aus, hüpfte herum, mit einem Grinsen und zusammengebissenen Zähnen … Jedes Mal war es das Gleiche. In meinem Kopf drehte sich nur noch alles.*

Als ich das erste Mal zu ihm sagte: „Türkan, das ist nicht gut für dich. Ich denke, du hast dich festgefahren. Es ist Zeit, etwas anderes zu machen", war ich überzeugt, dass meine Worte einfach nur an ihm vorbeirauschen würden, wie alles andere auch, dass er sie nicht einmal hören würde.

Aber dann bemerkte ich eine subtile Veränderung in seiner Aktivität. Und nach einigen Tagen, in denen ich es weiterhin versuchte und ihm manchmal kleine Offerten für andere Aktivitäten machte, denen er nachgehen könnte, ließ er es schließlich sein und ging bei dem leisesten Vorschlag, „Ich denke, es ist Zeit, etwas anderes zu tun", darauf ein, räumte die ausgeleerten Sachen wieder ein und fing tatsächlich an, etwas anderes zu tun.

Türkan schien erkennen zu können, dass es da einen Moment gab, in dem er in eine Aktivität abdriftete, die er in Wirklichkeit nicht genoss, die ihn einfach nur unerbittlich packte, und dass ich versuchte, ihm zu helfen, darüber eine gewisse Kontrolle zu gewinnen.

Alles gleich oder anders?
Über das präsymbolische Funktionieren des Denkens

Autistische Kinder spielen nicht auf eine phantasievolle Weise. Viele sprechen nicht, manche benutzen überhaupt keine Worte. Sie tun es nicht, weil sie nicht symbolisieren. Aber was sind Symbole? Was ist es, was da fehlt? Was ist hier anders als bei der Entwicklung nicht-autistischer Kinder? Wir benutzen ständig Symbole, ohne uns dessen bewusst zu sei. Und wir gehen in der Regel wie selbstverständlich davon aus, dass alle anderen ebenso wissen, wie Symbole verwendet werden. Aber ganz kleine Babys benutzen oder verstehen auch keine Symbole. Mit der Zeit lernen sie die erstaunliche menschliche Fähigkeit zur Symbolisierung kennen und beginnen, zu spielen und Worte zu verwenden.

Ohne Symbole kann es weder Spiel noch Sprache geben. Ein Symbol ist etwas, das für etwas anderes steht. Beim symbolischen Spiel kann ein Bauklötzchen ein Auto oder ein Haus sein, eine Banane ein Telefon; das Spielzeugauto wird zum richtigen Auto, eine Spielfigur zu einer realen Person. Ein Kind kann nicht die wirklichen Möbel zu Hause umräumen, es kann nicht mit dem wirklichen Auto seiner Mutter fahren, es kann aber so *tun*, als würde es fahren oder andere „reale“ Dinge tun.

Wenn ich „Auto“ oder „Banane“ oder „Baby“ schreibe, benutze ich Symbole, die es Ihnen ermöglichen, sich diese Dinge vorzustellen, ohne dass sie tatsächlich hier sein müssen. Ein wahres Symbol unterscheidet sich auch von dem, wofür es steht: Die Worte als solche sind nichts, was wie ein echtes Auto, eine wirkliche Banane oder ein lebendiges Baby wäre. Sie sind zunächst einfach nur Laute, und wir haben gelernt, sie mit der Bedeutung zu assoziieren, für die sie stehen. Man könnte irgendein Wort verwenden, solange sich nur genügend Leute darauf verständigen, was es bedeutet (darum geht es auch beim Erlernen einer Fremdsprache). Für gewöhnlich erreicht ein Baby diesen Punkt der symbolischen Entwicklung auf so natürliche Weise, dass wir die erstaunlichen komplexen Entwicklungen, die dorthin führen, nicht einmal merken.

Beim autistischen Kind mit seinen besonderen Bewusstheitszuständen wird dieser Prozess jedoch behindert, so dass es vielfach in den frühesten Phasen der Symbolisierung stecken bleibt. Es ist schwierig für uns, dies zu verstehen, weil wir so daran gewöhnt sind, Sprache benutzen zu können, um unser Denken zu organisieren. Aber man kann das präsymbolische Funktionieren des Denkens, wie kleine Babys und autistische Kinder es erleben (und wie es in Baby-Beobachtungskursen untersucht wurde) (Bion, 1962, dt. 1992; 1967) beschreiben. Um Symbole benutzen und verstehen zu können, braucht das Kind das Bewusstsein, dass es sich von der äußeren Welt unterscheidet. Um das Auto, die Banane, das Baby überhaupt sehen zu können, muss man genügend Abstand haben. Und genau das ist das große Dilemma für alle noch nicht bekehrten „Mutterschoß-Babys" (siehe Kapitel 7). Das Kind, das darauf beharrt, ständig auf dem Arm oder Schoß gehalten zu werden, hat Schwierigkeiten, seine Mama als die getrennte Person sehen und wahrnehmen zu können, die sie ist. Aber ohne diese kleine Distanz, die es uns ermöglicht, zu sehen, wie etwas oder jemand aussieht, können wir ja gar nicht sehen, dass es da überhaupt jemanden gibt, mit dem wir sprechen könnten. Und was wäre dann der Sinn davon, Symbole zu benutzen, zu kommunizieren oder zu sprechen?

Wir kennen alle das Baby-Spiel, bei dem diese Erkenntnis einem Kind zum ersten Mal dämmert: Es beginnt damit, dass das Baby den Zustand „da!" und „weg!" ausprobiert und dahinter zu kommen versucht, wie diese beiden miteinander verbunden sind. Weit vor ihrem ersten Geburtstag können wir beobachten, wie Babys bereits ihre persönliche Version eines bestimmten Spiels spielen: Sie werfen, schieben oder rollen irgendetwas weg und holen es wieder heran – „weg!" und „da (ist es wieder)! …

Zuerst hatte das Baby das Gefühl, dass etwas, was weg war, für immer weg war. Wenn Mami das Zimmer verließ, war es eine Katastrophe: „Mami weg!" Es hatte noch keine Worte, um dies zu sagen, aber es war außer sich und weinte entsprechend. Als es zu krabbeln begann, konnte es sie nebenan wieder finden. Welche Erleichterung: „da!" Aber manchmal konnte es sie auch nicht finden und nicht sehen. Dann schrie es nach ihr, brüllte nach Leibeskräften angesichts dieser schrecklichen Gefühle in einer Mischung aus Angst, Schrecken und Wut, die in seinem Innern tobten.

Schließlich hörte es erschöpft auf und schmiss seine kleine Eisenbahn aus seinem Bettchen: „weg!" Wieder fing es an zu weinen: Jetzt war alles weg! – Aber hei – durch seine Tränen hindurch schimmerte etwas Rotes, unten an den Gitterstäben seines Bettchens. Was ist das? Es hebt es auf und wie durch ein Wunder taucht seine geliebte Eisenbahn wieder durch die Stäbe hindurch auf. Sie ist wieder da! Sie ist zurückgekommen! Nein: „Ich habe sie zurückkommen lassen!", denkt es und spielt dann lange das „weg!"- und-„da!"-Spiel. Als Mami zurückkommt, wirft es seine Eisenbahn weg und holt sie wieder: „Siehste?!"

Als die Mutter das Baby das nächste Mal allein lassen muss, staunt sie nicht schlecht: Nichts mehr von dem alten Baby, das außer sich gerät. Stattdessen sitzt es auf dem Boden, wirft seinen Ball weg und holt ihn wieder. „Spielst du ata-ata-weg?" sagt sie. Es umarmt seinen Ball und lächelt sie an. Sie gibt ihm zum Abschied einen Kuss. „Dann bis später." Als es hört, dass die Tür geschlossen wird, wirft es seinen Ball und findet ihn wieder. Es weiß, dass es sie wieder zurückholen kann.

Die symbolische Entwicklung erfolgt in bestimmten Phasen, ob die Kinder autistisch sind oder nicht. Sie beginnt, indem ein Kind bestimmte Aspekte erkennt, die bei verschiedenen Dingen wichtig für es sind. Zuallererst achtet das Kind oder Baby nur auf diese Qualität, die es für sich als wichtig herausgesondert hat, und ignoriert alle Unterschiede. Alles, was diese eine Qualität hat, ist für es praktisch das Gleiche, zum Beispiele Härte. Viele autistische Kinder scheinen Härte als etwas zu empfinden, das ihnen ein Gefühl der Sicherheit gibt. Folglich gibt ihnen alles, was sich hart anfühlt, dieses Gefühl der Sicherheit, egal, ob es sich dabei um ein Auto, eine Garnrolle, ein Buch, ein Plastikspielzeug, eine Tasse, einen Stift, ein Puzzleteil oder was auch immer handelt: Wenn es hart ist, gibt es mir Sicherheit. Dass für uns diese Gegenstände alle so verschieden sind, wie nur etwas verschieden sein kann, spielt keine Rolle.

Das Baby in dem oben genannten Beispiel war vor allem mit dem „Wegsein" beschäftigt. Für das Baby war es „fast das Gleiche", ob seine Mutter wegging oder sein Zug weg war. Aber indem es ihn zurückholte, wandelte es seine passive Erfahrung des Verlustes in eine aktive Erfahrung um, über die es Kontrolle haben konnte. Dies ist die erste Entwicklungsphase auf dem Weg zur Verwendung von Symbolen. Auf den ersten Blick erinnert dies an Fritz' Erfahrung, wobei es allerdings einen großen Unterschied gibt:

Fritz *fiel es sehr schwer, sich von seinem Papa zu trennen. Er schrie und klammerte sich an ihn, wann immer sein Vater weggehen wollte. Fritz' Betreuerin hatte sich bemüht, sehr einfühlsam mit seinen Trennungsängsten umzugehen, und darauf geachtet, immer da zu sein, um ihn zu übernehmen und ihn in winzigen Schritten mit Trennungen vertraut zu machen. Sie hatte einige Rückschläge in Kauf genommen und dann immer wieder von vorne angefangen und ihn beruhigt. Dies half Fritz, dem Prozess vertrauen zu lernen. Dann war das Problem eines Tages gelöst: Fritz saß auf dem Boden, warf einen kleinen Ball in die Luft, holte ihn wieder, warf ihn, holte ihn... Als sein Vater, der sich mit Fritz'*

Betreuerin unterhalten hatte, sich zu ihm hinunterbeugte, um ihm einen Kuss zum Abschied zu geben, schaute Fritz nicht einmal auf, sondern murmelte nur beiläufig „tschüss", ohne sein Ballspiel in irgendeiner Form zu unterbrechen, und sein Vater konnte ohne jede Aufregung seiner Wege gehen. „Er hat ‚tschüss' gesagt!" – es erschien unglaublich. Fritz hatte vorher noch nie ein Wort gesagt.

Der große Unterschied zwischen Fritz' Spiel und dem des zuvor genannten Babys besteht darin, dass das Baby seine Entdeckung mit seiner Mutter teilen wollte und dies auch tat, Fritz jedoch nicht. Als er sein „Weg!-und-wieder-da!"-Spiel spielte, hatte sein Vater offenbar keine Bedeutung mehr. Er konnte gehen. War es am Anfang nicht klar, so wurde es mit der Zeit deutlich, dass Fritz nicht mit seinem kleinen Ball spielte, um die Eigenschaften von Objekten, die weg und wieder da sein können, zu erkunden und etwas darüber zu lernen. Er spielte dieses Spiel nicht, um wie das kleine Baby in seinem Denken Strukturen zu entwickeln, die ihm helfen würden, die emotionale Herausforderung, dass Papa weg war, erträglicher zu machen.

Was wie ein viel versprechender Versuch zu einem Ansatz der Symbolisierung angefangen hatte, stellte sich als ein Weg heraus, der nicht von der offenen Frage beflügelt wurde: „Was kann ich damit tun?". Er wurde vielmehr von einem geschlossenen Beharren bestimmt, dass „es mir nichts ausmacht, wenn Papa weggeht, weil ich über Weggehen und Zurückkommen selbst entscheiden kann. Er ist ja überhaupt nicht weg, ich habe ihn in der Form eines festen roten Balles in meiner Hand." Dies war aus seiner Sicht ein weitaus besserer Weg, um mit dem Schmerz fertig zu werden, dass sein Papa wegging. Auf diese Weise wurde sein Schmerz wie mit einem Radiergummi ausradiert, so dass nichts mehr davon übrig blieb, was ihm hätte weh tun können. Aber damit warf er gleichzeitig auch die Menschlichkeit seines Vaters weg, das Bewusstsein, dass sein Vater mit ihm mitfühlen könnte, dass er ihn in seiner Abwesenheit vermissen und an ihn denken würde.

Diese frühe Verwendung von etwas als Ersatz für etwas anderes wird als „symbolische Gleichsetzung" bezeichnet. Bestimmte Objekte werden gleichgesetzt und so erfahren, als wären sie ein und dasselbe. Die Unterschiede werden ignoriert. Alles ist für „da!" und „weg!" geeignet: Eisenbahnen, Bälle, Löffel, Teddys, Papas. Sie alle können ihm das gleiche Gefühl geben oder die gleiche Empfindung bei ihm auslösen. Autistische Kinder neigen dazu, auf dieser Stufe stecken zu bleiben, wo Objekte bedenkenlos durch andere ersetzt werden können. Sie nehmen es vielleicht sogar mit Erleichterung an.

*Als **Leila** endlich von ihrer Flasche entwöhnt wurde, hatte sie die schlimmsten Schreianfälle seit Monaten. Verzweifelt versuchte sie, an allen möglichen Dingen zu nuckeln, derer sie nur habhaft werden konnte: an den Knöpfen der Kleidung von Personen (selbst bei Fremden im Bus), am Knopf auf dem Teekannendeckel, der runden Schraube, mit dem der Spiegel an der Wand befestigt war, der kleinen Wölbung eines Muttermals auf meiner Wange. Als ihr als Ersatz ein Steckkasten angeboten wurde, nahm sie das Angebot mit großer Erleichterung an und steckte die passenden Formen in ihre Löcher. Und ihre Schreianfälle hatten ein Ende (siehe Kapitel 10).*

Das Prinzip der „symbolischen Gleichsetzung“ betrifft fast alles, was autistische Kinder tun. Manche dieser Gleichsetzungen entsprechen den absoluten Grundprinzipien der frühesten Sorgen und Ängste von Babys, andere sind eigenwilliger. Einige typische symbolische Gleichsetzungen sind beispielsweise:

- *Sauger eines Fläschchens = Brustwarze = Knopf des Teekannendeckels = Nase des Schweinchens = Kleiderknopf = Klingelknopf = Garnrolle = Muttermal auf meiner Wange = Finger = Zauberwürfel = Knoten an der Kordel einer Hose = etwas Kleines und Rundes, das hervorsteht und an dem man nuckeln kann, um angenehme, tröstliche Gefühle zu erzeugen*
- *Steckkasten = Briefkasten = Videorekorder = Waschmaschine = Schublade = Herd = Magen = Auto = Schrank = etwas, in das es Dinge hineintun und sie verschwinden lassen kann, „weg!“ – und wieder zurückholen kann, „da!“, wenn es dies möchte*
- *Essen = Sand = Spielteig = Farbe zum Malen = Mehl = Klebstoff = Wasser = Plätzchen, aufgeweicht im Mund = etwas, das Empfindungen auf der Haut erzeugt, mit denen man herumhantieren und matschen kann, die man mischen und essen kann*
- *Mund = Abfalleimer = Steckdosenloch = Toilette = Fenster = Türen = Loch, durch das es Dinge verschwinden lassen kann*
- *Staubsauger = Hund = Waschmaschine = Müllschlucker = etwas, das Dinge mit lauten „Schluck“-Geräuschen verschlingt*

Was ein Kind des Weiteren aus der Entwicklung der Symbolisierung bezieht, ist seine Motivation, seine Erfahrungen zu teilen, besonders wenn es um Unterschiede geht und darum, was *nicht* da ist. Um mitteilen zu können oder darüber sprechen zu können, dass etwas nicht da ist oder fehlt, muss man, wenigstens bis zu einem gewissen Grad, die Frustration ertragen können, dass Dinge weg sind (= Frustrationstoleranz), und das ist für autistische Kinder so schwierig. Aber sobald das Kind ein gewisses Maß der Symbolisierung beherrscht, ist es nicht mehr auf Gedeih und Verderb den unkontrollierbaren Wellen roher Empfindungen ausgeliefert.

Wir können dem autistischen Kind enorm helfen: Wir können es ermutigen zu differenzieren, sich Unterschieden bewusst zu sein, indem wir ihm diese benennen. Auf diese Weise gewinnt es vielleicht eine gewisse Kontrolle über die Welt: Es denkt an Dinge und ihre Unterschiede, statt sie gleichzusetzen und ihre Unterschiede zu leugnen. Indem die allgemeinsten Unterschiede immer wieder und wieder aufgezeigt werden, werden die Dinge handhabbarer und verdaulicher und verlieren damit ihren alles absorbierenden Charakter für das autistische Kind. Bei den frühesten Sorgen kleiner Kinder geht es um vertraute Unterscheidungen:

da – weg	*sauber – schmutzig*	*hell – dunkel*
hart – weich	*drinnen – draußen*	*laut – leise*
rau – glatt	*groß – klein*	*an – aus*
rein – raus	*heil – kaputt*	*gut – böse*
voll – leer	*rauf – runter*	*heiß – kalt*

Wenn wir aufpassen und bewusst verfolgen, mit was sich das kleine autistische Kind hauptsächlich beschäftigt, können wir ihm dabei helfen zu sondieren, wo seine Aktivitäten seine Entwicklung zu einem menschlichen Miteinander und zur Interaktion am ehesten fördern und wo sie eine solche zwischenmenschliche Interaktion blockieren. Der Schlüssel ist die Fähigkeit, Unterschiede tolerieren zu können. Dies muss keineswegs so schmerzhaft und unerträglich sein, wie das autistische Kind es gerne glaubt.

Als wir Leila den Steckkasten als Ersatz für ihre Flasche anboten, war sie dankbar: Die Formen passten genauso gut in die Löcher wie die Flasche in ihren schreienden Mund gepasst hatte. Um Fritz bei seinen Trennungsängsten zu helfen, hatte seine Betreuerin, wann immer sie konnte, „weg!“-und-„da!“-Spiele mit seinem Auto und mit anderen Spielzeugen sowie alle möglichen Versteckspiele mit ihm gespielt.

Bei jedem Kind können wir diese grundlegenden Unterscheidungen im Auge behalten und sie so oft wie möglich für das Kind benennen. Wenn wir uns dem Kind offenen Herzens und interessiert bei seinen

Beschäftigungen anschließen und uns dabei einige der vorgenannten Prinzipien vor Augen halten, können wir ihm Stück für Stück einige Unterschiede bewusst machen und ihm damit auch zu erkennen geben, dass die Dinge nicht gleich sind oder dass sie in verschiedener Hinsicht gleich sind und dass das so in Ordnung ist.

7 Gefährliche Löcher und die Wichtigkeit, sich geborgen zu fühlen

„Das Kind will seinen Mantel nicht ausziehen“: Sich geborgen fühlen: Mäntel, Decken und innere Räume

Manche kleinen autistischen Kinder scheinen extrem empfindlich, zerbrechlich und verletzlich zu sein, als würde ihnen eine schützende Haut fehlen, die sie einhüllt. Sie wollen vielleicht die ganze Zeit auf den Arm oder Schoß genommen werden und klammern sich blind an jeden Erwachsenen. Andere sich völlig verloren zu fühlen, unfähig, sich auf irgendeine Beschäftigung einzulassen. Aber auch wenn das Kind dann vielleicht aufhört zu weinen, wenn wir es im Arm halten, so wird damit auch sein Geist daran gehindert, sich in der Welt umzuschauen, etwas über die Welt zu lernen und neugierig auf die Welt zu sein.

Der Beginn des Kindergartens war für ***Tim*** *und alle Betroffenen eine schreckliche Erfahrung. Die Trennung von seiner Mutter war nicht so schwierig, denn sobald sie ihn auf seinen Sitz im Schulbus gesetzt hatte, war er wieder ruhig. Völlig außer Fassung brachte es ihn, wenn er von seinem Sitz aufstehen, aussteigen und die Treppe hochgehen sollte. Wenn der Tag im Kindergarten anfing, weinte Tim stets jämmerlich und er schien fürchterlich verloren. Sieben Monate lang war er jeden Tag nur zu beruhigen, wenn eine Betreuerin ihn auf den Arm nahm und mit ihm herumging.*

Erwachsene sind in solchen Situationen oft verzweifelt und wissen nicht, was sie tun sollen. Sie trösten sich damit, dass sie sich sagen: „Er wird schon damit aufhören, wenn er sich erst daran gewöhnt hat.“ Aber sechs Monate später hat das Kind sich immer noch nicht daran gewöhnt, es scheint verloren und verwundbar zu sein, weint kläglich und ist durch nichts zu trösten.

Solange er aus den Armen seiner Mutter auf einen Sitz oder in einen Buggy gesetzt wurde, der ihn „hielt“, hatte Tim kein Problem, wenn seine Mutter ging. Anscheinend konnte er auf diese Weise die Erfahrung der Trennung einfach wegwischen, als hätte es sie überhaupt nicht gegeben. Aber die Treppe hinaufzugehen, war einfach zu viel, zu viel Trennung, um sie ertragen zu können. Wir stellten fest, wie sehr es ihm half (und allen anderen: Sein klägliches Weinen war nicht zu ertragen), wenn er vom Bus die Treppe hinauf*getragen* wurde. Es machte es ihm leichter, den Übergang – weg von Mama und aus dem Bus und aus seinem Kindersitz – zu schaffen, ohne dass er (und wir) dadurch allzu großen Kummer gehabt hätten. Aber er war nicht nur schwer, und ihn zu tragen, bedeutete für die betreffende Person nicht nur, dass es schwierig war, sich um die anderen Kinder zu kümmern; es schien Tim bisher auch nicht wirklich geholfen zu haben.

Es hatte Tim nicht geholfen, ein Gefühl der Sicherheit aufzubauen, das Gefühl, in seiner eigenen Haut sicher aufgehoben zu sein, fähig zu sein, sich selbst dafür zu öffnen, Dinge zu erforschen und zu spielen. Er hörte zwar auf zu weinen, wenn er getragen wurde, aber es schien mehr eine Sucht geworden zu sein. Und es war harte Arbeit für den Erwachsenen, ohne dass dadurch Tims gesunde geistige Entwicklung gefördert worden wäre, denn er hing einfach nur auf dem Arm der Betreuerin, ohne nach irgendetwas zu schauen oder sich für irgendetwas zu interessieren.

Wie können wir dem autistischen Kind helfen, das darauf beharrt, ein „Mutterschoß-Baby" zu bleiben (Kapitel 11)? Wenn wir es hochnehmen, auf den Arm oder auf den Schoß, geht es völlig auf in der Empfindung, gehalten zu werden, es schaltet seinen Geist und seine Augen ab; setzten wir es ab, bricht es in ein herzzerreißendes und untröstliches Weinen aus, bis wir es wieder hochnehmen, in einem offenbar nie endenden Teufelskreis.

Bei der Suche nach dem Gefühl, sicher aufgehoben zu sein, war Tim nicht anders als ein sechs Monate altes Baby, das getragen werden möchte, oder wenn es sitzt, von einem Kissen gestützt werden möchte. Das vierjährige Kind hat sich normalerweise lange genug eigenständig bewegt und gelernt, sich selbst zu halten, wenigstens für eine gewisse Zeit. Wenn es von Aufregung und Ängsten nicht zu überwältigt ist, fühlt es sich in seiner eigenen Haut ausreichend aufgehoben. Dies erlaubt es ihm, sich zu konzentrieren, was ihm wiederum ein neues Gefühl der Geborgenheit, ein Gefühl des Gehaltenwerdens. Das autistische Kind ist jedoch in einem Teufelskreis gefangen: unfähig, sich selbst zu halten, sich selbst zusammenzuhalten. Tim war eines dieser „hautlosen" Kinder. Er hatte kein Gefühl von der eigenen Haut und den eigenen Körpergrenzen entwickelt, das uns ein Gespür dafür gibt, wo wir beginnen und wo wir enden. Es kommt uns kaum in den Sinn, dass es ein Problem sein könnte, von einem Raum in einen anderen zu gehen oder von einer Aktivität zu einer anderen zu wechseln. Aber allein schon die Vorstellung schien Tim auseinander fallen zu lassen.

Wenn er nicht herumgetragen wurde, schien Tim diese Erfahrung des Getragenwerdens für sich dadurch wieder entstehen zu lassen, dass er irgendwo schlaff herumlag. Er weinte und quengelte nicht, er starrte, die Augen auf Halbmast, in die Luft und nuckelte dabei an der Kordel seiner Jogginghose (wie oft wünschte ich, seine Mutter würde sie durch ein Gummiband ersetzen). Anfangs versuchten wir immer wieder, ihn für Spielzeuge, Spiele oder Aktivitäten zu interessieren. Bedeutete dies jedoch, dass er hätte aufstehen und zu einem Tisch hinübergehen müssen, dann schaltete er einfach ab, ließ sich hängen und fing an zu weinen. Wurden Spielsachen oder Bücher zu ihm hingebracht, drehte er den Kopf weg oder schloss die Augen. In diesem Zustand tröstete es ihn auch nicht, wenn man sich zu ihm setzte und mit ihm redete oder sang.

Die meisten von uns erinnern sich an Augenblicke, in denen wir uns selbst unerträglich empfindlich und verwundbar, unsicher und wie hautlos fühlten, mit einem Herzen wie einer einzigen klaffenden Wunde und dem verzweifelten Wunsch, von jemandem in den Arm genommen zu werden. Ein paar sanfte Worte oder ein warmherziger Blick können oft die gleiche Funktion erfüllen. Schafft unser eigener Verstand es allein nicht, dann brauchen wir die Hilfe des uns auffangenden, Halt gebenden Verstandes eines anderen Menschen. Bei einem autistischen Kind ist dies jedoch ein Problem.

*Wir fanden schließlich heraus, dass es Tim half, wenn man eine Decke um ihn legte. Er zog sie sich bis zum Kinn hoch, beruhigte und entspannte sich. Dies war ein großer Fortschritt: Er konnte nun seine eigene Initiative und seinen eigenen Verstand benutzen, um wenigstens ein klein wenig zu denken, vielleicht: „Oh, eine Decke! Kann ich sie hochziehen? Ja." Auf diese Weise wurde ihm bewusster, dass er in der Lage war, selbst dafür zu sorgen, dass es ihm besser ging. Dies konnte sodann in vorsichtige Kuckuckspiele mit der Decke erweitert werden (**ohne** dass sie ihm weggenommen wurde), um seine Aufmerksamkeit zu gewinnen.*

Wir begannen schließlich, Tim mit einer Decke (oder einem großen Handtuch) morgens am Bus abzuholen, um sie ihm umzulegen, ehe wir mit ihm die Treppe hinaufgingen, wo wir ihn jetzt getrost absetzen konnten. Wann immer er die Fassung verlor, legten wir ihm eine Decke oder ein Handtuch um die Schulter. Aus dem Bus auszusteigen, sogar die Treppe hochzugehen und sich auf einen neuen Tag im Kindergarten einzulassen, war jetzt keine traumatische Erfahrung mehr. Durch die wiederholte Erfahrung, sich in einer so greifbaren Form geborgen und „gehalten" zu fühlen, entwickelte er ein wenig mehr ein Gefühl von seiner eigenen Haut.

Man kann oft ein außer sich geratenes und weinendes kleines Kind damit trösten, dass man eine Decke um es legt. Alles, was ihm das schützende Gefühl gibt, eine zweite Haut zu haben, kann diesen Zweck erfüllen: ein Handtuch, eine Strickjacke, ein Pullover. Das Kind fühlt, dass da jemand ist, der sich um es kümmert, der ihm die Mittel gibt, die es trösten und ihm Wohlbehagen bringen und ihm damit wiederum eine gewisse Kontrolle über seine eigenen Gefühle der Verlorenheit, des Schmerzes und der Verzweiflung zurückgeben.

Um ein Kind von einer solchen schützenden Schicht wieder zu entwöhnen, bedarf es großen Einfühlungsvermögens und Feingefühls. Manche Kindern klammern sich an ihren Mantel oder Pullover, egal, ob es viel zu heiß oder sozial unangemessen ist: etwa drinnen einen Wintermantel zu tragen. Wenn wir verstehen, dass dies für das kleine Kind der Weg ist, um zu sagen: „Ich fühle mich unsicher, sonst würde ich auseinander fallen, wenn ich das ausziehe", dann hilft uns dies bei unseren Überlegungen, wie wir ihm helfen können, um Vertrauen in sich selbst und ein sichereres Selbstbewusstsein zu entwickeln.

Philipps *Mutter war verärgert, weil seine Betreuerinnen es nicht schafften, ihn dazu zu bewegen, im Kindergarten seinen Mantel auszuziehen: Warum behandelten sie ihn nicht genauso wie die anderen Kinder? Sie behielten ihre Mäntel nicht an! Und sie zeigte dem Kindergartenpersonal, was zu tun war: Unbeeindruckt von seinem Weinen und seinem Widerstand, zerrte sie ihn unnachgiebig aus dem Mantel heraus. Nachdem dies geschafft war, ging sie. Philipp schien sich jedoch so verwundbar und verloren zu fühlen. Und er lernte nichts dazu. Jeden Morgen die gleiche Szene.*

Philipp brauchte kleinere Schritte, um dahin zu kommen, seine Schutzschicht abzulegen. Vielleicht hätte seine Betreuerin der Mutter vorschlagen können, für ihn eine „Kindergartenjacke" mitzubringen, die er dann im Tausch gegen seinen Mantel hätte anziehen können. Auf diese Weise wäre beidem Rechnung getragen worden: Philipps extremer Verwundbarkeit und dem Wunsch seiner Mutter bezüglich eines sozial akzeptablen Verhaltens. Aber vor allem hätte dies Philipp geholfen, ein Gefühl der Geborgenheit, ein Gefühl, „gehalten" zu werden, zu entwickeln. Er hätte dann an seine „Kindergartenjacke" denken können. Das heißt, er hätte danach fragen können, falls jemand sie vergessen hätte. Eine einfühlsame und durchdachte Reaktion wie diese hilft dem autistischen Kind, mentale Strukturen für eine weniger entwicklungshemmende und gesündere Haltung zur Außenwelt zu entwickeln.

Das Prinzip, einem Kind, das sich irgendwie verloren oder durcheinander fühlt, etwas zu geben, das ihm Halt und Geborgenheit gibt, lässt sich auf viele andere Zusammenhänge und Situationen übertragen. Einem kleinen autistischen Kind, das sich verloren fühlt und versucht, mit diesem Gefühl in einer aktiveren Weise, etwa durch Herumlaufen, fertig zu werden, kann oft damit geholfen werden, dass man es sich an einem kuscheligen Platz niederlassen lässt, der gerade groß genug ist, um es zu „halten“:

> ***Yusuf*** *fand immer, egal, wo er war, einen kleinen Platz oder eine Ecke, an den oder in die er sich setzen konnte. Ein Spielzeugauto, in das er sich hineinsetzen konnte, war ihm am liebsten. Aber eine Spielzeugkiste, ein Puppenwagen, ein Pappkarton tat es genauso gut.*
>
> ***Ryan*** *hörte nur auf herumzulaufen, um sich hinzusetzen und sich auf etwas zu konzentrieren, wenn er sich in das Spielzeugauto setzen konnte. Dann war er in der Lage, mit einem Zauberwürfel zu spielen, sich ein Buch anzuschauen oder mit seiner Betreuerin ein paar Lieder zu singen.*

Für kleine Kinder ist ein Auto, in das sie sich hineinsetzen können, etwas Tolles, weil es ihnen ein Gefühl der Geborgenheit gibt, ein Gefühl, gehalten zu werden. Aber ich habe auch schon erlebt, dass ein Töpfchenstuhl mit Lehne, ein stabiler Puppenwagen, eine geschlossene Baby-Schaukel, ein kleiner Stuhl mit Armlehnen erfolgreich genutzt wurden, um einem Kind ein solches Gefühl der Geborgenheit zu geben. Ein Buggy kann mitunter die gleiche Funktion erfüllen; auch wenn manche Erwachsenen der Meinung sind, ein drei- oder vierjähriges Kind sollte nicht dazu ermuntert werden, sich im Zimmer in einen Buggy zu setzen. Zugegeben: Es ist etwas ungewöhnlich, wenn ein Vierjähriges im Haus in seinem Buggy sitzt. Gibt er ihm jedoch eine sichere Basis gibt, in die es sich hineinkuscheln kann, wenn es sich verletzlich und elend fühlt, und von der aus es beginnen kann, sich umzuschauen oder sich sogar unserer Singgruppe anzuschließen (oder wenigstens all die anderen Kinder nicht mit seinem Herumrennen oder damit zu stören, dass es darauf beharrt, einfach zu tun, was es will), dann: Warum, um alles in der Welt, nicht?

Der große Vorteil eines begrenzten sicheren Raumes bei einem solchen Kind ist, dass er den Erwachsenen die Option lässt, sich zu ihm zu setzen und mit ihm einfache Kommunikationsspiele wie „Mund- und Gesichtsspiele" (Kapitel 9) zu spielen, Bewegungslieder zu singen oder auch zusammen Bücher anzuschauen. Bei manchen Kindern ist dies zum Beispiel unmöglich, weil sie regelrecht mit einem verschmelzen, sobald man sie auf dem Schoß oder Arm hat, und dann geistig abschalten. Oder sie klammern sich so eng an einen, dass überhaupt kein Raum bleibt, ihnen irgendetwas zu zeigen oder auch nur eine Position einzunehmen, bei der man mit dem Gesicht zueinander sitzen könnte. Wenn hingegen ein Buggy, eine Schaukel, ein Pappkarton dieses physische Halten übernehmen und dem Kind die notwendige Geborgenheit geben kann, ist es wesentlich leichter, sich so zu setzen, dass man ihm ins Gesicht schauen, seine Aufmerksamkeit anziehen und versuchen kann, sein Interesse für ein Spielzeug, ein Buch, Ihr Gesicht oder ein interaktives Spiel zu wecken.

Sein tägliches Fernseh- und Video-„Bad": Wie viel ist gut für das Kind?

Wir sind eine Video- und Fernsehkultur geworden, und viele Menschen bringen Stunden „vor dem Kasten" zu. Jeder tut es. Das autistische Kind, das den ganzen Tag fernsehen möchte, scheint genau wie alle anderen Dreijährigen zu sein. Die Eltern registrieren dies oft mit Erleichterung. Sicher wird es doch auch etwas aus den Fernsehsendungen und den Videos lernen? Aber dann schleichen sich auch Zweifel ein. Es spricht nie darüber, was es gesehen hat. Es scheint nicht davon berührt zu sein. Es spielt nicht nach, was es gesehen hat, wie andere gleichaltrige Kinder. Bei näherer Betrachtung kommt einem das Ganze eher wie eine Art Sucht vor.

Philipp *möchte jeden Tag dasselbe Video sehen. Er schreit solange, bis seine Eltern es nicht mehr ertragen können und nachgeben. Es ist inzwischen seit Monaten dasselbe Video. „So gibt er wenigstens Ruhe", erklären sie, und das ermöglicht ihnen, ihre täglichen Hausarbeiten zu erledigen.* ***Tim*** *scheint es egal zu sein, was er sieht, Hauptsache, der Fernseher läuft. Wenn er irgendwo auf dem Boden liegt oder auf dem Sofa herumhängt, an seinem T-Shirt kauend, scheint er fast zu schlafen; wenn da nicht seine Augen wären, die offen sind, aber den Bewegungen auf dem Bildschirm nicht folgen.*

Angesichts der Schwierigkeiten, die ein autistisches Kind mit Kommunikation hat sowie damit, seinen Wahrnehmungen einen Sinn zu geben, dürfte sein Erleben dessen, was im Film geschieht, sich grundlegend von unserem unterscheiden. Wenn das Kind seine Gedanken auseinander fallen lässt oder unfähig ist, seine Sinne zusammenzubringen, um sie auf einen einzigen sinnvollen Fokus zu konzentrieren, dann dürfte das, was es auf der Mattscheibe sieht, keinen Sinn ergeben. Aber wenn es keinen Sinn macht, dann stehen wir vor der ernsthaften Frage: Was bringt ihm diese passive „Aktivität"?

Es ist ratsam, genau zu beobachten, was sich das Kind auf dem Bildschirm anzuschauen *scheint* und ob dies, analog zur Geschichte, von irgendwelchen Veränderungen in seinem Gesichtsausdruck begleitet wird. Auch wenn die Veränderungen subtil sind, kann man bis zu einem gewissen Grad am Gesicht sowie an anderen körperlichen Reaktionen eines Menschen ablesen, ob sie die Geschichte verfolgt und versteht oder nicht. Mütter und Lehrer tun dies ständig, wenn sie Kindern eine Geschichte erzählen oder mit ihnen Bücher anschauen. Mit etwas Übung lernt man den Unterschied erkennen zwischen jemandem, dessen Augen einfach nur dem Bewegungsablauf auf dem Bildschirm folgen, und demjenigen, dessen Augen sich dabei auch solange auf den Hauptaspekt dieser Geschichte konzentrieren, wie dies für die Geschichte angemessen ist. Letzterer lässt auch andere Anzeichen erkennen, Zeichen seines emotionalen Engagements bezüglich der Charaktere: Er ist als Reaktion auf diese Charaktere verärgert, aufgeregt oder glücklich. Und dies fehlt bei einem autistischen Kind sehr oft.

Den Plot eines Films zu verstehen, setzt einen komplizierten geistigen Prozess voraus, der ohne gutes Sprachverständnis und Begriffsvermögen nicht denkbar ist, auch wenn sich die Geschichte Ihnen und mir so unmittelbar und selbstverständlich erschließt. Voraussetzung hierfür ist vor allem die Fähigkeit und der Wunsch, Dingen einen Sinn beizumessen, zu verstehen, was Dinge „bedeuten", und uns von ihnen berühren zu lassen. Und genau das ist der blinde Fleck des autistischen Kindes. Aber was bleibt von dem Fernseh- oder Videoerlebnis, wenn wir die eigentliche Geschichte und die Bedeutung dessen, was auf dem Bildschirm gesagt und gezeigt wird, abziehen? Eine rein sinnliche Bild-Ton-Erfahrung, ein „Bild-und-Ton-Bad": eine ständig wechselnde bunte Darstellung von Bewegungsabläufen mit kontinuierlichen Hintergrundgeräuschen aus Ton- oder Melodiemustern.

Um verstehen zu lernen, worum es geht, und um überlegen zu können, wie wir mit der Fernsehsucht des Kindes am besten umgehen, ist es eine nützliche Übung, einmal fernzusehen, ohne auf die Geschichte oder den Inhalt der Sendung zu achten:

> *Bei eingeschaltetem Fernseher stellen Sie Ihre Augen auf „Fernsicht" ein, so dass Ihr Blickfeld verschwimmt und sich Ihre Bewusstheit zerstreut. Nun konzentrieren Sie Ihre Aufmerksamkeit auf die Bewegungs-* ***muster*** *auf dem Bildschirm und lassen diese an sich vorbeiziehen, ohne zu versuchen, ihnen einen Sinn beizumessen oder sie mit dem, was in der Geschichte passiert, zusammenzubringen. Man kann auf das Muster der Töne oder Laute hören, ohne den Sinn der Worte zu hören. Lassen Sie sich einfach von dem ständigen Fluss der Rhythmen und der Musik der Tonmuster davontragen. Lässt man die Welt einfach so an sich vorbeigehen, als hätte sie nichts mit einem zu tun, dann entsteht ein zeitloses Erlebnis: ein Baden in den Sinneswahrnehmungen von Bild und Ton, eine „Video-Dusche".*

Aber wenn man nichts sieht, was Bedeutung hat, dann kann man kaum etwas lernen. Die meisten kleinen autistischen Kinder lernen nicht viel aus Fernsehen oder Videos. Sie benutzen das „Bild-Ton-Bad", um sich darin einzuhüllen, um sich davon in einer wohltuenden Weise umspülen zu lassen. Es erlaubt es ihnen abzuschalten, sich passiv wegdriften zu lassen. Sich dieser sinnlichen und im Wesentlichen geistlosen Erfahrung zu überlassen, bedeutet, dass ihre Geistesfunktionen abgeschaltet sind und die Gehirnaktivität und das Lernen wahrscheinlich „auf Stand-by" stehen. Zeitweilig wird seine Aufmerksamkeit immer wieder einmal durch die eingängigen Jingles der Aufmerksamkeit heischenden Werbeblöcke aktiviert, ehe sie dann neuerlich in dem einlullenden oder hypnotischen, schlafliedähnlichen Fluss der Töne und Laute verebbt.

Das autistische Kind braucht unsere Hilfe, um aus seinem Fernsehen eine erzieherisch wertvolle Erfahrung zu machen. Vielleicht kann es lernen, dass es noch andere Weisen gibt, wie man fernsehen kann, als so, wie das Kind es tut. Vielleicht können wir ihm zeigen, dass andere Weisen, fernzusehen, Spaß machen, vielleicht mehr Spaß machen als sein gewohnheitsmäßiges „Bild-Ton-Bad". Wichtig ist, uns die Entwicklungsstufe des Kindes vor Augen zu halten, das heißt, dass wir mit einem Kind fernsehen, das vielleicht das geistige Entwicklungsalter eines noch nicht einjährigen Kindes hat. Wir können uns zu ihm setzen und einige der Dinge beschreiben und benennen, die wir sehen, um seine Aufmerksamkeit zu konzentrieren. Ein solcher „laufender Kommentar" muss sehr einfach sein, sich anfänglich vor allem hauptsächlich auf die Bewegung, besonders auf plötzliche, überraschende Bewegungen konzentrieren, die allein schon dadurch Aufmerksamkeit erregen.

Wir können in überraschtem Ton sagen: „Oh! Es ist gesprungen!" oder, wenn etwas von der Bildfläche verschwindet, in dramatischem Ton kommentieren: „Weg!" Und dann: „Da ist es wieder!"

Ob dieses „Etwas" eine Person, ein Hund oder ein Gegenstand, der Hauptdarsteller oder das Ende des Films ist, ist für ein Kind in dieser frühen Entwicklungsphase irrelevant. Es hilft, auf all die „Dinge" hinzuweisen, die für ein Baby von Interesse wären, das heißt, grundlegende Konzepte wie „da – weg", „hallo – tschüss", „rein – raus", „oben – unten", „immer im Kreis herum" und so weiter.

Wir möchten seine Aufmerksamkeit hervorholen, um ihm zu helfen, seine Sinne auf ein wichtiges Ereignis zu konzentrieren, das Sie beide sehen, hören und teilen können.

Es ist auch hilfreich, Verbindungen zu anderen Dingen herzustellen, von denen Sie wissen, dass es sie kennt; genauso wie man es bei einem einjährigen Kind tun würde (und in der gleichen Baby-Sprache: „Es ist weg, ‚ata-ata', genau wie Papa heute Morgen." Oder: „Schau! Er isst Cornflakes! Philipp mag Cornflakes. ‚Lecker, lecker Cornflakes' sagt Philipp." Manchmal können wir auch Verbindungen zu Kinderreimen herstellen, die das Kind kennt, und zu unserer gemeinsamen Fernsehsitzung ein kleines Lied beisteuern.

Es kommt alleine dem Erwachsenen zu, eine Menge gezielter Anstrengungen zu unternehmen, um „geteilte Aufmerksamkeit" bei einer Erfahrung zu schaffen, die von ihm und dem Kind gemeinsam geteilt wird. Gelingt es dem Erwachsenen, aus der einsamen Erfahrung des Kindes eine geteilte und interaktive Erfahrung zu machen, so kann er dadurch sinngebende Momente in die Erfahrungswelt des autistischen Kindes hineinbringen.

Das bisher Gesagte geht jedoch noch nicht auf eine weitere wichtige Funktion von Fernsehen und Video in einer viel beschäftigten Familie ein: Es ist ein zuverlässiger, billiger Babysitter, der einer erschöpften Mutter ein paar Minuten Luft verschafft. Sie kann in dieser Zeit etwas für sich selbst tun und das ist auch sehr wichtig. Die Gefahr ist jedoch, dass dieser „Babysitter" *übermäßig* genutzt wird: Er kann genau die anti-kommuni-kativen Gewohnheiten verstärken, von denen wir uns so sehr wünschen, dass das Kind sie überwindet. Wenn vor dem Fernseher sitzen bedeutet, dass es genau die mentalen Gewohnheiten praktiziert, die wir ihm abzugewöhnen versuchen, nämlich einfach abzuschalten und geistesabwesend zu sein, dann sägen wir genau an dem Ast, auf dem wir sitzen.

> ***Billy*** *hatte den Großteil seiner frühen Kindheit vor dem Fernseher verbracht. Seine Mutter hatte sich nur wenig Zeit genommen, um mit ihrem pflegeleichten Baby zu spielen, und Billy hatte sich nie darüber beklagt, dass er alleine vor dem Fernseher gelassen wurde. Es war fast, als sei der Fernseher seine Mami, er war immer da, erzählte ihm immer etwas, gab ihm mit seinen Bildern und Tönen das Gefühl, gut aufgehoben zu sein. Als er später im Alter von sechs Jahren sprechen lernte, gab er fast den ganzen Tag lang Sprachfetzen aus Videos oder Fernsehsendungen von sich, als bestünde seine innere Welt aus Videobildern.*

In gewisser Hinsicht spiegelt der Fernseher genau das wieder, was das autistische Kind vom Leben und von der Kommunikation denkt: ein Sperrfeuer von sinnlichen Stimulationen, von Bildern, Lauten und Tönen, die nichts mit ihm zu tun haben, die ganz und gar ihrer eigenen Tagesordnung folgen, ungeachtet dessen, was das Kind gerade tut oder fühlt. In diesem Sinne könnte man sagen, dass „der Kasten" praktisch genauso unkommunikativ (und autistisch?) ist wie das autistische Kind: Er lässt sich auch nicht auf einen Dialog mit der Welt um ihn herum ein; beide sind reaktionslos und erwarten auch keine Reaktionsbereitschaft von ihrer Umwelt (was auch für das interaktive Fernsehen gilt). Ein Video ist genauso echolalisch wie das echolalische autistische Kind, das Textfragmente und unverdaute, unverdauliche Sprachfetzen wie ein Echo wiedergibt. Beide brauchen einen geistig wachen, denkenden Menschen, um zu verstehen, was geschieht. Das autistische Kind braucht die Hilfe eines einfühlsamen Erwachsenen, der sinnvolle Momente in die Situation einbringen kann, und der den Fernsehkonsum des Kindes sowohl quantitativ als auch qualitativ reguliert.

„Tu es in den Müll!": Die Erleichterung zu wissen, wo man alles „Schlechte" hintun kann

Bei manchen autistischen Kindern kann jede Situation, die mit Essen zu tun hat, für alle Betroffenen zum Alptraum werden. Grund hierfür ist ihr offenbar unaufhaltsamer Drang, Essen oder irgendwelche Utensilien plötzlich in den Raum zu werfen. Dieses Um-Sich-Werfen, insbesondere von Essen während der Mahlzeiten, gehört zu den Verhaltensweisen, die Erwachsene „auf die Palme bringen" können. Es führt oft zu unschönen, ärgerlichen Szenen. Darüber hinaus spricht dieses Benehmen nicht besonders gut auf verhaltenstherapeutische Methoden an, zum Teil auch deswegen, weil es so plötzlich geschieht, dass den Erwachsenen nichts anderes mehr übrig bleibt, als die „Schweinerei" aufzuwischen, zu schimpfen und verärgert zu sein.

> ***Imran*** *warf bei den Mahlzeiten mit einer solchen Wucht und so urplötzlich Essen durch die Gegend, dass er seine Betreuerinnen zur Verzweiflung brachte. Ihn zu ermahnen, er dürfe das nicht tun, brachte absolut nichts. Seine Betreuerin schimpfte jedes Mal mit ihm, sagte immer wieder: „Nein!" und „Das sollst du nicht!". Sie ließ ihn aufheben, was er hingeworfen hatte, in der Hoffnung, dass ihm dies eine „Lehre" sein würde. Es brachte gar nichts. Er warf das, was er hatte aufheben müssen, jedes Mal einfach wieder weg und erntete dafür nur noch weiteres wütendes Schimpfen. Während sie ihn dorthin zerrte, wo das Essen gelandet war, schnappte sich Imran etwas von dem Essen auf den Tellern der anderen Kinder, entweder um es zu essen oder auch in der Gegend herumzuwerfen. Dann entwand er sich dem Griff der Betreuerin, rannte in irgendeine Ecke, in der sie ihn nicht erreichen konnte, oder lief im Raum herum, während sie ihm hinterher jagte. Für den neutralen Beobachter war es ein unerträgliches Erlebnis. Für Imran dagegen war es eindeutig ein willkommenes Neckspiel. Seine Betreuerin schließlich fürchtete sich vor jeder Mahlzeiten.*

Diese heutzutage sozial inakzeptable Art, mit etwas herumzuwerfen, gehört in die Kategorie der Verhaltensweisen des „weg damit". Dieses Verhalten zeichnet sich durch eine starke Zentrifugalkraft aus, die alle geistigen Fähigkeiten in ihrer Nachbarschaft in ihren tödlichen Wirbel saugt. Imran und seine Betreuerin waren davon natürlich am meisten betroffen. Aber auch alle anderen im Raum (und ebenso auch jeder, der ihnen kurz danach irgendwo begegnete) gerieten in diese Zerreißprobe. So wie bisher auf Imrans Verhalten reagiert wurde, lernte er nie, wie er anders mit seinem Problem, worin dieses auch immer bestand, hätte umgehen können. Ebenso wenig lernte seine Betreuerin daraus. Das allgemeine Gefühl der Hilflosigkeit und Frustration brach einem fast das Herz.

Um uns der Kraft zu widersetzen, die unser geistiges Funktionieren zusammen mit dem des Kindes aushebelt, müssen wir einen Schritt zurücktreten und genau beobachten, was aus Sicht des Kindes vor sich geht. Dann kann man manchmal überraschend einfache Lösungen finden. Erst als wir unseren Drang zurückhielten, sein sozial inakzeptables Verhalten zu stoppen, schafften wir es, Imrans Problem zu lösen. Wir hielten uns zurück, um genau beobachten zu können, wie er das, was er tat, machte und wir versuchten, *den Sinn seines Verhaltens für ihn und aus seiner Sicht zu verstehen.*

> Imran war immer ein schwieriger Esser gewesen. Aber nach einigen Monaten im Kindergarten waren Pommes frites und Brot seine Lieblingsspeisen geworden, und er war jetzt in der Lage, am Tisch zu sitzen, statt im Raum herumzurennen. Eines Tages hatte er seine ganzen Pommes gegessen und aus mehreren Brotscheiben den weichen Teil herausgebissen und nur einige Krusten übrig gelassen. Plötzlich kam eine davon quer durch den Raum geflogen. Dann noch eine.

Die Brotkrusten schienen ihn sehr zu stören, wenn sie auf seinem Teller lagen, und Imran schaffte sie mit aller Macht weg, auf die denkbar konkreteste Weise: „aus den Augen, aus dem Sinn". Offensichtlich war der übliche Vorschlag, Essensreste an den Tellerrand zu schieben, für Imran unerträglich. Die meisten kleinen Kinder empfinden dies übrigens als störend; sie glauben, alles, was sie selbst nicht möchten, sei schlecht, und alles „Schlechte" müsse von ihrem „guten Essen" ferngehalten werden: Wenn sich die „schlechten Sachen" mit den „guten Sachen" denselben Teller teilen, könnten sie sich berühren oder miteinander vermischen. Dann würden die schlechten Sachen die Guten verderben, und damit wäre dann alles schlecht. Imran schien bestimmte Nahrungsmittel als schlecht und ungenießbar zu betrachten. Um Platz für mehr von dem zu schaffen, was er als „gutes Essen" betrachtete, (der weiche innere Teil von Brot und Pommes frites), musste er seinen Teller von den „schlechten" Resten befreien. Deshalb warf er sie weg.

Wir kennen alle solche Augenblicke, in denen wir uns weigern, einen Teller köstlicher Suppe zu Ende zu essen, nachdem wir ein Haar darin gefunden haben; auch wenn nur ein kleiner Teil des Haares Kontakt mit der Suppe hatte und problemlos entfernt werden konnte. (Als ob Haare so schlimm wären! Vielleicht war es sogar unser eigenes, gerade ganz frisch gewaschenes Haar.) Aber wir finden es unglaublich ekelhaft und grässlich. Die meisten Leute lehnen es in solchen Situationen oft vehement ab, die „schmutzige Suppe" weiter zu essen oder sogar denselben Teller weiter zu benutzen.

Viele Menschen weigern sich, einen Apfel oder ein Stück Kuchen zu essen, wenn schon ein anderer hineingebissen hat. Sie ekeln sich davor.

Dagegen essen vor allem Mütter oft die Essensreste ihrer Kinder auf, statt sie wegzuwerfen. Dabei klagen sie vielleicht, dass die Sachen kalt sind, zu vermatscht oder sogar „ekelig“, dennoch essen sie sie lieber, statt sie in den Müll wandern zu lassen: Genau wie Imran manchmal Dinge vom Boden aß, und zwar auf eine Weise, die ich als „staubsaugen“ bezeichne, eine Art von „weg damit“.

Bei der Beobachtung von Imran wurde klar, dass der Akt des Werfens, diese heftige Geste des Wegschleuderns, sehr wichtig war: Die Heftigkeit, mit der er dies tat, war offensichtlich ein Ausdruck der Intensität seiner Gefühle. Nachdem ich dies erkannt hatte, fragte ich mich, wo er dieses fürchterlich schlechte, unerwünschte Zeug hinwerfen könnte; und zwar so heftig, wie es nach seinem Gefühl notwendig war, aber ohne jene Regeln zu verletzen, unter denen wir das subsumieren, was „sozial akzeptabel“ ist: vielleicht in einen Behälter mit einer gewissen Tiefe, damit das, was weg musste, hineingeschleudert werden konnte und außer Sichtweite war. Aus der Sicht eines Kindes war das vielleicht eine sicherere Lösung, als das „schlechte Zeug“ einfach sichtbar auf dem Teller zu haben (wo es herunterfallen, herunterrutschen, sich mit den guten Sachen vermischen konnte). Dies ist uns im Prinzip allen vertraut: zum Beispiel wenn wir das unliebsamste Weihnachtsgeschenk, statt es offen herumliegen zu lassen, in die hinterste Ecke im Schrank stecken, weil wir seinen Anblick nicht ertragen können. Gleichzeitig dachte ich auch an die besondere Vorliebe von kleinen Kindern für Zauberwürfel (Puzzlewürfel) und „Da-und-weg!“-Spiele.

*So holte ich den Abfalleimer, stellte ihn dicht neben Imran, nahm eine der Brotkrusten, die er in die Gegend geworfen hatte, schmetterte sie mit übertriebener Heftigkeit in den Eimer und sagte dabei mit ebenso übertriebenem Nachdruck: „**Rein!** – WEG! – **Rein** in den Müll – **Müll!**“ Imran war fasziniert und hielt inne. Er schien seine eigenen Gefühle in dem wieder zu erkennen, was ich gemacht hatte. Er machte es mit einer anderen Brotkruste nach und schleuderte sie in den Abfalleimer. Ich ermunterte ihn, und so warf er die anderen Reste auf seinem Teller auch noch hinein.*

*Ich erklärte ihm: „**Nicht** auf den Boden. In den **Müll! – Weg! – Rein!**“ Er rief mehrmals, sehr kommunikativ: „Für!“ Ich wusste, dass er Zahlen kannte, und mein Kopf raste: „Vier? 4? Für? … ?“ Er wiederholte es immer wieder, versuchte mir offenbar etwas zu sagen, aber ich verstand es einfach nicht. Vielleicht wollte er auch unbedingt aufstehen, deshalb sagte ich: „Zeig es mir.“*

*Er raste zu zwei Pommes frites hin, die auf dem Boden lagen. „Für!" rief er. „Ah", dachte ich, „da liegen Fritten auf dem Boden, dem Flur!" und war glücklich, ihn verstanden zu haben. Eine der Fritten landete sofort in seinem Mund. Mit der anderen rannte er los, um sie in den Abfalleimer zu werfen. „**Weg! – Müll!**" zwitscherte er vergnügt. Mein Herz hüpfte vor Freude.*

Imran schien ein recht ausgeprägtes Gespür dafür zu haben, dass es gute und schlechte Dinge auf der Welt gibt. Von den beiden Fritten auf dem Boden war eine gut und für ihn zum Essen und die andere schlecht und für den Müll. Die darauf folgenden Wochen bewiesen, dass Imrans Lieblingsspiel beim Essen (und von seiner Betreuerin am meisten gefürchtet) innerhalb von nur wenigen Minuten verwandelt worden war: Die unerträglichen Szenen mit Schimpfen und Hinterherjagen, weil er immer wieder Essen in der Gegend herumwarf, gab es nun nicht mehr. Diese Unsitte, die sich allen vorherigen Versuchen bezüglich einer Verhaltensänderung widersetzt hatte, hatte sich in allgemeines Wohlgefallen aufgelöst. Jetzt wurde der Abfalleimer benutzt, um alles, was unerwünscht war, darin zu entsorgen, und zwar in einer sozial denkbar akzeptablen Weise.

Aber nicht nur das: Imran hatte nicht nur Freude und Erleichterung über die Lösung des Problems erlebt, das in Wahrheit für *ihn* ein wesentlich größeres war als für *uns*. Er hatte innerhalb jener wenigen Minuten auch mindestens drei neue Worte gelernt: Ich bin mir ziemlich sicher, dass er die Worte „Flur" und „Müll" in dem Augenblick erst entdeckt hat, denn vorher hatte ihn noch nie jemand diese Worte sagen hören. Und seine erkennbare Freude, als er sie sagte, sprach ebenfalls dafür. Darüber hinaus schien auch die Idee und das Wort „weg!" ihn zu faszinieren (wie eigentlich jedes kleine Kind).

Als wir mit dem Essen fertig waren, bat ich Imran, das Geschirr, die Teller, Tassen usw. zur Durchreiche zu bringen, aber leere Joghurtbecher, Papiertücher und sonstigen Abfall in den Mülleimer zu werfen. Imran gehörte nicht gerade zu den Kindern, die besonders kooperativ waren. Er sprang jedoch mit großer Begeisterung auf meine Bitte an. Ich zeigte ihm, was wohin gehörte. Dann drückte ich ihm ein Teil nach dem anderen in die Hand und sagte ihm jeweils, aber nur durch Augenzeichen, ob es in den Abfalleimer oder in die Durchreiche gehörte. Nachdem wir dies eine Weile so praktiziert hatten, erwartete ich von ihm, dass er nun wusste, was wohin kam, wenn ich ihm ein Teil reichte. Und es klappte!

Er liebte fortan das neue „Spiel", unerwünschte Dinge in den Abfalleimer zu werfen. Er wusste in jedem Raum, wo der Abfalleimer stand, und er wusste, wozu er gut war. Er schien so stolz zu sein, wenn er gebeten wurde zu helfen, wenn von ihm erwartet wurde, dass er eine so wichtige Aufgabe erledigen konnte wie Papiertücher, schmutzige Windeln, eine leere Hülle oder einen kaputten Kugelschreiber in den Abfalleimer zu werfen.

Die gleiche erleichterte Reaktion stellte ich bei vielen der eher aktiven autistischen Kinder fest, wenn ihnen die Idee mit dem Abfalleimer erklärt wurde und man ihnen die Verantwortung gab, ihn zu benutzen, um zwischen den schlechten und den guten Sachen zu unterscheiden. Die meisten würden nie auf die Bitte reagieren, etwas auf den Tisch zu legen oder es jemandem zu geben. Bittet man sie jedoch, ein schmutziges Taschentuch oder eine schmutzige Serviette, einen leeren Joghurtbecher, eine Bananenschale oder eine leere Plätzchentüte aufzuheben und in den Abfalleimer zu tun, dann wissen sie genau, worum es geht, wozu der Abfalleimer da ist und wo er zu finden ist (manchmal genügt es, es ihnen nur ein einziges Mal zu zeigen). Und es macht ihnen Spaß, diesen Müll dorthin zu befördern, wo er hingehört.

Für Imran und all die anderen Kinder war es eine große Erleichterung zu erkennen, dass man Müll klar von den guten Sachen unterscheiden kann, dass es einen festen Platz gibt, wo der Müll hingehört, um zu verhindern, dass er die guten Sachen schlecht macht. Und es war für Imran ebenso eine große Erleichterung zu erkennen, dass er selbst eine gewisse Kontrolle darüber hatte. Aufgrund des Vertrauens, das ihm geschenkt wurde, des Vertrauensvorschusses, dass er das ganz allein tun konnte, und der Verantwortung, die ihm damit übertragen wurde, hatte er das Gefühl, wichtig zu sein und etwas im Griff zu haben. Und das bändigte auch seine ungestüme Herumrennerei.

Für die Entwicklung des Selbstgefühls des Kindes ist es äußerst wichtig, dass wir uns dabei zurückhalten, diese kleinen Aufgaben selbst zu erledigen. Denn manche Erwachsenen scheinen mitunter „helfen" mit „alles *für* das Kind zu tun" zu verwechseln. Statt ihm die Chance zu geben, ein wenig stolz zu sein und das Gefühl zu haben, wichtig zu sein, scheinen Erwachsene manchmal dem Drang nicht widerstehen zu können, dem Kind den Abfall aus der Hand zu nehmen und ihn selbst in den Mülleimer zu werfen. Dadurch wird dem Kind jedoch eine wichtige Erfahrung vorenthalten.

Für uns ist es ein unwichtiger (sogar eher ekelhafter), nicht erwähnenswerter Vorgang, etwas in den Abfalleimer zu werfen. Aber für jedes kleine Kind und für das autistische Kind ist es eine immens wichtige Erfahrung, festzustellen, dass es selbst zwischen guten und schlechten Sachen unterscheiden kann, dass es einen sicheren Ort für die schlechten Sachen gibt, an den sie sicher verbannt werden können. Und vor allem, dass es das selbst tun kann. Wir helfen ihm auf diese Weise, sein Selbstgefühl und ein Gefühl der Eigenständigkeit zu entwickeln.

„Weg damit!" Über Werfen, Schreien, Dreck-Essen und Weglaufen

Einige der nervigsten Verhaltensweisen, die die Betreuer häufig „die Wände hochgehen" lassen, scheinen weiter nichts gemein zu haben, außer der Nerven strapazierenden Tatsache, dass sie sich allen Bemühungen um eine Verhaltensänderung widersetzen. Manche Kinder haben Schreiattacken oder bekommen Wutanfälle, die scheinbar nicht enden wollen. Andere schleudern urplötzlich irgendwelche Dinge quer durch den Raum, zum Teil sogar sehr präzise auf eine andere Person oder ein anderes Kind abgezielt. Manche werfen ähnlich unvermittelt während der Mahlzeiten Essen durch die Gegend oder manschen damit herum, verschmieren oder verteilen es über den ganzen Tisch, beschmieren damit die eigene Kleidung und die anderer. Andere wiederum scheinen immer wieder unter dem plötzlichen Zwang zu stehen, ihren Becher umzuwerfen und alles mit ihrem Saft zu bekleckern. Manche kippen jede Spielzeugkiste um oder wischen alles von den Tischen auf den Boden. Einige kauen wie unter Zwang an den Nägeln, beißen jedes Spielzeug an, essen den Schmutz an ihren Schuhsohlen oder alles, was sie auf dem Boden finden können, ob im Haus oder im Freien, einschließlich Papier, schmutzige Papiertaschentücher, alte Kaugummis, Fusseln oder Essensreste, die sie von ihrem Teller nie essen würden. Wieder andere sind unablässig damit beschäftigt, weglaufen zu wollen.

Viele dieser Verhaltensweisen sind gefährlich, einige bringen einen zum Wahnsinn – alle sind sozial inakzeptabel, und die Erwachsenen sind meist mit ihrem Latein am Ende. Oberflächlich betrachtet, sehen diese Verhaltensformen alle völlig verschieden aus. Bei genauer Beobachtung und mit Verständnis dafür, wie der Verstand eines kleinen vorsprachlichen Kindes funktioniert, drängt sich jedoch der Verdacht auf, dass es bei all diesen zermürbenden und nervenaufreibenden Verhaltensweisen in Wirklichkeit um ein und dieselbe Sache gehen könnte. Wenn wir verstehen könnten, was das Kind motiviert, sich so eigenartig zu verhalten, dann könnten wir vielleicht in einer Weise darauf reagieren, die ihm und uns hilft, statt wie Don Quijote gegen unbegreifliche Windmühlenflügel anzukämpfen. All diese nervigen Verhaltensweisen scheinen in der Tat Versuche zu sein, etwas loszuwerden oder von etwas wegzukommen:

> ***Max*** *warf ständig mit seinem Ball, widersetzte sich oder rannte weg, kletterte irgendwo hoch, ohne hinzusehen und ohne Angst, er könnte herunterfallen und sich verletzen. Er schrie, um unliebsame Erwachsene loszuwerden, die sich einmischen wollten. Bei anderen Gelegenheiten steckte er sich seine Flasche in den Mund, schaltete völlig ab und ließ seine Augen mit leerem Blick in „die Ferne" schweifen.*
>
> ***Imran*** *musste alles, was an Spielsachen oder anderen Gegenständen, irgendwie „abstand", einschließlich irgendwelcher scharfen Kanten an seinen Fingernägeln, weg machen, indem er sie abbiss. Essen, das er nicht haben wollte, schmiss er in den Raum (später in den Abfalleimer).*
>
> ***Adrian*** *rannte und rannte, als würde er von nichts anderem als von der Idee getrieben, nur wegzuwollen, ohne dass in seinem Kopf Platz gewesen wäre, um an irgendwelche Gefahren oder Ängste zu denken. Oft war er auch einfach dadurch „weg", dass er einschlief.*
>
> ***Leilas*** *unablässiges durchdringendes Schreien brachte jeden fast um den Verstand. Alle schienen machtlos, unfähig, daran irgendetwas ändern oder ihr helfen zu können. Ihr ganzes Denkvermögen, das theoretisch hätte genutzt werden können, um Lösungswege zu finden, war durch ihr markerschütterndes Schreien wie weggeblasen.*

Das autistische Kind reagiert sehr direkt, getrieben von einem riesigen Bedürfnis, alles loszuwerden oder zu beseitigen, wodurch es sich konkret, unmittelbar und direkt gestört fühlt: egal, ob es sich dabei um reale Dinge, Spielsachen oder Gegenstände handelt oder ob es plötzlich von einer Welle von Gefühlen der Frustration oder Einsamkeit oder Angst gepackt wird. Das Kind wirft weg, beißt ab, schluckt, was immer es gerade vor sich hat und als störend empfindet. Es läuft weg oder schreit, so dass sein Kopf voll von lautem Lärm ist, der jede unerwünschte Bewusstheit abtötet. Zu viele Spielsachen auf dem Tisch, unerwünschtes Essen auf dem Teller, Unrat, der nicht auf den Boden gehört: All diese Dinge können das saubere Aussehen oder die saubere Oberfläche „verderben" und seine Augen „beleidigen".

Das, was ich „staubsaugen" nenne – also alles in den Mund zu stecken und aufzuessen, was zufällig auf dem Boden liegt, ob es sich dabei um Essen handelt oder nicht –, könnte ebenso der Versuch sein, dieses

Störende loszuwerden oder zu beseitigen, indem man es „verschwinden“ lässt. Dieses „Weg damit!“, diese Art, alles sofort loswerden oder beseitigen oder wegwischen zu wollen, was es als störend empfindet, was eine gedanken-volle Reaktion verlangt, ist eine der Haupteigenschaften der geistigen „Funktionsweise“ autistischer Kinder.

Max *wirkt ganz verloren, als er in die Spielgruppe kommt. Er wandert umher, schnappt sich das „blöde“ Spielzeug, wirft es weg. Er entwindet sich jedem Versuch, ihn dazu zu bewegen, mit einem Spielzeug zu spielen, und klettert stattdessen auf den Schrank. Auf einem wackeligen Bücherstapel stehend, den er als Hilfe benutzt, um hochzukommen, ist er gerade dabei auf den Hamsterkäfig zu klettern, als ich ihm zuvorkomme, ihn hinunter hebe und ihm freundlich, aber bestimmt sage: „Nicht klettern, Max!“ Er schreit, rennt weg, schmeißt Spielzeug von einem Tisch und klettert auf den Zeichentisch. Ich sage ihm, er solle das nicht tun, und hebe ihn hinunter.*

Nach mehrfachen Wiederholungen erkläre ich ihm: „Das ist Klettern, Max. Es wird nicht geklettert! Komm da runter.“ Dabei halte ich es für möglich, dass er vielleicht nicht versteht, was mit „nicht“ oder mit „klettern“ oder mit „nicht klettern“ gemeint ist. Er rutscht auf einem Blatt Papier aus, fängt sich aber wieder, so dass er nicht hinfällt. Eine Schachtel mit Stiften fliegt aber durch die Gegend und die Stifte liegen überall verstreut herum. Wieder hebe ich ihn hinunter und sage: „Nicht klettern, Max.“ Als ich mich umdrehe, ist er wieder auf den Schrank geklettert und gerade dabei, auf den Hamsterkäfig zusteigen (und so weiter)…

Ein Wasserbecken wird für ihn hingestellt. Er darf nicht mehr mit den Wasserhähnen spielen, nachdem er den Waschraum schon so oft unter Wasser gesetzt hat. Er füllt einen Becher und hält ihn an den Mund, so dass das Wasser sowohl in seinen Mund als auch das Gesicht hinunter und auf den Boden läuft, wieder und wieder. Ich zeige ihm, wie man Wasser eingießt, aber er schüttelt jede Einmischung wütend und erfolgreich ab, um weiter zu trinken und das Wasser zu verschütten.

Jemand nimmt ihm den Becher weg, damit er mit den Händen mit dem Wasser spielen kann. Er schnappt sich einen anderen Behälter und schüttet noch mehr Wasser auf den Boden. Die Becher werden weggeräumt. Nun schlürft er das Wasser aus seinen Händen, und dann macht er sich daran, in das Wasserbecken zu klettern. Er wird aufgehalten und schreit und will um alles in der Welt hineinklettern.

Er wird hinunter gehoben und geht in den Waschraum. Er wird zurückgeholt und wieder zu seinem Wasserbecken gebracht. Wieder macht er sich Richtung Waschraum auf. „Max, tut mir Leid, heute kannst du nicht mit den Wasserhähnen spielen!“ Sobald niemand hinschaut, schleicht er sich in den Waschraum, um die Hähne voll aufzudrehen, das Becken bis an den Rand voll- und überlaufen zu lassen und den Finger vorne in den Wasserhahn zu stecken, so dass das Wasser in alle Richtungen spritzt.

Der fast gewaltsame Zwang, der diese Verhaltensweisen charakterisiert, der keinen Raum für Bewusstheit lässt, erfasst sehr schnell alles. Die unerwartete Plötzlichkeit überrascht jeden und lässt dem Erwachsenen keine Zeit, um nachzudenken oder vorbeugend einzugreifen. Deshalb sind diese Verhaltensformen so besonders resistent gegenüber allen Bemühungen um eine Verhaltensänderung. Während das Kind versessen darauf ist, irgendwo herumzuklettern, herumzuspritzen, Dinge auszuschütten, zu werfen, zu schlucken, herumzurennen, etwas zu ergattern – immer so schnell wie der Blitz –, werden die Erwachsenen oft von einer ebenso besessenen Entschlossenheit gepackt, genau dies zu verhindern. Das Ergebnis sind heftige Kämpfe, die das Kind für gewöhnlich mit Leichtigkeit gewinnt (siehe Imran, S. 122–128). Dies ist aber nicht im besten Interesse einer positiven Entwicklung des Kindes.

Der Verstand des autistischen Kindes ist in einem Teufelskreis gefangen, dessen Zentrifugalkraft einen solchen Wirbel erzeugt, dass seine ganzen geistigen Fähigkeiten praktisch zunichte gemacht werden, wie durch einen unsichtbaren Orkan. Selbst Erwachsene, die normalerweise einfühlsam und durchdacht reagieren können, stellen fest, dass sie von dieser verwirrenden orkanartigen Kraft einfach fortgetragen werden. Diese Kraft macht das Denken sehr schwierig, mit verheerenden Folgen: Niemand versteht, niemand weiß, was man tun kann.

Hier scheiden sich dann jedoch unsere Geister, unserer und der des autistischen Kindes, das in seinem für seine Entwicklung so kontraproduktiven Teufelskreis gefangen ist. Wie groß oder klein das Problem auch sein mag, es erfordert eine gewisse Toleranz und ein gewisses Denken, um eine passende Lösung zu finden. Das Kind sorgt dafür, dass es „es“ einfach loswird, da es nicht „darüber“ nachdenken kann. Es kann nicht „darüber“ nachdenken, weil es die geistigen Strukturen und Prozesse nicht entwickelt hat, die zum Denken notwendig sind. Und es hat sie nicht entwickelt, weil es immer dafür gesorgt hat, dass es „es“ losgeworden ist, ehe diese Strukturen und Prozesse sich entwickeln konnten. Da das autistische Kind seine Denkfertigkeiten nie entwickelt hat, hat es nichts, womit es denken kann, und nichts, worüber es nachdenken kann. Es hat keine Gewalt über seinen Verstand, ist unfähig seine geistigen und kognitiven Fertigkeiten kompetent und effektiv zu nutzen.

Um nicht von einer unkontrollierbaren Situation überwältigt zu werden, sieht das Kind sich gezwungen, sich jedes Problems, das ihm über den Weg läuft, in einer weniger verstandesmäßigen, als vielmehr direkteren und konkreten Weise zu entledigen: „aus den Augen, aus dem Sinn", im wahrsten Sinne des Wortes. Noch ehe es irgendetwas hätte nutzen können, das ihm hätte helfen können, seine kognitiven Fertigkeiten und sein Denkvermögen zu entwickeln, ist dieses etwas, der Auslöser für diese Notwendigkeit, auch schon wieder verschwunden: weggeworfen, verschluckt, abgebissen, abgeschlagen, ausgekippt, „zu Tode" geschrieen, zurückgelassen worden. Dies ist möglicherweise einer der größten Stolpersteine für die kognitive Entwicklung des autistischen Kindes und sein Lernen im Allgemeinen.

Für das autistische Kind sind das Leben und seine Ereignisse nicht in der gleichen Form sinnvoll, wie es für uns so absolut selbstverständlich ist. Seine Welt hat keinen Sinn. Sein Geist ist mangelhaft ausgerüstet, um mit der emotionalen Substanz umzugehen, mit der es zu tun hat. Seine Gefühle haben für das Kind keine Bedeutung, ebenso wenig wie das, was andere Personen tun, denken und fühlen. Seine Welt wird von Äußerlichkeiten beherrscht. Daran klammert es sich wie ein schiffbrüchiger Matrose an eine Holzplanke. Wenn es sich von inneren Wellen unbeschreibbarer Gefühle hin und her geschleudert fühlt, klammert es sich umso eiserner an seine Planke.

Tauchen irgendwo in der Ferne dunkle Konturen auf (oder Farbe oder Klebstoff auf dem Tisch oder irgendwelche Teilchen auf dem Boden) oder fühlt sich irgendetwas scharf an, wenn das Kind dies mit den Händen berührt, oder sieht irgendetwas spitz aus, woran sein Auge hängen bleibt (wie die spitz aussehenden Beine mancher Tierfiguren), dann beißt das Kind ab, wovon es angegriffen werden könnte, schluckt es hinunter, oder es schreit laut los, um jeden beängstigenden Verfolger abzuschrecken (einschließlich seine Mutter oder seine Betreuerinnen, wenn sie mit ihm spielen möchten). Es widersetzt sich, um wegzukommen, wehrt sich, rennt oder klettert um sein Leben. Das Kind bleibt nicht stehen, kann nicht stehen bleiben, hört nicht auf, kann nicht aufhören, kann nicht darüber nachdenken, andere Wege zu finden und damit umzugehen. Es kommt nicht darauf, dass es sich von dem Fischerboot mitnehmen lassen oder an dem Delphin festhalten könnte, der um es herum spielt. Es ist ihm nicht klar, dass es sich hinsetzen und mit dem Erwachsenen spielen könnte, der schon die ganze Zeit, ohne Erfolg, versucht, Kontakt zu ihm zu finden.

Unser Ziel muss es sein, dem Kind verständlich zu machen, dass „es" in Wirklichkeit nicht ganz so schlecht, so gefährlich, so schrecklich ist. Wir wollen Wege und Möglichkeiten finden, ihm zu zeigen, dass wir mit diesen düsteren, beängstigenden Formen und Gefühlen auch lustige Dinge machen können – wenn wir sie *zusammen* machen. Das ist bei manchen autistischen Kindern leichter als bei anderen. Während Patrick solche Angebote nur zu gerne annahm, war bei einem Kind wie Max weitaus mehr Durchhaltevermögen erforderlich, um wenigsten einen Versuch zu wagen. Bei Kindern wie Kofi und Tim erschien es oft unmöglich, weil sie so uninteressiert zu sein schienen; es sah fast so aus, als seien sie entschlossen, jeden Eingriff in ihren Status quo fernzuhalten. Aber wer kann schon sagen, ob mit Geduld, Einfühlungsvermögen und Ausdauer nicht auch bei einem Kind wie Kofi plötzlich ein Schimmer von Spaß aufkommen kann, wenn er mit uns spielt, statt immer nur vor irgendwelchen undefinierbaren „Es" wegzulaufen?

*Ein wenig später wird **Max** in einen anderen Raum gebracht, in dem Farbe und Klebstoff bereitgestellt sind. Er greift nach einem Klebstofftopf und lutscht, schnell wie der Blitz, Kleber von seinen Fingern, ehe ihn jemand davon abhalten kann. Widerwillig ist er bereit, sich hinzusetzen. Während ihm ein Spachtel hingehalten wird, greift er mit der anderen Hand bereits nach einem weiteren Klebstofftopf, um noch mehr Kleber zu essen. Als ich den Eimer wegnehme und ihm stattdessen den Spachtel in die Hand drücke, brüllt er, tritt den Stuhl mit den Füßen zurück und greift nach dem Klebstofftopf eines anderen Kindes. Das Kind schreit protestierend auf. Max packt fester zu und schreit ebenfalls … Als er von dem Kleber weggeholt wird, läuft er weg und schubst dabei ein Mädchen von dem Stuhl, um wieder auf den Zeichentisch zu klettern. Sie wehrt sich und schreit. Max schubst kräftiger, und ich greife ein: „Max, tut mir Leid. Aber es wird **nicht geklettert!"** Eine Erzieherin kommt herbei, um das kleine Mädchen zu trösten.*

Max entschwindet zum Sandkasten. Noch ehe ich herbeieilen kann (und ich bin ziemlich schnell!), hat er zwei Hände voll Sand über die anderen Kinder geworfen. Die Kinder schreien. Die Mutter eines kleinen Jungen, der gerade erst neu im Kindergarten ist, kommt herbeigeeilt, um ihren Kleinen von dem Sand zu befreien. Seine Betreuerin entschuldigt sich. Ich händige Max ein Eimerchen und eine Schaufel aus, behalte seine Hände im Auge und halte meine Hände zwei Zentimeter von seinen entfernt. Als ich ihn daran hindere, mehr Sand zu werfen, brüllt er und wirft stattdessen das Eimerchen samt Schaufel.

„Das ist eine gute Gelegenheit, mich in Geduld zu üben", sage ich mir. Ich fühle mich hilflos, bin wütend und nicht weit davon entfernt, ihn zu schütteln oder selbst wegzulaufen. Dann denke ich an Max und frage mich, was er empfinden mag: vielleicht die gleiche wütende Frustration wie ich? „Mann, ist das frustrierend! Was ***kann*** *Max tun?" Ich mache einen Versuch, die misslichen, wütenden Gefühle, die wir beide empfinden, in Worten ein- und aufzufangen. Ich habe das Gefühl, seit Stunden hinter ihm herzujagen; aber als ich auf die Uhr schaue, sehe ich, dass erst 25 Minuten vergangen sind. Es erscheint mir wie eine Ewigkeit!*

Da ich der Meinung bin, dass wir beide etwas Aufmunterung brauchen, werfe ich Max in die Luft und fange ihn wieder auf. Er lacht. „Oh, gut", denke ich, „jetzt haben wir ein Spiel gefunden!" und setze ihn ab. Er will, dass ich es noch einmal mache. Ich warte, dass er darum „bittet". Ich bin bereit, lange zu warten, aber auch jeden echten kommunikativen Versuch seinerseits zu akzeptieren. Er zieht an meiner Kleidung. „Oh, du möchtest etwas von mir?" Ich tue so, als sei ich schwerer von Begriff, als ich es in Wirklichkeit bin: „Was ist es denn genau, was ich tun soll?" Ich spreche in einem übertriebenen, dramatischen Ton und es gelingt mir, ihn dazu zu bewegen, mir ins Gesicht zu schauen. Ich bemühe mich mit aller Kraft, seine Aufmerksamkeit mit meinen Augen und einem aufgeschlossen lächelnden Gesicht aufrechtzuerhalten. Ich nehme seine Hände und frage ihn: „Was möchtest du denn?" und: „Was kann Max tun?" Gleichzeitig ziehe ich ihn spielerisch, rhythmisch leicht hin und her, was Arnold Gesell, ein berühmter Experte auf dem Gebiet kindlicher Entwicklung, als „gesamtmotorischen Humor" (1943) bezeichnete. Max lacht und schaut mir ins Gesicht. Das ist das Zeichen, auf das ich gewartet habe, und ich werfe ihn wieder hoch …

Zum ersten Mal stellt sich für heute das Gefühl ein, dass es schön ist, zusammen zu sein. Wir spielen dies eine Zeit lang weiter. Dann trollt er sich von dannen, Richtung Waschraum. Ich rufe ihm ein spielerisch drohendes: „Ich beobachte dich!?!" hinterher. Mit einem flüchtig aufflackernden Grinsen schaut er zu mir hin und marschiert stattdessen zum Tafelständer! Ich bin sprachlos.

Der Tag geht im Wesentlichen so weiter, wie zuvor beschrieben, allerdings mit einem großen Unterschied: Max und ich teilen etwas; etwas, was unter einem gemeinsamen Spiel zu verstehen ist, das selbst Max mehr Spaß macht als sein einsames Klettern, Herumwerfen oder die Wasserpanscherei.

Während Max anfangs so verloren wirkte, wenn er herumwanderte, hier irgendetwas warf, dort irgendwo kletterte, in einer Welt ohne Bedeutung, in der es nichts gab, was er wirklich zu genießen schien, so gab es jetzt etwas, das in einem menschlichen Sinne eine Bedeutung hatte. Wo vorher nichts Sinn zu haben schien, wo er einfach nur von dem Drang getrieben schien, von wegzukommen, was ihm angeboten wurde, indem er kletterte, nicht zur Ruhe kam und wegging, wo er scheinbar zwanghaft, das loswerden und beseitigen musste, was ihn hätte beschäftigen können, indem er es hinunterschluckte oder wegwarf, wo nichts seiner Aufmerksamkeit wert schien, um damit zu spielen – da gab es jetzt unser gemeinsames Spiel des „gesamtmotorischen Humors“. Und dieses Spiel machte einfach nur deshalb Sinn, weil wir beide unser Spiel kannten und verstanden: Er wusste, dass ich wusste, dass er wusste, was unser gemeinsames Spiel war. Ich hatte erfahren, wie ich seine Aufmerksamkeit wahrscheinlich einfangen und mit viel Mühe aufrechterhalten konnte. Und er merkte allmählich, dass ich der Meinung war, er könnte in unserem Spiel eine aktivere kommunikative Rolle spielen, als er es sich hätte vorstellen können. In diesen kleinen interaktiven Momenten war das „Weg damit!“ mit einem Mal nicht mehr das Dringendste für Max. Plötzlich war es wichtiger, dass das Spiel weiterging und dass er mich dazu bewegen konnte, das wieder zu tun, was ihn gerade zum Lachen gebracht hatte. Das heißt, er war motiviert, mit einer anderen Person zu kommunizieren. Was für eine Veränderung im Vergleich zu dem früheren Jungen, der immer nur von „etwas“ wegkommen wollte!

Mit dem kurzen Blick, den er nach hinten warf und der ganz klar eine an mich gerichtete Kommunikation war, hatte Max auch gezeigt, wie sehr er jemanden brauchte, der sich auf ihn konzentrierte, der ihn im Auge behielt und ihn daran erinnerte, dass er nicht allein war. Dies verdeutlichte auch, wie sehr sich Max des Umstandes bewusst war und wie sehr er es schätzte, wenn jemand sich mit ihm auf ein „lebendiges Miteinander“ einließ.

Aber bevor ich dies tun konnte, musste ich mich ihm in den Weg stellen; ich musste genügend Aufsehen erregen, dass er von mir Notiz nahm. Hätte ich dies nicht getan, wäre ich einfach nur ein weiteres „Etwas“ gewesen, das es wegzuwischen und loszuwerden galt. Erst nachdem er gegen die Wand (das heißt gegen mich) gelaufen war, die ihm immer wieder den Weg versperrte und davon abhielt, irgendwo herumzuklettern, etwas zu werfen, Kleber zu essen, den Boden zu überschwemmen und andere im Wesentlichen geistlose Dinge zu tun, die einzig dazu da waren, „etwas“ loszuwerden, erst danach war er in der Lage, zur Kenntnis zu nehmen, dass ich da war und ein paar unvermutete menschliche, brauchbare Dinge zu bieten hatte.

Ich hatte ihn aber nicht nur mit dieser Mauer konfrontiert. Ich hatte ihm auch gezeigt, dass er dadurch, dass ich so auf ihn konzentriert war, sicher aufgehoben war und „gehalten“ wurde, ähnlich wie das ungeborene Baby im Schoß seiner Mutter (siehe Kapitel 11). Gleichzeitig gab es feste und stabile Grenzen, zum Beispiel „nicht klettern“, „nicht werfen“, „keine Überschwemmungen“. Jedes Mal, wenn er bei mir auflief oder mir zufällig in die Augen schaute, stellte er fest, dass ich ganz auf ihn konzentriert war. Dies half ihm wiederum, sich zu konzentrieren und seine Sinne „zusammenzureißen“, wie der kurze Blick, den er zurückwarf, verdeutlichte. Es war, als wollte er in Wirklichkeit, dass ich ihn von seinem geistlosen Treiben abhielt, mit dem er ständig nur versuchte, irgendetwas wegzutun, und dass ich ihm zeigte, wie er etwas anderes machen konnte. Es ist wichtig, dass wir ein so kleines Kind nicht mit unseren Grenzen und dem „Nein!“ allein lassen und ihm den Übergang erleichtern. Auf diese Weise lernte Max vielleicht ein wenig, wie man mit etwas Unbekanntem umgehen kann, statt es einfach nur loswerden zu wollen. Ich brauche wohl nicht zu sagen, dass ich erschöpft war. Aber war es das nicht wert gewesen?

Wie ein Netz mit einem Loch darin: Über Knoten, Netze und Metaphern

Es ist schwer zu ertragen, wenn unsere Anstrengungen, uns mit dem autistischen Kind zu beschäftigen und es in irgendeine Aktivität einzubeziehen, ignoriert werden. Wir haben letztlich das Gefühl, hilflos und unfähig zu sein und den Boden unter den Füßen zu verlieren, und das tut weh. Unsere Kommunikationsversuche scheinen so oft in irgendeinem unsichtbaren Loch zu verschwinden. Die Erfahrung lehrt uns, dass wir „es“ größer machen müssen (was dieses „es“ auch immer sein mag), und wenn wir dies tun, können wir für gewöhnlich die Aufmerksamkeit des Kindes erregen und aufrechterhalten.

Sein Verstand und sein geistiges Funktionieren scheinen manchmal wie ein Netz zu sein, das irgendwo ein zusätzliches großes Loch hat: Selbst größere Dinge können durchfallen. Das Bild von „einem Netz mit einem Loch darin“ ist, ob biologisch haltbar oder nicht, ein Bild von beträchtlichem Wert, das uns auf unserer Suche nach Wegen und Möglichkeiten, wie wir das Kind erreichen können, leiten kann.

Wir brauchen kein Gehirnspezialist zu sein, der alle Zellverbindungen vor Augen hat, um mit folgender Idee zu spielen: Trifft etwas,

was wir sagen, oder etwas, was das Kind sieht oder hört, zufällig auf einen „Knoten“, dann kann es reagieren. Fällt dieses Etwas jedoch zwischen unsere imaginären „Knoten“ hindurch, dann empfängt das Kind die Information nicht, die es braucht, um reagieren zu können. Das heißt, manchmal hört es vielleicht, was wir sagen, ein andermal jedoch nicht, ähnlich wie bei der Trefferquote eines Spiels wie „Schiffchen versenken“: mal ist ein Versuch ein Treffer, ein andermal nicht. Vielleicht hat das Kind nur sehr wenige „Schiffe“ auf seinem Spielplan, so dass es für uns sehr schwer ist, einen Treffer zu landen. Wenn wir verschiedene Wege und Möglichkeiten ausprobieren, unterschiedliche Worte benutzen, den Tonfall unserer Stimme und ebenso unsere Bewegungen und Gesten verändern und abwandeln, wenn wir geduldig und erwartungsvoll auf eine Reaktion warten, auch wenn sie verspätet kommen mag, dann steigen unsere Chancen, auf einen „Knoten“ zu treffen.

> ***Adrian*** *schien alles, was zu ihm gesagt wurde, wie eine Art Wind zu hören: Nichts weiter als ein Windhauch um die Ohren, ein kleiner Windstoß (manchmal ein Sturm) von Lauten oder Geräuschen. Er reagierte jedoch auf die emotionale Ebbe und Flut der „Musik“, wenn jemand mit ihm sprach, und ebenso auf „Ich krieg dich“-Spiele jeder Art – allerdings mit einer solchen Verzögerung, dass die meisten Erwachsenen nicht lange genug warteten und/oder es nicht mehr mitbekamen.*

Das autistische Kind empfindet Stimmen und Geräusche möglicherweise wie eine „Geräuschdecke“, die es in einer wohltuenden Weise einhüllt, oder wie ein Pflaster, mit dem das Loch im Netz geflickt wird. Das Kind hat keine Ahnung, dass diese Stimmen und Geräusche eine Bedeutung beinhalten und vielleicht mit der Erwartung verbunden sind, dass es irgendetwas tun soll. Vielleicht lässt es die Laute sanft oder laut gesprochener Worte an sich vorbeirauschen wie irgendwelche Hintergrundgeräusche: Es ignoriert sie, genau wie wir das andauernde Brummen des Kühlschranks oder den Krach der elektrischen Bohrmaschine draußen auf der Baustelle ignorieren.

Damit Adrian reagierte, bedurfte es eines gewaltigen Spannungselementes in der Stimme des Erwachsenen, so dass das Gesagte spannend und aufregend klang. Aber selbst dann verzögerte sich seine Reaktion, als tickte seine geistige Verarbeitung langsamer oder als seien die Löcher in seinem „Netz“ größer als erwartet, so dass wir schon nicht mehr darauf vorbereitet waren, wenn er mit soviel Verspätung dann doch noch reagierte. Dirks Verstand schien ebenfalls mehr Zeit zu brauchen, um einen ansprechbaren „Knoten“ zu finden:

***Dirk** schaute oft weg und es war, als hörte er irgendwelchen Lauten oder Geräuschen in der Ferne zu oder lauschte auf irgendetwas in seinem Innern. Wenn seine Betreuerin wollte, dass er kam, musste sie ihn mehrmals rufen. Zuerst glaubte sie, er ignoriere sie oder höre sie nicht. Aber dann hielt sie einmal inne, um zu beobachten, was geschehen würde, wenn sie ihre Aufmerksamkeit auf ihn konzentriert hielt. Zu ihrer Überraschung stellte sie fest, dass er zwar weglief, als hätte sie überhaupt nichts gesagt, er sich wenig später aber doch in ihre Richtung trollte.*

Bis ich sie darauf hingewiesen hatte, war es ihr nicht in den Sinn gekommen, dass dies vielleicht Dirks Art zu reagieren war. Ihr wurde klar, dass er kommen würde, allerdings mit einer solchen Verspätung, dass sie bis dahin für gewöhnlich schon jede Hoffnung aufgegeben hatte – bis sie nun lernte, wesentlich länger zu warten.

Beide Kinder konnten auf das Rufen der Erwachsenen reagieren und genossen das menschliche Miteinander, das ihnen angeboten wurde. Aber sie brauchten beide wesentlich mehr Zeit für ein solches Miteinander, verbunden mit einer lebhaften menschlichen Ermutigung, die als Ergebnis geduldiger Beobachtungen einfühlsam auf sie zugeschnitten sein musste.

Das autistische Kind muss durch den aufmerksamen und beobachtenden Verstand des Erwachsenen zusammengehalten werden. Dieser muss das Netz zusammenraffen, um die Aufmerksamkeit des Kindes wie einen Schwarm glitzernder Fische zu fangen und einzuholen. Mit einer solchen Unterstützung waren sowohl Adrian als auch Dirk in der Lage, ihre Sinne in ein kommunikatives Verlangen nach spontaner Interaktion zusammenzunehmen, die sie beide genossen. Dem autistischen Kind fällt es sehr schwer, seine Sinne zusammenzunehmen. Vielleicht sind seine Gedanken abgedriftet und vielleicht weiß es nicht, wie es sie von dort, wo sie hingedriftet sind, zurückholen kann. Möglicherweise ist das Kind in einen traumähnlichen Zustand gefallen, der seine ganzen geistigen Bewusstseinsfähigkeiten ausschaltet, so dass es tatsächlich nicht hört, sieht oder registriert, was um es herum passiert. Vielleicht widerstrebt es ihm auch, in die äußere Welt zurückzukehren, weil dieser Zustand des Abgeschnittenseins, in den es abgedriftet ist, so weich, warm und angenehm ist, dass es ihn ohne sehr guten Grund nicht verlassen möchte.

Als Anne Alvarez' kleiner autistischer Patient Robby schließlich in der Lage war anzufangen, seine Erfahrungen in Worte zu fassen, sprach er von einem „langen, langen Strumpf", der notwendig war, um ihn in seinen fernen geistigen Zuständen zu erreichen, in denen er den Großteil seines Lebens zugebracht hatte. Er sagte, er fühle sich so weit weg, als sei er in ein tiefes, tiefes Loch gefallen; etwas sehr, sehr Langes wäre notwendig (das heißt, eine Person, die sehr, sehr geduldig, wachsam, konzentriert und entschlossen war), um ihn zu erreichen (Alvarez 1992, dt. 2001). Das autistische Kind befindet sich möglicherweise in einem geistigen Zustand, der es erforderlich macht, dass wir ihm ständig eine Rettungsleine hinwerfen, damit es sich aus den hartnäckigen geistigen Löchern ziehen kann, in die es immer wieder fällt.

Eine weitere hilfreiche Netz-Metapher ist das alte Einkaufsnetz, mit dem man gut große Dinge tragen kann. Alles, was klein ist, fällt jedoch durch die Löcher hindurch (es sei denn, sie werden zusätzlich in eine Papiertüte gepackt). Das Netz erfüllt jedoch nur seine Funktion, wenn es von jemandem getragen wird. Sobald es abgesetzt wird, fällt der Inhalt auseinander und der ganze Plunder verteilt sich überall: ein wundervoll hilfreiches Bild, das uns im Umgang mit dem autistischen Kind leiten kann, dessen Geist manchmal wie ein Netz mit „eingekauften" Teilchen darin – das heißt, Wahrnehmungen und Erfahrungen – erscheint (Spensley 1985). Um seine Funktion zu erfüllen, muss jemand da sein, der den Geist für das Kind zusammenhält (einige Kinder möchten zum Beispiel die ganze Zeit getragen werden). Es ist jedoch nicht das körperliche Halten, das das Kind so dringend braucht. Es wird *mental* durch den konzentrierten Geist eines Erwachsenen „abgeholt" und zusammengehalten.

Ohne solche Bilder oder Metaphern, die uns leiten, kann man sich leicht sehr verunsichert fühlen, hilflos, wie man das autistische Kind, das uns ignoriert, behandeln soll. Mit zunehmender Frustration kann sich leicht ein wütendes, aufgebrachtes Element in unser Gefühl der Hilflosigkeit einschleichen. Durch seine Reaktionslosigkeit provoziert, setzt sich bei manchen der Wunsch durch, ein derart unannehmbares Verhalten zu korrigieren, es ihm mit Gewalt „auszutreiben":

> ***Philipp*** *lag bäuchlings auf dem Boden und rieb an seinem Penis, während er fernsah. Sein Vater sagte: „Setz dich hin, Philipp." Keine Reaktion. Er rief noch einmal, diesmal lauter, dann scharf: „Philipp! Setz dich hin!" Wieder keine Reaktion. Sein Vater griff nach einem Stock und klopfte damit auf das Sofa. Philipp schaute kurz erschrocken hoch und setzte sich auf seine Knie.*
>
> *Etwas später, als Philipp seine Hand in seiner Hose hatte, rief sein Vater: „Hand raus, Philipp", und klopfte wieder mit dem Stock. Philipp gab ein kurzes Wimmern von sich und zog seine Hand aus der Hose.*

> *Wiederum etwas später rief der Vater ihn, um ihm einen Kuss zu geben. Die Mutter lachte, als Philipp, wenn auch widerstrebend, gehorchte und so viel Abstand wie möglich hielt, um schnell wieder wegzukommen.*

Philipps Vater war ein netter Mann. Er sagte, er habe den Stock nie benutzt, um Philipp zu schlagen. Wenn Philipp reagierte, so jedoch offenbar aus Angst vor dem Stock und nicht in Reaktion auf seinen Vater. Dies half ihm nicht, das flüchtige Interesse, das er an anderen Menschen hatte, weiter zu entwickeln. Stattdessen wurde der soziale Kontakt mit Angst haben verknüpft, und das ist kontraproduktiv. Sein Vater benutzte eine Drohung, und es schien zu funktionieren. Aber tat es das wirklich? Und um welchen Preis? Wenn wir das Bild vom Netz verwenden, sieht das Ganze wie ein richtig dicker Knoten aus, der aus vorhandenen Fäden gemacht wurde. Aber es ist ein Knoten der Furcht, um den herum nur noch größere Löcher entstehen. Ein drohender Stock, grob am Arm gezogen zu werden, eine schrille, wütend gereizte Stimme, all dies sind Dinge, die das autistische Kind ruckartig zurückholen können. Aber sie erhöhen wahrscheinlich auch seinen Wunsch, so schnell wie möglich in seinen verträumten Zustand, in dem es durch nichts in Anspruch genommen wird, in dem es die Welt an sich vorüberziehen lässt, zurückzukehren und ihn solange wie möglich auszudehnen.

Philipps Vater hat seinem Sohn vielleicht geholfen, einen Knoten zu knüpfen. Es gibt jedoch Knoten, die der Entwicklung abträglich sind, ebenso wie es welche gibt, die das Wachstum fördern. Angst ist nicht dazu angetan, eine gesunde geistige Entwicklung zu fördern. Ebenso wenig fördert sie freundschaftliche Beziehungen, die wir so dringend unterstützen möchten.

Wenn es unser Ziel ist, das Interesse des Kindes an anderen Menschen und an einer zwischenmenschlichen Kommunikation zu wecken, dann müssen wir die enorme Anstrengung unternehmen, eine Unmenge Geduld aufzubringen, länger zu warten, dem autistischen Kind wesentlich mehr Zeit zum Reagieren zu geben, als wir es im Normalfall für angemessen halten würden. Wenn wir mit Verständnis für seine schwierige Situation auf das Kind zugehen, dann werden wir es rufen und noch einmal rufen, jedes Mal in einem etwas anderen Ton, mit einer Mischung aus Verständnis und Bestimmtheit, und versuchen, ein besseres Netz für es und mit ihm zu knüpfen. Möchten wir, dass es auf unser Kommando einfach blind gehorcht, oder möchten wir Wege und Möglichkeiten finden, die es ihm erlauben, zu reagieren, *weil es reagieren möchte*?

Philipp war eines jener hoch sensiblen und ängstlichen autistischen Kinder. Er hatte jedoch durchaus ein gewisses Interesse an anderen Menschen und an sozialer Kommunikation, bei dem man ansetzen konnte. Er schaute gern in die Gesichter anderer Personen, schien diese jedoch gleich wieder zu vergessen. Wurde er durch das Gesicht von jemanden, der in seinem Blickfeld auftauchte, wieder daran erinnert, oder merkte er, dass seine Bewegungen nachgeahmt wurden, reagierte er mit einem überraschten und erfreuten Blick.

Ich wusste, dass Philipps Eltern sich des nicht-autistischen Potenzials ihres Sohnes bewusst waren und alles tun wollten, um ihm zu helfen, dieses Potenzial zu entwickeln. Wir trafen uns, um über das Problem zu sprechen. Seiner Mutter war sofort klar, was ich meinte, und sein Vater erklärte, dass er einfach nicht wusste, was man noch tun konnte. Er war jedoch der Überzeugung, dass Philipp bisweilen seinen Verstand abschaltete, sei es bewusst oder weil er nicht anders konnte. Der Vater ging mit gesundem Menschenverstand an das Problem heran und bemühte sich, seinem Sohn zu helfen, sein „Netz" enger zu machen und mehr „Knoten" für eine gesunde menschliche Verbundenheit entstehen zu lassen. Er war jedoch nicht auf die Idee gekommen, statt des Stockes seine Stimme und sein Gesicht zu benutzen, um Philipps Aufmerksamkeit zu wecken und aufrechtzuerhalten. Er versuchte es, und es funktionierte. Es brachte ihm nicht nur wesentlich häufiger ein Lächeln von Philipp ein, sondern reduzierte auch erheblich die Spannung, die sich zu Hause aufgebaut hatte.

Uns müssen unsere Zielsetzungen klar sein. Möchten wir das Kind dahingehend trainieren, dass es gehorcht, oder möchten wir sein Interesse an anderen Menschen und an sozialen Aktivitäten fördern und es in diesem Sinne ermutigen? Glauben wir daran, dass in jedem Menschen ein gewisses kommunikatives, soziales Potenzial steckt, auch in einem autistischen Kind? Oder glauben wir, dass das autistische Kind sich grundlegend von anderen Kindern und von uns unterscheidet, dass es keine menschliche Gesellschaft, keine soziale Kommunikation und keine interaktive Freude braucht? Glauben wir, dass ein autistisches Kind durch und durch autistisch ist? Oder gibt es wie bei jedem anderen Kind auch nicht-autistische Teile und Aspekte, mit gesunden kommunikativen „Knoten", womit autistische Kinder empfänglich auf andere Menschen reagieren können? Selbst wenn das Kind dies nicht so zu sehen scheint, wollen wir uns nicht lieber vorstellen, dass es möglich sein könnte, es in ein menschliches Miteinander zu „holen" und ihm zu helfen, „die Maschen des Netzes enger zu machen"? Ein zartes Pflänzchen oder Hündchen bringen wir nicht zum Wachsen, wenn wir es anschreien oder mit einem Stock auf es einschlagen. Wenn wir mit einem Stock auf das Netz einschlagen, wird dies weder verhindern, dass die Kirschen noch dass die Kartoffeln herausfallen. Wir können die Knospe einer Blume nicht zwingen, sich zu öffnen, ehe ihre Zeit dafür gekommen ist, indem wir die Blütenblätter hinunterziehen. Mit einer solchen Behandlung schädigen wir nur die sich entwickelnde Blume. Wir müssen die Pflanze gießen und düngen und sie in das richtige Licht stellen. Dann müssen wir einen Schritt zurücktreten, um sie sorgfältig in Augenschein zu nehmen, ob sie schlaffe oder glänzende Blätter hat, ob sie verkümmert oder gesund wächst, ob die Blütenknospen abfallen oder größer werden: Über all diese Dinge teilt die Pflanze uns mit, ob es ihr gut geht oder nicht.

Wenn wir eine kränkelnde Pflanze retten wollen, müssen wir vorsichtig ausprobieren, was geändert werden muss, um die Situation in Ordnung zu bringen. Braucht sie mehr Wasser oder weniger, mehr Licht oder weniger? Steht sie im Zug oder ist der Topf zu klein? Genauso müssen wir das autistische Kind sorgfältig beobachten, um herauszufinden, wie wir sein kommunikatives und soziales Potenzial fördern können, damit es wachsen kann.

Es gibt etwas, woran viele nicht denken, was aber fast immer funktioniert: das spielerische Überraschungselement paradoxer Reaktionen. Die Überraschung über etwas Unerwartetes funktioniert oft wie eine Zugschnur, die das lose Netz des Geistes des autistischen Kindes auf einen Fokus zusammenzieht. Selbst die kleine Kirsche bleibt im Netz, wenn wir überraschend mit der Hand eingreifen, unerwartet das Loch abdecken, durch das sie gerade fallen wollte. Dies ist nur möglich, wenn die ganze Aufmerksamkeit des Erwachsenen auch auf die kleinste Bewegung konzentriert ist, sei es beim Kind oder bei der Kirsche. Bei sorgfältiger Selbstbeobachtung werden wir feststellen, dass unser Repertoire an Reaktionen wesentlich größer ist, als wir vielleicht gedacht haben.

> *Versuchen Sie zum Beispiel, zu flüstern statt lauter zu werden, langsamer oder sanfter zu sprechen, wenn Sie in Wirklichkeit so gereizt sind, dass sie harscher, schneller und lauter sprechen möchten. Treten Sie einen Schritt zurück, statt näher auf das Kind zuzugehen. Ziehen Sie Ihre Hand zurück, wenn Sie im Begriff sind, es am Arm zu packen. Stehen Sie plötzlich auf, wenn es gerade dachte, Sie würden sich hinsetzen. Oder wenden Sie sich ab, wenn es glaubte, sie würden es holen kommen.*

Wenn Sie dies bewusst und diszipliniert tun und dabei voll auf das Kind konzentriert sind, wird es von einem Gefühl der Überraschung erfasst, das durch das ganze Netz schwingt und zu einer allgemeinen Verengung der Maschen führt. Es hatte sich abgeschottet gegenüber dem Gefühl, dass etwas auf es zukam. Es hatte sich vor allen diesen „Unannehmlichkeiten" zurückgezogen. Aber plötzlich geschieht dies nicht mehr. „Was ist los? Gerade kam etwas auf mich zu? Wo ist es geblieben?" Dies weckt seine angeborene Neugier. Dadurch wird das Netz seiner Aufmerksamkeit eng zusammengezogen. Es möchte mitbekommen, „einfangen", was los ist. Selbst wenn es sich dadurch nicht veranlasst sieht aufzuschauen, wird doch seine Abwehr gemindert.

Wenn Sie das Kind sehr genau beobachten, sehen Sie vielleicht, wie seine körperliche Verspannung eine Idee nachlässt, wie es leicht den Kopf bewegt, ein Anzeichen dafür, dass es seine Aufmerksamkeit konzentriert, wie es seine Ohren als Zeichen einer interessierteren Empfänglichkeit aufmacht. Seine Augen haben mit Sicherheit Ihren kontrollierten Rückzug registriert und verfolgt, auch wenn das Kind nicht hinzuschauen schien (vergessen Sie nicht, dass das periphere Sehvermögen eine wirksame geheime Kontroll- und Überwachungsmethode ist). Kosten Sie seine Überraschung aus. Sie haben jetzt eine Sub-Version des „Ich krieg dich"-Spiels begonnen (siehe Kapitel 8). Genießen Sie es! Es geht jetzt nicht mehr um das Thema: „Ich möchte, dass du dich hinsetzt", oder: „Nimm deine Hand aus deiner Hose". Der Name des Spiels ist jetzt ein spielerisches Necken, ein interaktives vergnügliches „Ich krieg dich"-Spiel, das eine Zeitlang andauern kann und bei dem das ziemlich langweilige „Hinsetzen" etwas später vielleicht als ein Nebenprodukt von selbst mit abfallen kann. Die Situation ist in vieler Hinsicht vergleichbar mit der bei einem ein- oder zweijährigen Kind, das oft auch nicht so ohne Weiteres kooperiert und mit spielerischem Necken oder „Fang mich"-Spielen oder mit „gesamtmotorischem Humor" (Gesell 1943) zur Kooperation verlockt werden muss.

Indem wir unser Augenmerk auf die frühen Entwicklungsstufen richten, die das autistische Kind (aus welchen Gründen auch immer) verpasst hat, indem wir unsere Gesichtsausdrücke und Bewegungen dramatischer und übertriebener machen, gelingt es uns vielleicht, nach und nach das Netz seines sozialen Interesses enger zu ziehen und die Knoten seiner Aufmerksamkeit zu vermehren. Es ist, als hätten wir, erfüllt von unserem Verständnis, das Einkaufsnetz aufgehoben, so dass es sich strafft und funktional nützlich wird. Wir haben auch die Pflanze umgetopft, gedüngt, gegossen und nach draußen gestellt, wo sie von der Sonne das Licht bekommt, das sie braucht. Und der Wind wird sie am Stamm herausfordern, um stärkere Wurzeln zu treiben. Vielleicht fallen Ihnen noch andere bildliche Analogien ein, die Ihnen helfen, die Aufmerksamkeit des autistischen Kindes einzufangen und aufrechtzuerhalten.

Teil III

Lasst uns spielen! – Mit Spielen und anderen Aktivitäten Wachstum und Entwicklung fördern

8 Kommunikationsspiele

Der Balanceakt zwischen Angst und Lust: „Ich krieg dich ... !“ und andere Aufmerksamkeit weckende Spiele

Es gibt ein einfaches, uns allen vertrautes Spiel, das ideal ist, um das autistische Kind in eine Interaktion mit einer anderen Person zu ziehen. Dazu sind keine Spielzeuge, keine anderen Gegenstände, keine Worte erforderlich – nur unsere Stimme. Es ist ein rein soziales Spiel, und dennoch vermag es die Aufmerksamkeit selbst des zurückgezogensten Kindes zu fordern. Es ist das grundlegendste aller sozialen Spiele und einfühlsame Erwachsene spielen es bereits spontan mit Babys im Alter von nur zwei Monaten. Es hilft, die Grundsteine für die spätere Sprachentwicklung zu legen. Und es unterstützt auch uns bei unserer Suche nach Wegen und Möglichkeiten, Kontakt mit einem Kind herzustellen, das all unsere Versuche, es zu erreichen, mit ihm zu spielen und Spaß mit ihm zu haben, so kategorisch zurückweist.

Es ist das bekannte „Ich komm und krieg dich“-Spiel, das wir alle kennen.

Alle Kinder mögen spielerische „Fang mich“-Spiele: Vor Freude kreischend, läuft das Kind vor einem lächelnden Erwachsenen weg, der es mit der spielerischen Drohung, „Ich komm und krieg dich!“, verfolgt. Bereits Babys lieben die frühe Version dieses Spiels, bei der der Erwachsene drohend mit dem Finger hin und her wackelt oder langsam sein Gesicht auf das Bäuchlein des Babys zu bewegt und dabei in einem überzogenen, vielleicht geheimnisvoll klingenden Tonfall erklärt: „Ich komm jetzt – [Pause] – und kitzele – [Pause] – dein Bäuchlein“, oder: „Ich komm jetzt – [Pause] – und beiß dir – [Pause] – die Nase ab“.

Erwachsene, die sich auf ein Baby einstellen, entwickeln ganz natürlich kurze routinemäßige Abläufe und Spiele, um sie gemeinsam mit dem Baby zu genießen. Wenn der Erwachsene sicher ist, dass das Kind das Spiel mag, oder wenn er testen möchte, ob es sich daran erinnert, fängt er an, eine Atmosphäre der Spannung und Erwartung aufzubauen. Er bewegt sich langsam auf das Baby zu, hält dann jedoch inne, wartet, bis es schaut, einen Laut von sich gibt oder eine Bewegung macht, als Zeichen dafür, dass es erwartet, gekitzelt zu werden oder was auch immer. Sofern das Baby keine Anzeichen einer Erwartungshaltung zu erkennen gibt, atmet der Erwachsene meist in einer dramatischen Weise tief ein, um die Neugier und Erwartung des Babys zu wecken. Als Ausdruck eines Alarmgefühls, provoziert dies Augenkontakt und eine Orientierung suchende Reaktion, die angeboren ist und bis zu unseren Vorfahren aus dem Tierreich zurückreicht.

Babys lernen das grundlegende Format dieses Spiels schnell. Dieses besteht fast ausschließlich aus der Tatsache, dass es immer mit irgendeiner Form eines lustvollen Körperkontaktes endet. Das Kind kennt den routinemäßigen Ablauf recht bald: Es erwartet das Kitzeln, das Kuscheln, das Hochgenommenwerden oder Durch-die-Luft-geschwungen-Werden. Die Spielregeln sind so einfach, so vorhersehbar, dass man glauben könnte, es sei leicht langweilig. Aber es ist wahrscheinlich eines der aufregendsten einfachen Spiele.

Was dieses Spiel so aufregend macht, ist, dass der zeitliche Ablauf völlig unvorhersehbar ist. Da der Erwachsene die Spannung und vermeintliche Bedrohung spielerisch in die Länge zieht, sich permanent auf das Kind zubewegt oder sich wieder zurückzieht, kann das Kind seine Aufmerksamkeit nie sinken lassen. Es kann das herrliche Kitzeln kaum abwarten, weiß aber nie genau, wann es kommt: „Kommt es jetzt oder noch nicht – oder jetzt oder … oder … oder wann?" Dadurch wird ein Element der Ungewissheit und Spannung hineingebracht, die Notwendigkeit, wachsam und immer auf der Hut zu sein. Seinen Geist auf die angebliche Bedrohung konzentriert zu halten, ist wie ein *mental-emotionaler Balanceakt zwischen Angst und Lust:* immer in der Erwartung, ob wir „es" wirklich oder doch nicht tun. Und was dieses „Es" ist, erfordert die ganze Aufmerksamkeit des Kindes. Es fühlt sich gezwungen, unser Gesicht nach Anzeichen unserer Absichten zu überprüfen, und dies bedeutet, dass es echten kommunikativen Blickkontakt aufnimmt.

Dieses Spiel liefert dem autistischen Kind wie auch dem Baby eine klare Struktur, ein „Gerüst", im Rahmen dessen es seine ganzen Fertigkeiten einbringen kann, die es für eine soziale Interaktion hat. Bei diesem Spiel scheint es nicht so sehr um die Verhaltensweisen zweier Individuen zu gehen, als vielmehr um ein dynamisches und sich ständig veränderndes Netz zwischenmenschlicher Ereignisse, die stets aufeinander reagieren.

Es berührt auch die tiefsten Schichten der emotionalen Erfahrung des Kindes, seine Angst davor und gleichzeitig seinen Wunsch, „gekriegt", gekitzelt zu werden. Die vermeintliche Bedrohung zieht seine Aufmerksamkeit auf der Ebene des körperlichen Überlebens, sozusagen aus seinem Bauch heraus, fesselt seine Aufmerksamkeit, Motivation und sein Interesse. Dies ist grundlegend für die Entwicklung kognitiver und geistiger Funktionen.

***Adrian** verbrachte die meiste Zeit damit, von einem Ende des Raumes zum anderen zu trudeln, ohne irgendetwas um sich herum zur Kenntnis zu nehmen. Als ich jedoch hinter ihm her schlich und ihn auf meine Verfolgung aufmerksam machte, indem ich sagte: „Ich – [Pause] – krieg – [Pause] – dich!“, und das in einem Tonfall, der mit einer spielerischen vermeintlichen Drohung soviel Spannung und Aufregung wie nur möglich wecken sollte, drehte Adrian sich um, um das Ausmaß meiner „Bedrohung“ abzuschätzen. Sollte er weglaufen, um Schutz zu suchen? Oder versuchen dem auszuweichen, was ihn „kriegen“ wollte? Von woher kam es, und welchen Weg sollte er einschlagen?*

Als Adrian sich umdrehte, machte er jedoch zwei unerwartete Entdeckungen: Statt der erwarteten Bedrohung, fand er überraschenderweise ein breites, ermutigendes, spielerisches Lächeln auf meinem Gesicht und weit aufgerissene Augen vor. Um seine Überraschung noch zu steigern, hielt ich auch plötzlich inne oder ging vielleicht sogar noch einen Schritt zurück. Dies war ein weiterer Widerspruch zu meiner vorherigen Ankündigung, bei der ich ihm vermittelt hatte, ich sei eine Bedrohung und komme, um ihn zu „kriegen“. **Die permanente Bereitschaft des Erwachsenen, innezuhalten oder sich zurückzuziehen, ist entscheidend, um dem Spiel unmissverständlich eine spielerische und nicht-bedrohliche Qualität zu geben.**

In dem Augenblick, in dem ich sehen konnte, dass Adrian die Situation abgeschätzt und die Tatsache begriffen hatte, dass ich mit ihm spielen wollte und nicht wirklich eine Bedrohung für ihn war, begann ich langsam und mit soviel geheimnisvoller Dramatik wie möglich in meinen Bewegungen, wieder auf ihn zuzuschleichen. Einige Augenblicke lang schauten wir uns jetzt gegenseitig in die Augen, fest aufeinander konzentriert, und darauf achtend, was der andere als Nächstes tun würde. Unser beider Aufmerksamkeit war gespannt wie ein Bogen unmittelbar vor dem Abschuss des Pfeils. Diese Art von Bewusstheit und sozialem Interesse an einer Interaktion mit einer anderen Person war für Adrian eine große Leistung.

Als Nächstes rannte er kichernd und glucksend los. Dabei warf er immer wieder kurz einen Blick nach hinten, um zu kontrollieren, wie nahe ich ihm gekommen war und um gegebenenfalls seine Flucht vorzubereiten, wobei er unser kleines „Fang mich“-Spiel rundweg genoss. Wieder unternahm ich einen Annäherungsversuch, jedes Mal ein kleines bisschen anders; dieses Mal berührte ich Adrian vielleicht. Aber entgegen seinen Erwartungen ging ich sofort und überraschenderweise wieder einen Schritt zurück und lächelte schelmisch dabei. Um weitere Spannung zu erzeugen, fügte ich manchmal noch ein übertriebenes

„Ich krieg dich" hinzu, um mich dann plötzlich, in einem unerwarteten Sinneswandel wieder auf ein „Oh nein, ich tu es doch nicht", zurückzuziehen.

Bei Adrian war dies besonders wichtig, da er (im Unterschied zu anderen Kindern) sich nicht gerne fangen ließ. Zuviel Körperkontakt ängstigte ihn, und ich achtete darauf, diese Grenze nie zu überschreiten und das Vertrauen, das er in mich gesetzt hatte, nie zu enttäuschen. Wir hatten jetzt nicht nur ein Thema oder Spiel, das wir gemeinsam teilten, sondern wir teilten auch ein Verständnis füreinander. Und dies ist für die Entwicklung eines sozialen Interesses ganz entscheidend. Dazu gehörte sogar das eher subtile Verständnis, zu wissen, was der andere weiß: Adrian wusste, dass ich wusste, dass er es nicht mochte, dass ich ihn tatsächlich „kriegte". Er wusste, dass er mir vertrauen konnte, dass ich es nicht tat, und er genoss das Spiel, solange es nach diesen Regeln gespielt wurde.

Wenn die Interaktion ein so festes Gerüst hat und wenn die permanente vermeintliche Gefahr, bei diesem Balanceakt von dem gefährlichen imaginären Drahtseil zu fallen, dem Kind hilft, seinen Geist zu konzentrieren, dann überraschen viele autistische Kinder sich selbst und uns damit, dass sie die Ressourcen zum Reagieren in sich selbst finden. Die Erwartung einer angeblichen, vorgetäuschten Gefahr wirkt der Neigung des Kindes entgegen, seine Sinne und damit seinen Geist oder sein kognitives Funktionieren in eine rein sinnliche Erfahrung auseinanderfallen zu lassen, die jedoch ohne jeden Sinn ist. Die Erwartung eines zeitlich unvorhersehbaren Nervenkitzels wirkt wie ein Magnet, der die Elemente seines Geistes wie Eisenspäne an- und zusammenzieht und seine Sinne des Zuhörens und Hörens, des Anschauens und Sehens miteinander verbindet. Damit wird eine Erwartung sowie ein Denken, eine angemessene Ansprechbarkeit und Reaktionsfähigkeit sowie ein kognitives Funktionieren ermöglicht.

Bei einem weniger aktiven, stärker zurückgezogenen autistischen Kind, das den Großteil seiner Zeit damit verbringt, nichts zu tun, muss das „Ich krieg dich"-Spiel in der früheren Version gespielt werden: so wie wir das Spiel mit jedem Baby spielen, lange bevor es herumkrabbeln und laufen kann.

Manchmal sah es so aus, als sei diese Spielversion, die in der frühen Entwicklungsphase im Sitzen gespielt wird, das einzige Spiel, das Tim mochte. Er lag auf einem Knautschsessel, und ich setzte mich neben ihn und versuchte, seine Aufmerksamkeit auf mich zu ziehen. Ich

redete mit ihm und erzählte, was gerade vor sich ging und was er vielleicht dachte oder fühlte. Tim wandte seinen Kopf ab und streifte mein Gesicht mit dem flüchtigsten Blick. Dies zeigte zumindest, dass er sich meiner Anwesenheit tatsächlich bewusst und vielleicht sogar vage daran interessiert war.
Tim mochte es gerne, gekitzelt zu werden. Also nahm ich einen Finger und führte diesen „wurmartig kriechend" durch sein Blickfeld, das heißt, ich krümmte ihn und streckte ihn wackelnd in einem spielerischen ***„wurmartig kriechenden"*** *Rhythmus vorwärts. Dabei sagte ich in einem extrem dramatischen, lang gezogenen Ton: „Ich werde dein … Bäuchlein kitzeln." Wichtig war mir zunächst, Tims Vermeidungsdrang, sein Bedürfnis auszuweichen, zu reduzieren und ihm zu vermitteln, dass ich ihm etwas Nettes und Spaßiges anbot: Vor einem albernen „wurmartig kriechenden" Finger kann man sich ja wohl nicht wirklich fürchten.*
Dann baute ich mit meinen Bewegungen (indem ich zum Beispiel mit dem Finger einen weiten Bogen in der Luft beschrieb) und dem Tonfall meiner Stimme eine immense Antizipation und Erwartung auf: Mit lang gezogenen Pausen dehnte ich die spannungsgeladene Atmosphäre fast bis zum Zerreißen aus. Damit wollte ich Tims Aufmerksamkeit wecken und aufrechterhalten und gleichzeitig versuchen, jede Spur an Reaktionsfähigkeit und -bereitschaft, die bei ihm vorhanden war, aus ihm herauszuholen.

Durch unser Spiel wurde Tim gefordert, eine Reihe wichtiger geistiger Funktionen zu benutzen. Er musste zuhören und beobachten, meine nächste Bewegung abwarten, der Frage nachgehen, wo „der Finger" geblieben war und in meinem Gesicht nach einer Antwort suchen. Dabei konnte er dann feststellen, dass meine ganze Aufmerksamkeit nach wie vor fest auf ihn gerichtet war. Als Tim mit einem Lächeln oder Kichern reagierte, um mich zum Kitzeln zu animieren, hatte er die Initiative bei dem Spiel übernommen und damit die Rolle eines aktiven und kommunikativen Mitspielers. Nebenbei hatte er dabei seine Frustrationstoleranz erweitert, und ebenso hatte er etwas mehr Gespür für soziale Verspieltheit gewonnen.

Während manche kleinen autistischen Kinder gerne und mit Vergnügen auf dieses Spiel anspringen, als hätten sie ihr ganzes Leben darauf gewartet, dass jemand sie „kriegt", ist bei Kindern wie Tim ein enormes Maß an Anstrengung, Konzentration, Geduld und Durchhaltevermögen erforderlich. Es war aber möglich, ihn zu „kriegen". Und je länger ich seine Aufmerksamkeit ausdehnen und aufrechterhalten konnte, desto mehr Übung bekam er darin – und ebenso in dem Gefühl, dass soziale interaktive Spiele mit einem anderen Menschen Spaß machen konnten und es wert waren, sich darauf einzulassen.

Sobald ein Kind die „Ich komm und …“-Version des Spiels begriffen hat, beteiligt es sich, indem es uns durch Laute oder andere Zeichen der Erwartungshaltung zu unserem nächsten Schritt, unserer nächsten Bewegung zu animieren versucht. Um ihm zu helfen, einen Schritt weiter zu kommen, zu geistig und kognitiv anspruchsvolleren Varianten, gehen wir langsam dazu über, die sinnliche Erfahrung des Kitzelns zu reduzieren und weniger in den Vordergrund zu stellen. Während die Komponente, Spannung und Erwartung aufzubauen, gleichbleibt, ändern wir das Kitzeln nunmehr in ein bloßes Berühren. Vielleicht nennen wir dabei die Körperteile, die wir berühren: „Ich komme und – berühre deiiineee – Nase/Arme/Füße“, so dass das Kind die Namen seiner Körperteile lernen kann.

Als Nächstes können wir unsere Erwartung weckende Pause *nach* dem letzten Wort, statt davor zu machen: „Ich komm und berühre deiiineee Nase/Arme/Füße … !“ Dann warten wir darauf, dass das Kind zuerst reagiert, indem wir seine Aufmerksamkeit auf das genannte Körperteil lenken. Dabei sieht es sich vielleicht genötigt, das „bedrohte“ Körperteil zurückzuziehen oder zu schützen, indem es zum Beispiel seine Nase bedeckt, seinen Arm zurückzieht, seine Füße bewegt. Auch hierbei können wir unsere Meinung plötzlich ändern und einfach mittendrin aufhören: „Oh nein, ich tu es doch nicht. Ich glaube, ich berühre lieber deine Ohren/klatsche stattdessen in die Hände.“

Wenn das Kind ein „Zuhörer“ ist, können wir ein Blatt Papier zu Hilfe nehmen, das wir zerknüllen, oder ein Glöckchen läuten, um das Kind zu veranlassen, hinzuschauen und seine Aufmerksamkeit darauf zu konzentrieren. Ein solches Geräuschspiel kann leicht abgewandelt und spannender gestaltet werden: „Ich werde jetzt … auf die Trommel schlagen.“ Oder: „Oh nein, ich habe meine Meinung geändert, und ich halte sie einfach ruhig, hier, so dass du drankommst.“ Wenn Sie dies in einem übertriebenen, aufregenden Ton sagen und mit entsprechenden Bewegungen untermalen, streckt das Kind vielleicht selbst die Hände aus, um selbst auf die Trommel zu schlagen. Das Entscheidende bei all diesen Spielen ist, dass der Erwachsene eine spannungsgeladene und aufregende Atmosphäre schafft und ihm der „Balanceakt zwischen Angst und Lust“ gelingt.

„Da und weg" – Spiele mit der Entfernung und Weglaufen als Einladung zum Spielen

„Mit Distanz zu spielen" ist ein wichtiges Hilfsmittel bei unseren Bemühungen, bei dem kleinen autistischen Kind Interesse an Kommunikation und Interaktion zu wecken. Dabei müssen wir unsere eigene Wahrnehmung üben, wie das Kind und wir selbst mit Entfernung und Distanz umgehen. Wir alle haben unsere persönliche Sphäre, die nicht verletzt werden darf. In diesen persönlichen Raum darf niemand eindringen, sonst haben wir das Gefühl, bedrängt zu werden: Tritt jemand nur einige Zentimeter zu nahe an uns heran, beschleicht uns ein ungutes Gefühl, das uns automatisch veranlasst, einen Schritt zurückzutreten. Auch die Geschwindigkeit, mit der jemand zum Beispiel flotten Schrittes auf uns zukommt und sehr dicht an uns herantritt, bewirkt, dass wir uns verspannen.

Viele autistische Kinder sind hyperempfindlich, wenn es um ihren persönlichen Raum, den richtigen Abstand geht. Und sie reagieren entsprechend sensibel auf jede *Bewegung*, die diesen Abstand verringert oder erhöht. Manche Kinder stehen einfach auf und gehen weg, sobald jemand auf sie zugeht. Die Reaktion des Erwachsenen darauf, besteht für gewöhnlich darin, dass er sich umdreht, selbst seiner Wege geht, sich enttäuscht, abgelehnt und hilflos fühlt. Vielleicht denkt er: „Das ist einfach ein hoffnungsloser Fall! Da kann ich nichts machen." Hier ist der Punkt, an dem wir uns unserer Gedanken, Gefühle und dessen, was wir tun, wirklich bewusst sein müssen:

> ***Kofis** Betreuerin bemühte sich verzweifelt, seine Aufmerksamkeit zu wecken und ihn dazu zu bewegen, sich auf irgendetwas einzulassen. Sobald Kofi sich irgendwo allein hingesetzt hatte, setzte sie sich nahe zu ihm, legte ihm irgendein Spielzeug mit Tasten zum Drücken auf den Schoß oder warf ihm einen Ball zu. Manchmal tat sie dies schweigend, manchmal sagte sie ihm mit lauter Stimme, was er zu tun hatte. Es funktionierte nie. Warum stand Kofi jedes Mal auf und ging weg? Dieses Verhalten verstand die Betreuerin als Beweis dafür, wie autistisch er war.*
>
> *Eine andere Betreuerin machte es anders. Wenn sie auf Kofi zuging, rief sie seinen Namen in einem begeisterten und auffordernden Ton. Dann tat sie ganz „schockiert", atmete tief ein und sagte in dramatischem Tonfall: „Oh, **schau!** [Pause, um Spannung aufzubauen] Schau, was ich hier **habe!**" – selbst wenn es nichts anderes als nur der Ball war, mit dem sie gestern gespielt hatten. Sofort blickte Kofi auf, ganz über-*

rascht. Aber in seinem Blick war auch zu lesen, dass er die Situation erfasst hatte. Und das war für die Betreuerin das Zeichen, das sie brauchte, um das Gefühl zu haben, sich nahe zu ihm setzen zu können. Als sie sich dazu anschickte, fiel ihr dann jedoch eine winzige Bewegung bei Kofi auf, die andeutete, dass er aufstehen (und vermutlich weglaufen) wollte. Sofort rückte sie ein Stückchen weiter von ihm ab – und Kofi blieb sitzen.

Die Betreuerin wartete einige Augenblicke, schweigend und ruhig. Sie hielt einfach den Ball hoch, so dass Kofi ihn sehen und erreichen konnte, aber nicht zu nahe. Dass die Betreuerin plötzlich so unerwartet still und ruhig geworden war, überraschte Kofi wiederum. Schließlich war sie vorher so temperamentvoll und klar mit dem Vorsatz zu ihm gekommen, mit ihm etwas zu machen. Er schaute ihr prüfend ins Gesicht, um zu sehen, was denn jetzt los war. Sie lächelte und grüßte ihn mit einem freundlichen „Hallo!?", dann rollte sie ihm den Ball zu. Kofi griff danach – und ihr Spiel begann.

Es ist ein natürlicher Impuls, dem anderen näher zu rücken oder uns näher auf ihn zuzubewegen wenn wir die Aufmerksamkeit eines Menschen gewinnen möchten. In diesem Fall ist es jedoch wichtig, uns zu bemühen, auch das Gegenteil an Bewegung, also vom Kind weg, in unser Spiel einzubauen. Das Kind schwankt zwischen Interessiert-sein und Sich-überwältigt-fühlen. Es hat das Gefühl, verfolgt und bedroht zu werden, und stellt sich die Frage, ob es weglaufen oder abschalten soll. Merken wir dies, gerade ehe es tatsächlich wegläuft oder abschaltet, gerade ehe es „kippt", können wir uns zurückziehen: Wir ziehen zum Beispiel unseren Kopf ein Stückchen zurück oder treten einen Schritt nach hinten (und vergrößern damit den Abstand), sprechen leiser, sprechen langsamer oder bewegen uns langsamer. Wir können sogar total innehalten, voller Spannung und nicht hoffnungslos abwartend, wie ein gespannter Bogen, bereit genau im richtigen Moment loszuschießen. Dabei beobachten wir die ganze Zeit ganz genau die Reaktion des Kindes.

Vielleicht ist es ein alter animalischer Instinkt: Wenn etwas offensichtlich Lebendiges, von dem wir uns in irgendeiner Form bedroht fühlten, plötzlich verschwindet, fühlt man sich gezwungen zu überprüfen, wo diese Bedrohung geblieben ist und wo sie hin will. Ist „sie" immer noch hinter uns her, oder nicht? Folglich schaut das Kind uns neugierig und prüfend ins Gesicht, auf der Suche nach einer Antwort. Und in dem Augenblick gibt es nicht nur Blickkontakt, sondern es ist ein Augenblick echter zwischenmenschlicher Kommunikation, Freude und Interaktion, ein Augenblick der so entscheidenden „geteilten Aufmerksamkeit“. Wenn dies ein natürlicher Instinkt ist, der dem autistischen Kind hilft, sein menschliches und interaktives Potenzial zu erschließen, dann sollten wir das Beste daraus machen.

Wir müssen registrieren, wie und wie viel wir unseren Körper und unseren Kopf bewegen. Wir müssen sehr genau darauf achten, wie nahe wir bei dem Kind sitzen, auf welche Art und Weise und wie schnell wir uns hingesetzt haben. Wir müssen auf unseren Gesichtsausdruck achten und ebenso darauf, wie unsere Stimme klingt; was genau sagen wir, wie laut, wie schnell, wie sanft? Oder haben wir überhaupt nichts gesagt und kein Geräusch gemacht?

Haben wir uns vielleicht in jener gebieterischen Art hingesetzt, die dem Kind das Gefühl gibt: „Du *wirst* das jetzt mit mir machen!“? Oder hatte die Art, wie wir uns hingesetzt haben, eine wesentlich weichere und weitaus kindgerechtere Qualität, so als hätten wir damit gesagt: „Hallo, wäre es nicht schön, miteinander zu spielen?“? Haben wir uns dem Kind plötzlich genähert, ihm ziemlich harsch und gewaltsam ein Spielzeug unter die Nase gehalten (wobei wir uns vielleicht schon für die erwartete Zurückweisung gewappnet haben)? Oder haben wir uns angekündigt, indem wir freundlich gesagt haben, was wir gleich tun werden? Sind wir dabei langsam näher gerückt oder haben vielleicht auf das Spielzeug geklopft? Haben wir unsere Bewegungen und die Musik in unserer Stimme genutzt, um die Neugier des Kindes zu wecken und eine aufregende und spannungsgeladene Atmosphäre zu schaffen?

Es ist erstaunlich, welchen Unterschied subtile Veränderungen in unserer Haltung, in der Art, wie wir uns nähern, in der Geschwindigkeit und in der Distanz machen. Und es ist erstaunlich wie diese subtilen Veränderungen die Kommunikation mit einem kleinen autistischen Kind erleichtern können.

Manche Kinder bleiben sitzen, wenn man sich in dem Augenblick, in dem sie offenbar aufstehen und weglaufen wollen, eine Winzigkeit, von ihnen wegbewegt und beispielsweise fünf Zentimeter von ihnen wegrückt. Es ist auch hilfreich, in einem ruhigen Ton und in einfachen Worten zu kommentieren, was gerade passiert ist: „‚Ups, nicht zu nahe‘, sagt Kofi“, oder wenn Sie nicht schnell genug weggerückt sind oder das Kind die Flucht ergriffen hat: „Ups, zu nahe. Adrian mag das nicht.“

***Adrian** schien immer wie ein aufgescheuchter Vogel sofort auf und davonzufliegen, sobald jemand auf ihn zukam. Nach langem geduldigen Ausprobieren fand ich heraus, dass ich ihn folgendermaßen*

„kriegen" konnte: Statt auf ihn zuzugehen, machte ich einfach das Gegenteil, das heißt, ich ging einen Schritt zurück oder nahm den Kopf ein Stück zurück. Dann drehte sich Adrian während des Weglaufens jedes Mal um, als wollte er sagen: „Ups, wo ist sie denn? – Ich dachte, sie käme mir nach, um mich zu kriegen." Dann konnte ich ihm mit meinem lächelnden Gesicht und leiser Stimme zeigen, dass ich ihn nicht in einer für ihn beängstigenden Form jagen wollte. Aber ich war auch nicht weggegangen oder hatte aufgegeben. Im Gegenteil, ich wollte immer noch mit Adrian spielen.

Für das Kind, das kurz davor ist, wegzulaufen, abzuschalten oder sich zurückziehen, wird dies praktisch unmöglich sein, wenn die Quelle, durch die es sich bedroht fühlte, plötzlich weg ist. Denn dann muss es dableiben, um sich zu vergewissern, wo sie hin ist: Irgendwie scheint die Gefahr jetzt nicht mehr aus der Nähe zu kommen oder von links oder von woher auch immer. Das heißt, die geistigen Denkfähigkeiten des Kindes müssen zusammenkommen und sich auf die Störung seiner Erwartungshaltung konzentrieren. Da Sie es sind, der diese Unterbrechung verursacht hat, stößt es bei seiner Suche unweigerlich auf das lächelnde Gesicht eines freundlichen Menschen. Das Kind wundert sich nun: „Komisch ... War da etwa gar nichts Beängstigendes, das mich bedroht hat!? ... Sie lächelt. Das ist ja eigentlich ganz nett ... Ich frage mich, was sie wohl als Nächstes tun wird ... " Diese Gedanken (auch wenn sie vielleicht nur im Sinne einer gewissen Neugier vorhanden sind) stellen eine echte soziale kommunikative Verbindung dar.

Bei dem eher passiven autistischen Kind ist es nicht so wichtig, wie nahe Sie bei ihm sitzen. Es weicht ihnen sowieso aus: Es dreht seinen Kopf weg, wendet seine Augen ab oder macht sie zu und kapselt seinen Geist ab. Sie können seine Aufmerksamkeit jedoch erregen, indem Sie den Abstand paradoxerweise *erhöhen* und ein Stück von dem Kind wegrücken, nachdem Sie ein paar nette „Ich krieg dich!"-Runden gespielt und unterdessen ruhig mit ihm gesprochen haben, um es auf Ihre Anwesenheit hinzuweisen. Wenn Sie Ihren Kopf und Körper leicht in seinem Blickfeld bewegen, wird es ihm unmöglich gemacht, Sie nicht zu registrieren, selbst wenn es seine Augen weitgehend abgewandt hält. Denn jede Bewegung zieht visuelle Aufmerksamkeit auf sich:

*Der einzige Weg, **Tims** Aufmerksamkeit zu bekommen, wenn er in die „unsichtbare Ferne" starrte, war, sich von ihm wegzubewegen: Näherte man sich ihm mit einem „wurmartig kriechenden" oder „schlängelnden" Finger oder einem „Ich krieg dich!"-Spiel, drehte er einfach den*

Kopf weg oder schloss die Augen. Wenn der „wurmartig kriechende" oder „schlängelnde" Finger, der auf ihn zu gekommen war, sich jedoch plötzlich ***zurückzog*** *oder* ***verschwand,*** *drehte Tim sich jedes Mal um, um irritiert und überrascht nachzusehen, wo er denn nun geblieben war.*

Ein weiterer hilfreicher Ansatz ist es, das Weggehen des Kindes als eine positive Reaktion statt als Zurückweisung zu interpretieren. Okay, es ist weggegangen. Aber es hat auch reagiert. Eine Reaktion ist eine Kommunikation – in diesem Fall eine Kommunikation von einem nicht-kommunikativen Kind.

Wir können uns, wenn das Kind wegläuft, auf seine Version des Spiels einlassen und sagen: „Ja, du hast recht: Ich bin gekommen. Und du hast ‚tschüss' gesagt." Und dann: „Ich kann dich immer noch sehen: hallo Adrian!", genauso wie wir es spontan bei jedem einjährigen Kind tun würden. Kommt das Kind dann einige Augenblicke später wieder an Ihnen vorbei, können Sie es mit einem erfreuten „Hallo. Da bist du ja. Du bist wiedergekommen" begrüßen, ehe es sich wieder entfernt, wegläuft und das neue „Da-und-weg!"-Spiel wiederholt, das es Ihnen von sich aus gerade vorgestellt hat.

Aus dieser Perspektive verwandelt sich das Weglaufen des Kindes von einer Zurückweisung in eine Einladung zu einem „Komm und krieg mich"- oder „Kannst du mich noch immer sehen?"-Spiel: beides interaktive Spiele. Damit haben wir unser ursprüngliches Ziel erreicht, das Kind in eine spielerische Interaktion einzubinden, nur mit einigen Minuten Verspätung und dem Unterschied, dass das Spiel nicht von Ihnen, sondern von einem autistischen Kind initiiert wurde. Glücklicherweise sind wir nicht so ungeduldig und „herrisch" wie ein kleines Kind (wenigstens hoffe ich das) und haben gelernt zu warten. Natürlich ist es uns lieber, wenn die Initiative von dem Kind selbst kommt. Bei dieser Sichtweise brauchen wir uns nicht so zurückgewiesen und nutzlos zu fühlen und das Kind nicht als einen so hoffnungslosen Fall zu betrachten. Stattdessen können Sie beide mit dem Gefühl aus der Situation gehen, dass Sie beide Spaß hatten, gespielt haben und erfolgreich gewesen sind.

***Fatima** verbrachte die meiste Zeit damit, irgendwo hin und her zu rennen, auf Fensterbänke und auf Möbel zu klettern. Sie setzte sich nie hin, um zu spielen, und es erschien unmöglich, sie in irgendeine Interaktion oder ein Spiel einzubinden. Als Fatima dann jedoch eines Tages allein im Spielhäuschen war, schaute ich durch die Tür. Sie schenkte mir ein breites Lächeln, was ich als Einladung auffasste, und so trat ich ein. Sie ging jedoch geradewegs an mir vorbei und aus dem Häuschen hinaus, so dass ich mir ziemlich blöd und dumm vorkam: Hatte ich sie missverstanden, ihr das Gefühl gegeben, sie zu vertreiben? Ich notierte im Geist meine Gedanken und Gefühle, blieb, wo ich zurückgelassen worden war, und drehte mich um, um zu sehen, was sie vorhatte.*

Zu meiner großen Überraschung stand Fatima vor dem Bücherregal, an dem sie suchend auf und ab schaute. Schließlich entschied sie sich für ein Bilderbuch mit Photos, „Erste Worte", das einzige Buch, für das sie sich je interessiert hatte, und ging damit zu dem großen Stuhl. Neugierig, was sie vorhatte, beobachtete ich sie ruhig und konnte es vor Freude gar nicht fassen (ich hielt tatsächlich die Luft an), dass sie offenbar einen so klaren Plan hatte.

Fatima kletterte auf den Stuhl, schlug das Buch auf und blätterte die Seiten durch, als suchte sie ein bestimmtes Bild. Nachdem ich inzwischen zu ihr hingegangen war, sagte ich: „Ich frage mich, welche Seite du suchst … Ist es die Seite mit dem Essen?" (ihre Lieblingsseite). Es war sie. Sie „kitzelte" die Rosinen, als wollte sie sie nehmen, dann schaute sie sich alles andere auf der Seite an. Ich nannte die Dinge, von denen ich glaubte, sie würde sie sich anschauen oder würde sich dafür interessieren, beim Namen und zeigte darauf, bis sie schließlich aufstand, um ein anderes Buch zu suchen.

Auch wenn es so aussah, als hätte ich mich bei der Interpretation von Fatimas Lächeln geirrt – ich hatte das Lächeln als Einladung, näher zu kommen, verstanden, und es wäre vielleicht besser gewesen, zu bleiben, wo ich war, und mich ihr von außen anzuschließen –, lassen die nachfolgenden Ereignisse doch den Schluss zu, dass sie sich nichtsdestotrotz großzügig auf mein Angebot, bei ihr zu sein, eingelassen hatte. Was Fatima jedoch nicht konnte, war, in einer direkteren Form um meine Aufmerksamkeit zu bitten oder zu zeigen, dass sie diese haben wollte.

Solange ich auf Distanz war, konnte Fatima mich sehen und fühlte sich nicht bedroht. Aber sobald ich hineinkam, verwandelte ich mich in etwas weniger Freundliches und sie hatte das Gefühl, dass jemand in ihren persönlichen Raum eindrang. Unsere Interaktion stützte sich praktisch völlig darauf, dass ich sie sehr genau beobachtete, nicht aufgab, als sie mich zurückließ, und ihr die ganze Zeit aktiv meine Aufmerksamkeit schenkte. Dann konnte Fatima Dinge tun, die sie vorher noch nie gemacht hatte: wie so zu tun, als hebe sie Rosinen aus einem Bild auf oder als suche sie nach einem anderen Buch.

Diese Beobachtung zeigt, dass Fatimas Weglaufen in Wirklichkeit für sie der wichtigste Weg war, um mit mir zu kommunizieren, eine Einladung, zu spielen und zu interagieren und ihr meine Aufmerksamkeit zu schenken. Wie schade wäre es gewesen, was für ein bedauerlicher Verlust, was für eine verpasste Chance, wenn ich ihr Weglaufen als Ablehnung fehlinterpretiert hätte.

„Auf die Plätze – fertig – los!" Präverbale Fertigkeiten üben mit geteilter Aufmerksamkeit, Warten und Rollenwechsel

Fast jede Aktivität kann in ein „Auf die Plätze – fertig – los!"-Spiel verwandelt werden: ob drinnen oder draußen, ob beim Spielen oder bei der täglichen Hausarbeit. Es gehört zu den einfachsten Spielen; dabei werden jedoch die drei wichtigsten Fertigkeiten geübt, die für die Sprachentwicklung notwendig sind:

1. „Geteilte Aufmerksamkeit" oder gemeinsam etwas anschauen
2. Nachahmen, was Sie tun oder ihm zeigen
3. Rollenwechsel, wozu auch die Fähigkeit gehört, zu warten, bis man der Reihe ist.

Die Grundlage der kommunikativen und sozialen Entwicklung ist die Fähigkeit zu geteilter Aufmerksamkeit: etwas *gemeinsam* anzuschauen, *gemeinsam* etwas zu tun, *gemeinsam* ein Lied zu singen. Das Kind muss in der Lage sein, mit einer anderen Person etwas, woran es Interesse hat, zu teilen, ohne es haben zu wollen. Es muss die geistige Aktivität, eine Idee zu teilen, genießen können, statt auf die ausschließlich selbstbezogene sinnliche Erfahrung des Habens (oder Essens) fixiert zu sein. Es muss imstande sein, unsere Aufmerksamkeit auf etwas zu lenken, das es anschaut, zum Beispiel einen Vogel in der Luft oder einen Bus auf der anderen Straßenseite, und es muss uns mit seinen Augen folgen können, wenn wir ihm etwas zeigen.

Ohne die Fähigkeit, eine solche geteilte Aufmerksamkeit zu initiieren und zu genießen, ohne die Fähigkeit und Motivation, die Laute und Geräusche nachzuahmen, die Sie machen, kann das Kind die Namen dieser Dinge nicht lernen und es kann auch nicht lernen, die Worte auszusprechen. Ohne die Fähigkeit zu wissen, wann man an der Reihe ist, selbst einen Beitrag zu leisten, und zu warten, bis der andere fertig ist, kann man kein Gespräch führen.

Aber alles, was mit „gemeinsam" zu tun hat, steht nicht auf der Tagesordnung des autistischen Kindes. Es möchte alles alleine machen oder, dass wir alles für es machen, und zwar genau so, wie es es will. Es weiß nicht, wie viel es auf diese Weise verpasst, wie sehr es dies in Wirklichkeit brauchen würde, wie viel mehr Spaß es haben könnte, wenn es lernen würde, wie viel lustiger geteilte Aufmerksamkeit und Teilen ist. Ihm fehlt sowohl die Übung als auch die Erfahrung.

Wenn wir aus einer Aktivität ein „Auf die Plätze – fertig – los!"-Spiel machen, geben wir ihm ein Format vor, eine Routine, die einfach, vorhersehbar, wiederholbar und gleichzeitig kommunikativ und sozial ist. Das Spiel ist sehr anpassungsfähig, kann in zahllosen Varianten gespielt werden und wird nie langweilig. Es schafft eine Situation der Erwartung, die aufregend, spannend und unwiderstehlich ist, vorausgesetzt, der Erwachsene übertreibt genügend und legt sowohl bei dem, was er sagt, als auch bei seiner Körpersprache genügend dramatische Pausen ein: wie ein Bogenschütze, der langsam und gezielt den Bogen soweit wie möglich spannt und dann wartet, wartet, wartet, in völliger Anspannung, Körper, Geist und Bogen fast bis zur Zerreißprobe gespannt, bis der richtige Moment da ist und es schließlich soweit ist, den Pfeil loszulassen.

Auf diese Weise wird die Aufmerksamkeit des autistischen Kindes auf einen Brennpunkt gebündelt. Die Spannung, die wir erzeugen, ist für das Kind die Kraft, die seine Aufmerksamkeit bündelt. In dem Augenblick haben sich beide, der Erwachsene und das Kind, auf eine „geteilte Aufmerksamkeit" eingelassen.

Die vom Erwachsenen erzeugte Spannung hat die Kraft, dem Kind zu sagen, wann es an der Reihe ist, seinen Part zu übernehmen und die Spannung zu beenden, indem es zum Beispiel hinschaut, einen Laut von sich gibt oder eine Geste macht. Indem es dies tut, zeigt es, dass es die Abfolge der Ereignisse gelernt hat, die Sie ihm gezeigt haben. Später macht es vielleicht auch das „Los!" nach; es wird für das Kind ein magisches Wort, mit dem es die Spannung loswird. Am Ende beherrschen viele autistische Kinder die ganze Abfolge des „Auf die Plätze – fertig – los!", das heißt, das „unkommunikative" Kind kommuniziert kooperativ in einer Situation geteilter Aufmerksamkeit. Das ansonsten zurückgezogene Kind hat sich auf ein interaktives soziales Rollenwechselspiel eingelassen und genießt es. Das ansonsten stille

Kind gibt Laute von sich (vorausgesetzt, Sie warten lange genug mit Ihrem gespannten Bogen), und das ansonsten impulsive Kind wartet, bis es an der Reihe ist, oder bittet darum, an die Reihe zu kommen. Ich müsste dem Kind erst noch begegnen, das dieses Spiel nicht lieben lernt – vorausgesetzt, Sie spannen den imaginären Bogen so, dass mit Geduld und Vertrauen ein solcher Bogen der Spannung und Erwartung aufgebaut und solange wie möglich gehalten wird (in der Regel etwa zehn Mal länger als wir es uns oder dem Kind überhaupt zutrauen, aushalten zu können).

Ein autistisches Kind, das zum Beispiel gerne schaukelt, lässt uns normalerweise die ganze Arbeit machen. Es erwartet, dass Sie es anschubsen, während es sich zurücklehnt und die Welt an sich vorbeischaukeln lässt. Aber mit einem „Auf die Plätze – fertig – los!“-Spiel könnte es noch mehr Spaß dabei haben. Deshalb sollten wir es ihm beibringen.

Wenn wir uns, dem Kind zugewandt, vor die Schaukel stellen, kann es unser Gesicht sehen und wir seines. Nachdem wir es ein paar Mal angeschubst haben, damit die Sache in Schwung kommt, geben wir ihm ein praktisches Beispiel: Wir schieben die Schaukel mit dem darauf sitzenden Kind nach hinten, so *als ob* wir es anschubsen wollten; aber dann halten wir die Schaukel einfach in der Position an und sagen in einer so übertriebenen und Begeisterung erzeugenden Art wie nur irgend möglich: „Auf die Plätze – fertig – los!“ – so dass alles immer lauter und größer und noch aufregender wird und die Erwartung und Spannung fast bis zur Zerreißprobe anschwillt, bis wir dann urplötzlich die Schaukel mit einem dramatischen „Uuuunnnd – los!“ loslassen. Während der ganzen Zeit beobachten wir das Gesicht des Kindes, ob es Begeisterung oder Frustration erkennen lässt, stets bereit, darauf einzugehen und unser Vorgehen entsprechend anzupassen. Dabei haben wir mit dem größten strahlenden Lächeln unsere Augen fest auf die seinen gerichtet.

Wir sind bereit zu warten, dass das Kind seinen Part übernimmt und uns zu verstehen gibt, dass wir weitermachen sollen. Wir müssen uns darauf einstellen, dieses Warten „auszusitzen“, wie lange es auch dauern mag. Wir müssen darauf vertrauen, dass das Kind die Fähigkeit *hat,* zu reagieren, und so akzeptieren wir zunächst jeden Laut, jeden Blick, jede Geste oder Bewegung seinerseits, um die Schaukel wieder in Gang zu setzen. Wir ahmen seine Mitteilung nach, auch sein vielleicht irritiertes „eh-eh!“ oder formulieren es um in ein: „Ja, stimmt, schaukeln!“, und dann schubsen wir die Schaukel an, aber nur dreimal. Dann halten wir sie wieder an und wiederholen das Theater. Nach einer gewissen Zeit bauen wir nach dem ersten „Auf die Plätze …“ eine enorm ausgedehnte Pause ein, um Spannung zu erzeugen und in der Erwartung, dass nun irgendein Beitrag von ihm für das jetzt erwartete „fertig …“ kommt – und das Ganze dann noch einmal und noch mehr in die Länge gezogen, ehe das „ … los!“ oder „schubs!“ kommt.

Nach mehreren Durchgängen, wahrscheinlich im Laufe von einigen Tagen oder Wochen, je nach Kind, erhöhen wir allmählich unsere Erwartung, dass es mitmacht und seine Rolle bei dem Spiel spielt (= Rollenwechsel). Wenn das Ganze Spaß genug macht und wir, während wir das Kind mit unseren Augen und dem denkbar breitesten Lächeln animieren, unsere Pause vor dem ersehnten Anschieben wie ein Gummiband ausdehnen, und zwar solange wie jemand es nur ertragen kann (immer wesentlich länger, als Sie denken), wird es unmöglich widerstehen können, seinen Part zu übernehmen. Es wird Ihnen zumindest einen auffordernden Blick zuwerfen (= geteilte Aufmerksamkeit).

Wahrscheinlich reagiert das Kind auch mit einem Laut, zunächst vielleicht aus Irritation und Frustration darüber, dass Sie sich nicht automatisch gefügt und so verhalten haben, wie das Kind es erwartete. Es ist in der Tat ein prekärer Jonglierakt. Denn wenn Sie zu lange warten, bis es reagiert, kann es gut sein, dass es vor lauter Frustration geradezu explodiert. Warten Sie hingegen nicht lange genug, wird es wahrscheinlich weiterhin erwarten, dass Sie alles tun: anschubsen, denken, fokussieren, reden, kommunizieren. Warum sollte es sich also um irgendetwas bemühen?

Wir lassen ihm Lücken, um zu reagieren, auf welche Art auch immer. Nach und nach ermutigen wir es dann zunehmend, einen Laut von sich zu geben: Wir sorgen dafür, dass die Schaukel einfach nicht mehr „funktioniert“, bis seine Lautäußerung uns dazu bringt, sie loszulassen. Wenn wir ausreichend Geduld aufbringen und lange genug warten, wird es am Ende nicht anders können, als „schubs“ zu sagen oder zumindest „-bs“, um das Wort zu Ende bringen, wenn wir ihm mit einem dramatisch aufgebauten „Schu–“ versucht haben, auf die Sprünge zu helfen. Wenn wir das „Schu–“ unangenehm, schmerzhaft in der Luft hängen lassen, dann kann das Kind schließlich nicht anders als zu reagieren, und sei es durch einen lauten Aufschrei, um endlich in den Genuss seines Schaukelerlebnisses zu kommen.

Vorausgesetzt, das Kind gerät bei diesem Spiel nicht völlig aus der Fassung, kann dieses Spiel auch mit seinem autistischen Objekt (siehe Kapitel 11) gespielt werden, allerdings am Anfang in der Regel in einer wesentlich schnelleren Version:

Nach einem dramatischen und Aufregung erzeugenden „Auf die Plätze – fertig...?" ließ Fritz' Betreuerin für gewöhnlich sein Auto über den Boden zu ihm hin flitzen. Da es ihr gelang, das Spiel spaßig genug zu machen, war ***Fritz*** *sicher, dass sie es ihm nicht wegnehmen würde, sondern einfach nur zwischendurch ein schnelles Spiel einfügen wollte.*

Nach einer Zeit schob er das Auto schließlich zurück, nachdem die Betreuerin mit einer ganzen Menge Autos angekommen war, die sie mit einem dramatischen „Auf die Plätze – fertig – ... los!" zu ihm hinschob, wobei sie ihn mit strahlenden Augen, einem breiten Lächeln und einer aufregenden, Spannung erzeugenden Art ermunterte, ja sogar drängte, mitzumachen und die Autos zu ihr zurückzuschieben.

Jede Aktivität kann in ein solches „Auf die Plätze – fertig – los!"-Spiel verwandelt werden. Das Format des Spiels baut dem autistischen Kind eine Brücke, um den Übergang von einer Aktivität zu einer anderen zu schaffen, der ihm so extrem schwer fällt.

Wenn es darum geht, seine Schuhe anzuziehen, seinen Pullover auszuziehen, sein Gesicht zu waschen, sich zum Essen hinzusetzen oder was auch immer, alles kann in ein aufregendes „Auf die Plätze – fertig – los!"-Spiel verwandelt werden. Und es muss nicht immer mit „los!" enden. Es ermuntert das Kind zuzuhören und hilft ihm zu differenzieren, wenn wir hier variieren. Warum nicht: „Auf die Plätze – fertig – schubs!" bei der Schaukel, oder: „Auf die Plätze – fertig – aus!", wenn der Pullover ausgezogen wird, oder: „Auf die Plätze – fertig – hinsetzen!" oder: „Auf die Plätze – fertig – und Schuhe an!" oder: „Auf die Plätze – fertig – hier kommt der nasse Waschlappen!" oder: „Auf die Plätze – fertig – ich krieg dich!"

Auf diese Weise lernt das Kind, dass verschiedene Aktivitäten mit unterschiedlichen Worten verbunden sind, dass die gleiche Spielsequenz auf unterschiedliche Aktivitäten angewendet werden kann und dass es unterschiedliche Laute machen kann, aus denen mit der Zeit vielleicht sogar bedeutungsvolle Worte werden. Auch bei Spielen, bei denen ein Ball geworfen und gefangen oder getreten wird, kann dies gemacht werden, ebenso wie beim Herunterspringen von einer niedrigen Mauer oder beim Händeklatschen.

Eines Tages saß ich mit ***Imran*** *im Schwimmbad am Rand. Mit den Füßen konnten wir das Wasser erreichen. Mit einem alarmierenden Tonfall begann ich in einer dramatischen und Aufregung erzeugenden Ausdrucksweise: „Auf die Plätze! – Fertig! – Planschen!!" und planschte mit den Füßen, dass das Wasser spritzte. „Und – stopp!", wobei ich*

meine Stimme beim „Und" aufbaute, ehe das Ganze mit dem „Stopp" abrupt beendet war.
„Und noch mal", sagte ich. „Auf die Plätze – fertig – ". Aber dieses Mal wartete ich, dass er entweder etwas sagte oder planschte. Er planschte. „Planschen!" stimmte ich ihm zu und wir planschten. Der Reiz des Spiels war faszinierend, und so kam Tashan herbei, um mitzumachen. Schon bald steuerten die beiden Jungen ihre eigene Version von „planschen" bei: Imran sagte „pasch" und Tashan „schen".
Sie lachten und waren ganz begeistert, und ich fühlte mich ein bisschen wie eine Löwenbändigerin. Es erforderte große Konzentration und Anstrengung, die Aufmerksamkeit beider Jungen die ganze Zeit aufrechtzuerhalten und sie am mitmachen zu halten. Nach mehreren Runden mit „Auf die Plätze – fertig – planschen!" warnte ich sie: „Hört zu!: Auf die Plätze – fertig – und – ***springen!!*** *" und ich sprang ins Wasser. Imran und Tashan taten es mir nach. „Und raus!" kündigte ich an und half ihnen auf den Beckenrand zurück.*
Wir spielten dies einige Zeit mit großer Ausgelassenheit, bis ich – als wir alle drei wieder am Rand saßen, die Füße im Wasser baumelnd – erklärte: „Hört zu!! Auf die Plätze – fertig – ***planschen!!*** *" Beide Jungen sprangen ins Wasser. „Nein!" sagte ich. „****Planschen****, nicht springen!" und wir wiederholten das Ganze. Von jetzt an wechselten wir zwischen „planschen" und „springen", und ich musste schließlich nichts weiter tun als abzuwarten, welches Kommando einer der beiden Jungen gab.*
All das dauerte eine zeitlose Ewigkeit von etwa 15 Minuten, eine lange Zeit für diese autistischen Jungen, um sich auf eine Aufgabe zu konzentrieren und mittels ihrer Stimme zu kommunizieren. Glücklicherweise war es bald Zeit, uns anzuziehen und fertig zu machen. Ich war erschöpft.

Beide Jungen hatten in dieser kurzen Zeit die Regeln des „Auf die Plätze – fertig – los!"-Spiels begriffen und waren jetzt erpicht darauf, es bei anderen Gelegenheiten und in anderen Situationen zu spielen. Unter der wachsamen Anleitung eines Erwachsenen waren sie ziemlich gute Spieler.

Alle diese Spiele und Aktivitäten verlangen dem Erwachsenen enorme Anstrengungen und Konzentration ab, um die Reaktionen des Kindes sehr genau zu beobachten und sich jeweils einfühlsam darauf einzustellen, was es gerne tut und was es tun kann. Auf diese Weise können wir dem unkommunikativen Kind jedoch helfen, einige seiner Fähigkeiten und Aktivitäten in die Bahnen sozialen Kommunikation und Interaktion zu lenken.

Das „Geh-weg!"-Spiel: Mit Ablehnung, Kontrolle, „So-tun-als-ob" und „Spielen" spielen

Das „Weg!"-Spiel wurde eines Tages gemeinsam von der dreijährigen Leila und mir im Garten erfunden. Es spielt direkt mit dem Thema der Ablehnung oder Zurückweisung: Wer weist wen zurück, wann und wie, und ist die Zurückweisung real oder nur „vorgetäuscht"? Das Spiel ermöglicht es beiden, dem Erwachsenen wie auch dem Kind, abwechselnd die Kontrolle zu übernehmen. Es ist ein rein interaktives Spiel und basiert auf einer Kombination aus genauer Beobachtung subtiler kommunikativer Anzeichen beim anderen und instinktiven Reaktionen, die normalerweise durch den Autismus des Kindes nicht beeinflusst sind.

Leila sprach nicht und tolerierte im Allgemeinen keine „Einmischung". Jedes Hilfsangebot abweisend, brüllte sie mit einer so eisernen Wut, dass es alle Leute lähmte und ihnen sogar Angst machte.

Leila *stand oben auf einem Klettergerüst und wollte eindeutig höher klettern. Sie blieb jedoch immer wieder stecken und kam nicht weiter. Dies ließ sie in blindwütiges, frustriertes Schreien ausbrechen. Sie schien zu „vergessen", dass sie zuerst mit einer Hand weiter hoch greifen musste (oder wollte sie hochkommen, ohne die Hand zu bewegen?). Als ich ihr zu helfen versuchte, indem ich es ihr erklärte beziehungsweise sie dabei unterstützen wollte, ihre Hand an die nächste Stange zu bringen, schrie sie wie am Spieß. Ich ließ sie los. Aus Angst, Leila könnte das Gleichgewicht verlieren und abrutschen, blieb ich aber nahe genug stehen, um sie notfalls aufzufangen. Sie versuchte, mich wegzuschieben. Das war phantastisch. Leila hatte den Schritt getan zu interagieren. Ich übersetzte ihre nonverbale Kommunikation in Worte, mit einem emphatischen und spielerisch übertriebenen Ton: „Geh weg!". Dabei trat ich einen kleinen Schritt zurück, nur um sofort wieder vorzutreten und ganz nahe bei ihr zu stehen.*

Das Ganze spielte sich in einem recht schnellen Rhythmus ab. Durch seine Schnelligkeit gab dieser dem Ganzen einen spielerischen, neckischen, humorvollen Effekt; meine Bewegungen „baten" buchstäblich darum, wieder weggeschoben zu werden. Um meine spielerischen Absichten zu bestätigen, fügte ich auch jedes Mal ein weiteres übertriebenes „Weg!?" hinzu, verbunden mit einem extra dramatisch einladenden und witzig fragenden Ausdruck in meinem Tonfall; mein Gesicht zeigte darüber hinaus ein breites, ermutigendes und interessiertes Lächeln.

Wieder schickte Leila sich dazu an, als wollte sie mich wegschieben. Jetzt hatte auch sie ein breites Lächeln auf ihrem Gesicht. Und natürlich erwartete sie, dass ich mich zurückzog, um sofort wieder zurückzukommen, damit sie mich wieder wegschieben konnte. Sie strahlte, während wir spielten. Wir spielten ein Spiel, bei dem ich einen kurzen Augenblick zu nahe bei ihr stand, sie animierte, mich aus ihrem persönlichen Raum zu schieben. Jedes Mal fügte ich ein übertriebenes, gespielt entrüstetes „Weg!" hinzu. Dabei versuchte ich, in meinen Worten und meinem Tonfall das einzufangen, was Leila aus meiner Sicht möglicherweise empfand und hätte sagen können.

Weil ich mich bei Leilas kleinstem Anzeichen, mich wegschieben zu wollen, zurückzog, wurde aus ihrem Wegschieben nie mehr als ein *vorgetäuschtes* Wegschieben. Dies ist sehr wichtig: Auch wenn Leila noch nicht die Entwicklungsstufe der „So-tun-als-ob"-Spiele erreicht hatte, wurde daraus doch so etwas wie eine frühe Version dieses Spiels: und zwar dadurch, dass bereits die Andeutung ihrer Absicht, mich wegzuschieben, genügte, damit ich meinen Kopf zurückschnellen ließ und einen Satz nach hinten machte (während meine Augen und meine Aufmerksamkeit fest auf sie konzentriert blieben). Angesichts meiner übertriebenen Bereitschaft, auf sie einzugehen, war von vornherein ausgeschlossen, dass sich zwischen uns ein Kampf darum entwickelte, wer seinen Willen durchsetzen würde. Dies hätte aber leicht passieren können, wäre ich nur einen Augenblick zu lange ihr zu nahe geblieben. Aber ich war schon „weg", ehe sie auch nur die Chance hatte, mich wirklich wegzuschieben.

In gewisser Weise spielten wir eine Version von „Du bist's" und „Fangen": In dem Augenblick, in dem Leila Anstalten machte, mich wegzuschieben, war ich bereits „weg", und in dem Moment, in dem sie glaubte, ich sei „weg", war ich schon wieder da und animierte sie bereits wieder, mich wegzuschieben. Es war, als ob hier ein fein abgestimmter Tanz zwischen den Intentionen und Gefühlen von jedem von uns stattfand. Das Ganze hatte eine spielerische und humorvolle Atmosphäre. Es gab hier reine Kommunikation und Interaktion. Während wir normalerweise so reagieren, dass wir weggehen und uns abgelehnt fühlen, wenn wir weggeschoben werden, begrüßte ich es, wenn sie mich wegschieben und zurückweisen wollte; dabei animierte ich sie dazu, es noch stärker zu machen.

Am nächsten Tag kletterte Leila wieder auf das Klettergerüst. Ich war zuerst unsicher, was sie vorhatte, aber als ich näher kam, lächelte sie und machte Anstalten, mich wegzuschieben. „Oh, du erinnerst dich an unser Spiel", sagte ich begeistert und fügte hinzu: „‚Weg!' sagt Leila", und wir spielten unser Spiel.

Als ich meinen Kolleginnen von unserem neuen „Weg!"-Spiel erzählte, drückte Leila, die währenddessen auf meinem Schoß saß, leicht mit der Hand gegen meine Brust. Das zeigte uns, wie gut sie verstand, was gesagt wurde. Mit einem „Weg!" griff ich ihr Angebot auf, eine weitere Runde unseres Spiels zu spielen, jetzt in einem anderen Kontext. Die Version im Sitzen machte auch Spaß. Hierbei musste ich nur meinen Oberkörper nach hinten und nach vorne bewegen und jeweils „weg!" sagen, ehe ich mich genau in dem Augenblick, in dem sie ihre Hand ausstreckte, nach hinten bewegte. Wir spielten das „Weg!"-Spiel oft, in vielen Situationen. Leila ergriff von selbst die Initiative dazu und brachte es gewissermaßen sogar anderen bei.

Seither habe ich dieses Spiel mit vielen anderen Kindern ausprobiert und zu meiner eigenen Überraschung festgestellt, dass die meisten von ihnen es kapierten. Nur einige wenige wie Tim scheinen so extrem in ihrer kleinen sensorischen und sinnesorientierten Welt versunken zu sein, dass sie keine Lust auf solche subtilen interaktiven Spiele haben. Anderen gelingt es, jedes interaktive Spiel so sehr in eine sinnliche Erfahrung des „Badens in Berührungen" zu verwandeln, dass das kommunikative Element praktisch ausgelöscht wird. Die meisten autistischen Kinder genießen jedoch den damit verbundenen kurzen Kontakt, die rasche Interaktion und natürlich die Macht, den Erwachsenen tatsächlich immer wieder wegschieben zu können.

Zwischen ***Stefan*** *und mir entwickelte sich eines Tages ein neues Spiel: Ich rollte ihn in einer Turnmatte zu einer „Wurst", dann rollte ich ihn wieder auf. Als ich auf der ausgerollten Matte saß und überlegte, was wir als Nächstes tun könnten, merkte ich: Stefan wollte, dass ich von der Matte herunter ging. Spontan kam mir die Idee, daraus ein neues Spiel zu machen. Während ich aufstand, sagte ich, als spräche ich für ihn: „Weg!" Er fand es toll. Wir spielten dieses Spiel lange: Ich rollte ihn ein, rollte ihn auf, setzte mich auf die Matte, er schob mich „weg!", legte sich hin, damit ich ihn einrollte … immer und immer wieder.*

Das passivere autistische Kind mag nicht die Initiative ergreifen, jemanden wegzuschieben. Aber das Witzige und Kommunikative daran, sich spielerisch auf das Kind zuzubewegen, als ob wir „es kriegen" wollten, verstehen fast alle Kindern sofort. Der zweite Teil des Spiels, die Initiative zu ergreifen und den Erwachsenen wegzuschieben, braucht vielleicht etwas mehr Zeit, sich zu entwickeln.

> ***Dirk*** *reagierte lächelnd auf die Botschaft des kleinen Schubsers. Er schaute sich sofort um und hatte das lächelnde Gesicht eines Erwachsenen vor sich. Auf die Aufforderung „Komm!" hin, kam er lachend zurückgelaufen und erwartete, wieder „weg!" geschubst zu werden.*

Dirk liebte dieses Spiel, und dies bedeutete, dass er von sich aus ein interaktives Spiel suchte. Sobald er das Muster des Spiels gut genug kannte, begann er zaghaft so zu tun, als würde er den Erwachsenen wegschieben. Sobald es zwischen uns und dem Kind ein beiderseitiges Verständnis gibt, wie das Spiel gespielt wird, können wir das „Weg!"-Spiel dahingehend erweitern, dass wir schließlich von dem Kind erwarten, dass es „weg!" sagt, um das Spiel weitergehen zu lassen.

> *Nach einigen Wochen gab* ***Leila*** *Laute von sich, die wie „weg!" klangen. Bei ihr musste man sehr stark nachhelfen, indem man die Spannung stark anschwellen ließ und dabei erwartungsvoll darauf wartete, dass sie einen „weg"-ähnlichen Laut von sich gäbe, bevor man eine Runde beendete. Bis dahin hatte ich die Spannung immer selbst damit auflösen müssen, dass ich so getan hatte, als* ***ob ich*** *Leila sei und selbst „weg!" gesagt hätte. Am Ende übernahm sie die Lautäußerung jedoch selbst.*

Das „Weg!"-Spiel ermöglicht dem Kind die Erfahrung, ein Gefühl der Kontrolle zu haben und mit diesem spielen und es üben zu können: das Gefühl, in der Lage zu sein, sich vor unerwünschten Eindringlingen oder Einmischungen schützen oder dagegen zur Wehr setzen zu können. Es gibt ihm das Gefühl, „ich bin es", der kontrolliert, wie nahe wir uns kommen. Es spürt, dass es etwas verändern und eine Reaktion beim anderen auslösen kann – während der andere genau das Gegenteil dessen tut, was das Kind normalerweise erwartet: das heißt, er geht weg, statt ihm auf die Pelle zu rücken.

In gewisser Hinsicht verhält sich der andere in dem Fall wie eines jener Spielzeuge, die Kindern zur Erforschung von Ursache und Wirkung in die Hand gedrückt werden und bei denen bei jedem Knopfdruck immer etwas geschieht.

Wir können jedoch nicht nur unsere Reaktion abwandeln, indem wir sie jedes Mal, wenn bei uns der Knopf gedrückt wird, kleiner oder größer machen. Wir können uns auch daran erinnern, wie unser Spiel das letzte Mal abgelaufen ist, und diese gemeinsamen Kenntnisse in unser Spiel einbauen. Auf diese Weise kann das Spiel jedes Mal sowohl vorhersehbar und genau gleich oder aber doch auch anders sein.

Das „Weg!"-Spiel geht auch auf Gefühle der Ablehnung, Zurückweisung und Hilflosigkeit ein, die bei einem autistischen Kind latent allgegenwärtig sind. Wir möchten am liebsten weggehen oder haben das Gefühl, das Kind möchte, dass wir weggehen. Dieses Spiel dreht den Spieß um, indem es mit unserem Gefühl, zurückgewiesen und weggeschoben zu werden, spielt. Gleichzeitig regt es bei dem autistischen Kind aktive und interaktive Elemente an: zu beobachten, zuzuhören und wegzuschieben – und am Ende vielleicht sogar Laute zu äußern und das Wort „weg" selbst zu sagen.

Diese Elemente können dann in anderen Situationen angewandt werden, in denen das Kind zum Ausdruck bringen möchte, dass es etwas nicht möchte oder nicht mag. Wir können ihm beispielsweise während der Trinkzeiten *spielerisch* aufdringlich etwas anbieten, wovon wir wissen, dass es dies nicht mag, und zwar in keiner anderen Absicht als der, es *dem Kind zu ermöglichen, es wegzuschieben,* das heißt „nein" zu sagen. Oder wir bieten ihm die offensichtlich falsche Mütze, den falschen Mantel, die falschen Schuhe ... an.

> ***Fritz*** *trank nur Orangensaft. Seine Betreuerin wusste das. So bot sie ihm manchmal Himbeersaft an, einfach um ihm die Gelegenheit zu geben, „nein" zu sagen. Sie hielt die Karaffe sehr ruhig vor ihn hin und fragte ihn, auch mit den Augen und lächelndem Gesicht, ob er etwas von diesem Himbeersaft wolle. Jedes Mal schob er ihn mit einer ärgerlichen, irritierten Geste weg, die sie in Worte kleidete und betonte: „‚Nein!', sagt Fritz, ‚weg damit!'"*

Es ist nicht ganz einfach, Kindern dieses Spiel beizubringen, denn das Entscheidende ist, die richtige Balance zwischen dem Hin und Her und dem schelmischen Necken zu finden. Und das hängt von der intuitiven Sensibilität des Erwachsenen gegenüber dem jeweiligen Kind ab. Der Erwachsene muss sich auf das einzelne Kind einstellen können und seine Reaktionen genau darauf ausrichten, was dieses Kind mag oder nicht mag, tolerieren kann oder nicht und welchen Spielraum ihre beiderseitige Beziehung erlaubt. Ich hatte den zweijährigen Mustafa seit mehreren Wochen nicht gesehen, und er hatte unverkennbar das Gefühl, dass er mich nicht so gut kannte, wie ich ihn zu kennen glaubte:

Zur Begrüßung berührte ich ihn leicht mit meinem Finger und sagte dabei: „Das ist ***Mustafa****." Er durchbohrte mich mit einem bösen Blick, schreckte ein Stück zurück und schob meine Hand weg. „Weg!" sagte ich für ihn, wobei ich versuchte, seinen „bösen" Gesichtsausdruck im Tonfall meiner Stimme wiederzugeben. Ich hatte offenkundig seine persönliche Sphäre verletzt, und er hatte das Gefühl, dass ich ihm zu sehr auf die Pelle rückte.*

Dann hielt ich meine Hand noch einmal zu ihm hin, um das zu bestätigen und noch einmal durchzuspielen, was gerade passiert war. Sofort schob er sie mit wachsender Entrüstung wieder weg. Ich sagte: „‚Weg!', sagt Mustafa", und hielt ihm mehrmals schnell hintereinander die Hand hin, damit er sie wegschieben konnte. Er begann zu lächeln und schaute mir ins Gesicht, als könne er nicht recht glauben, was um alles auf der Welt, hier vor sich ging. Und seine vorherige Feindseligkeit entspannte sich in ein erleichtertes, freundliches Lächeln.

Hier stellte das Spiel eine Beziehung mit einem Kind her oder stellte sie wieder her, nachdem der erste Versuch des Erwachsenen schief gelaufen war und das Kind sich irgendwie bedroht gefühlt hatte. Durch die Schnelligkeit der wiederholten „Als-ob"-Bedrängungen durch meine Hand und der Tatsache, dass ich Mustafa nicht wieder berührte, wurde sein ursprüngliches Gefühl der Bedrohung entkräftet und ließ keine andere Interpretation mehr zu als die, dass es um ein gemeinsames Spiel ging.

Zum Schluss noch ein warnendes Wort. Da das beschriebene „Weg!"-Spiel mit dem Thema der Ablehnung oder Zurückweisung spielt, einem sehr schmerzhaften Gefühl, kann die Gefahr bestehen, dass es unabsichtlich oder unbewusst missbraucht oder falsch eingesetzt wird. Wir sind alle verletzbar. Wir kennen alle manchmal Rache- oder Hassgefühle, die aufkommen, wenn wir uns zurückgewiesen oder zu sehr verletzt fühlen. Wir haben alle einen kleinen sadistischen Zug, der unter Kontrolle gehalten werden muss. Vielleicht ist uns gelegentlich nicht bewusst, dass er bei dem, was wir tun, durchscheint.

Deshalb sollte dieses Spiel nur gespielt werden, wenn der Erwachsene ganz sicher ist, dass er die Dinge aus der Perspektive des Kindes und aus einer unmissverständlich spielerischen Perspektive sieht, die gewährleistet, dass beide, der Erwachsene und das Kind, so viel Spaß wie möglich miteinander haben. Dann macht es großen Spaß, und dann ist es ein großartiges Spiel, um ein autistisches Kind zur Kommunikation zu ermutigen.

9 Stimmliche und musikalische Interaktionsspiele

Mund- und Gesichtsspiele: Machen Sie Musik mit Ihrem Gesicht!

Unser Gesicht und „Mund- und Gesichtsspiele“, wie ich sie nenne, haben eine wichtige Funktion bei unseren Bemühungen, dem kleinen autistischen Kind zu helfen, in seiner Entwicklungsverzögerung einiges nachzuholen. Diese Spiele sind im Grunde nur übergroße, ausgeschmückte Versionen der früheren „rein interaktiven“ Baby-Brabbel-Spiele. Sie zielen darauf ab, alle nur denkbaren Reste instinktiver Interessen und Reaktionen, die vorhanden sein können, zu nutzen, um Situationen „von Angesicht zu Angesicht“ entstehen zu lassen, die interaktiv, spielerisch und lustig sind.

Das früheste Vokabular des Babys schließt Grunzlaute, Glucksen, Kreischen, Hüsteln, Schnalzen mit der Zunge oder Schmatzen mit den Lippen, Prusten, Blubbern, Sprudeln und eine Menge anderer Laute mit ein. Diese sind unmöglich alle in Worte zu fassen, können aber problemlos von jedem einfühlsamen Erwachsenen nachgemacht werden. Dazu bedarf es keiner Instrumente oder Hilfsmittel; man braucht nur hinzuschauen, zuzuhören, nachzuahmen und die Laute des anderen wie ein Echo wiederzugeben. Die einzigen Werkzeuge, die wir brauchen, sind unser Gesicht, unsere Augen und unsere Stimme, ein aufmerksamer und einfühlsamer Geist, das Interesse, sorgfältig zu beobachten, ein gewisses sensibles Bewusstsein für das eigene vorsprachliche kommunikative Potenzial sowie die Bereitschaft zu warten, hinzuschauen und zu antworten (statt den Anspruch zu haben, dem Kind etwas beizubringen und etwas von ihm zu verlangen). Und wir müssen uns fest auf das Gesicht des Kindes und auf subtile Mitteilungen beziehungsweise Kommunikationsversuche konzentrieren.

„Reine Interaktionsspiele“ sind die sehr früh in der Entwicklung gespielten „Babyspiele“, die kein symbolisches Verständnis voraussetzen. Man kann sie jederzeit, überall und auch zwischendurch spielen. Sie können sowohl vom Erwachsenen als auch vom Kind initiiert werden und dauern für gewöhnlich nur ein paar Minuten oder Sekunden. Viele Menschen merken sogar noch nicht einmal, wenn sie diese Spiele mit einem Baby spielen. Was wir situativ mit dem autistischen Kind entstehen lassen möchten, sind solche Interaktionen, wie sie zwischen dem viereinhalb Monate alten Baby Joey und seiner Mutter stattfinden:

> ***Joey*** *sitzt auf dem Schoß seiner Mutter, sein Gesicht ist ihr zugewandt. Sie schaut ihn an, aber ihr Gesicht ist ausdruckslos, so als wäre sie mit ihren Gedanken ganz weit weg. Joeys Blick wandert zunächst über ihr Gesicht. Schließlich sieht er ihr in die Augen.*
>
> *Nun schauen beide einander wortlos an und verharren so für eine ganze Weile. Schließlich durchbricht Joeys Mutter die Verzauberung mit einem kleinen Lächeln. Nun strahlen sich beide gegenseitig an. Man könnte auch sagen: Beide tauschen eine Weile wechselseitig freundlich lächelnd Blicke aus.*
>
> *Joeys Mutter geht nun zu einer Art Spiel über. Sich zu ihm vorbeugend verzieht sie ihr Gesicht zu einem Ausdruck übertriebener Überraschung. Scherzend stupst sie ihre Nasenspitze an die seine und gibt dabei lustig gurrende Laute von sich. Sobald sich ihre beiden Nasen berühren, quietscht Joey vor Entzücken und kneift dabei die Augen zu. Dann lehnt sich seine Mutter wieder zurück und legt eine kleine Pause ein, um seine spannungsvolle Erwartung zu steigern. Wieder beugt sie sich zu Joey, um ihm einen kleinen Nasenstubser zu geben, und dieses Mal verzieht sich ihr Gesicht zum Scherz noch bedrohlicher als zuvor. Joey reagiert mit steigender Anspannung und Aufregung. Sein Lächeln wird starr und sein Ausdruck wechselt zwischen Freude und Angst.*
>
> *Joeys Mutter scheint die Veränderung nicht bemerkt zu haben. Nach einer weiteren spannungsgeladenen Pause nähert sie sich seinem Gesicht noch ausgelassener als zuvor, wobei sie „ooooh" macht, in anschwellender Lautstärke. Nun verdüstert sich Joeys Gesicht. Er schließt die Augen und wendet den Kopf ab. Seine Mutter bemerkt jetzt, dass sie zu weit gegangen ist und hört mit dem Spiel auf. Einen Augenblick lang tut sie gar nichts. Dann flüstert sie leise mit ihm und lächelt ihn einladend an. Langsam wendet er sich ihr wieder zu (Stern 1990, dt. 2003, 62f).*

Obwohl Joey aktiv sozialen und kommunikativen Kontakt sucht, hängt der Erfolg der Interaktion fast ausschließlich von der Mutter ab, ob sie vom Timing, von der Intensität und vom Inhalt her sensibel auf ihn eingehen kann. Statt zu erwarten, dass das Baby sich auf das einlässt, was der Erwachsene tun möchte, hängen alle frühen kommunikativen Babyspiele davon ab, ob der Erwachsene darauf eingehen kann, was das Baby gerade tut, getan hat oder im Begriff ist zu tun. Joeys Mutter geht darauf ein, was er gerade tut: In dem Fall ist dies nicht mehr, als dass er ihre Aufmerksamkeit sucht. Dank Joeys Hartnäckigkeit registriert sie schließlich seine unausgesprochene Frage und antwortet. Er schaut sie nicht nur an, er sucht sie und ohne Worte spielen sie ein Frage-und-Antwort-Spiel: Sie geraten in Streit, entzweien sich, entschuldigen sich und versöhnen sich wieder. Als seine Mutter zu weit geht, bricht Joey das Spiel ab und zieht sich zurück.

Bei diesem Beispiel macht die Mutter weiter nichts als einfach schweigend zu warten. Anhand der wachsenden Spannung wird dies von ganz alleine zu einer Art natürlicher Motivation, während sie ihre Aufmerksamkeit fest auf das Kind richtet. Damit unterstützt sie seinen Trieb, die Oberhand und Kontrolle zu haben, hilft ihm zu regulieren, wie viel er sich zutraut, und in Kontakt mit einem anderen Menschen zu bleiben. Als die Mutter ihm zuflüstert, ist Joey in der Lage, die Verbindung zu ihr wieder herzustellen.

Die Idee einer solchen Baby-Interaktion liefert uns ein gedankliches Modell. Dieses hilft uns, wenn wir das kleine autistische Kind, das uns vielleicht aus dem Augenwinkel beobachtet, mit halbem Ohr zuhört oder vielleicht auch nicht, in eine Kommunikation von Angesicht zu Angesicht „hineinziehen" möchten. Unerwartete, lustige oder außergewöhnliche Laute und Geräusche sind besonders dazu angetan, dies zu erreichen. Der erste „Aufmerksamkeitsfänger" ist jedoch unser Atem: ein plötzliches hörbares tiefes Einatmen, als seien wir gerade mit dem vielleicht schockierendsten Anblick unseres Lebens konfrontiert worden, veranlasst wahrscheinlich selbst das zurückgezogenste autistische Kind, wenigstens für den Bruchteil einer Sekunde hoch zu schauen. Dieses Atmen spricht einen instinktiven Reflex an, der sowohl Alarm signalisiert als auch eine instinktive warnende Botschaft aussendet.

Es kann sein, dass ein solches Mittel notwendig ist, um den schlummernden Geist des Kindes in einen Wachzustand aufzurütteln, in dem wir ihm dann mit dem wärmsten und freundlichsten Lächeln begegnen können. Sobald wir seine Aufmerksamkeit „gefangen" haben, möchten wir diese kostbare Fähigkeit aufrechterhalten und solange wie möglich ausdehnen und erweitern. Dies war bei Tim schwieriger als bei Patrick:

> ***Tim*** *war Experte im Vermeiden kommunikativer Begegnungen. Wenn ich mit meinem Gesicht nahe vor ihm war, in einem Abstand von etwa 30 Zentimetern, mich in seinem Blickfeld oder periphären Blickfeld befand und mit dem Mund einige Geräusche oder Laute machte, schaute er einfach an meinem Gesicht vorbei und starrte in die andere Richtung. Wenn ich dann mein Gesicht jedoch etwas nach hinten bewegte und dabei laut und warnend tief einatmete und den Atem anhielt, folgten seine Augen der Bewegung und wir konnten einander in die Augen schauen, wenigstens für den Bruchteil einer Sekunde.*

*Wenn ich **sofort** mit einem übertrieben lächelnden „begrüßenden Gesicht" aufwartete, zusammen mit einem überraschten und extrem freudig begrüßenden: „HallooooOO?! Hallo Tim!?!", dann konnte ich seine Aufmerksamkeit und sein Interesse vielleicht noch ein paar weitere Bruchteile von Sekunden aufrechterhalten. Wiederholte ich dies und machte dabei überraschte und unerwartete Laute und Geräusche mit dem Mund, wie Prusten, plötzlich mit den Lippen blubbern oder schnell und geräuschvoll von einer Seite zur anderen mit der Zunge wackeln, dann schaute er überrascht hin. Mit immer leicht abgewandelten Variationen war es möglich, Tims Aufmerksamkeit auszudehnen und sein Interesse einige Minuten aufrechtzuerhalten.*

Minuten sind für Tim eine sehr lange Zeit im Vergleich zu den flüchtigen Bruchteilen von Sekunden, die ihm zur Gewohnheit geworden sind. Normalerweise scheint er zu einer solchen menschlichen Verbundenheit und einem derartigen Kontakt gar nicht in der Lage zu sein. Könnten wir Tim helfen, diese Inseln zu vergrößern, die Zeit auszudehnen und die dazwischen liegenden Leerräume zu reduzieren? Könnten wir ihm zeigen, dass solche Spiele von Angesicht zu Angesicht Spaß machen und ihm damit Appetit auf mehr machen? Könnten wir kleine routinemäßige Abläufe von sozialen „Mund- und Gesichtsspielen" entwickeln, so dass er von sich aus kommen und danach verlangen würde, eine unterbrochene Spielsequenz zu vollenden?

***Patrick** gehörte nicht zu den Kindern, die gerne mitmachten. Er hatte seine eigene Tagesordnung. Am Ende gab er jedoch nach und setzte sich hin. Ich saß ihm gegenüber und gab die seltsamsten Laute von mir. Mit einem plötzlichen Interesse schaute er auf. Ich machte es noch einmal, meine ganze Aufmerksamkeit auf ihn fokussiert, versuchte ich, sein Interesse durch die Ausdruckskraft meines Gesichtes aufrechtzuerhalten.*

Dann legte ich mittendrin eine Pause ein, um Patrick zu ermutigen, es selbst zu übernehmen und Laute zu bilden. Dabei weitete ich meine Augen, um zu zeigen, dass meine Aufmerksamkeit noch immer voll auf ihn gerichtet war, ehe ich ihm eine „schwächere" Version anbot, bemüht, unsere hart errungene „geteilte Aufmerksamkeit" nicht zu verlieren. Und tatsächlich versuchte er, mein Prusten nachzumachen. Ich wiederholte es, und er machte es noch einmal, diesmal mit mehr Nachdruck.

Nach einigen Runden fügte ich ein Zungenschnalzen hinzu und wartete darauf, dass er seinen Part übernahm. Er tat es. Jetzt hatten wir ein

Dialog-Spiel, bestehend aus: „Prusten – Zunge schnalzen: du bist dran!“ Ich fügte zum Schluss noch einen Laut hinzu, und Patrick machte auch das nach. Und dann war es an mir, überrascht zu sein. Als Patrick als Nächstes an der Reihe war, machte er: „Prusten – Zunge schnalzen – Laut – in die Luft boxen und Schreien!“ Er schaute mich mit einem breiten Grinsen an. Es war phantastisch. Patrick hatte nicht nur die Idee verstanden, Laute nachzumachen, sondern auch die Idee, Sequenzen aufzubauen und neue Elemente hinzuzufügen. Das war kreativ. Wir machten noch etwa zehn Minuten weiter, und hörten nur auf, weil wir es mussten. Fortan „bat“ Patrick täglich um „Mund- und Gesichtsspiele“.

Mit unserem Mund können wir eine unendliche Fülle von Formen, Lauten und Geräuschen machen. Sie alle können einzeln angepasst und auf jedes individuelle Kind abgestimmt werden. Jeder von uns ist wie ein Orchester, dessen Dirigent wir selbst sind. Viele von denen, die in dem Orchester spielen, haben wir nie kennen gelernt, und die meisten von uns sind sich großer Teile unseres persönlichen Orchesterpotenzials gar nicht bewusst. Um nur einige zu nennen: Wir können sprechen, singen, summen und alle möglichen Laute und Geräusche mit unserer Stimme machen, deren Volumen sich durch ein breites Spektrum auszeichnet: von absolut geräuschlos bis zu lautem Flüstern, von Zimmerlautstärke bis zum lautesten Schreien. Wir können die Lautstärke unserer Stimme reduzieren oder erhöhen sowie mit Geschwindigkeit und Tempo spielen: langsam oder schnell, plötzlich oder allmählich beschleunigend, oder zuerst allmählich beschleunigend und plötzlich wesentlich schneller oder lauter oder umgekehrt, dann plötzlich verstummend oder die Modalität verändernd. Ebenso zeichnet sich die Tonlage der Stimme durch ein breites Spektrum aus: Wir können mit einer hohen oder tiefen Stimme sprechen oder singen, wir können knurren, brummen, quaken, miauen, bellen, grunzen, quieken; wir sind in der Lage, Laute zu bilden, die lustig, albern, überraschend oder auch unanständig sind, von albernen hohen Tonlagen wie dem Piepsen einer Maus bis hin zum tiefen Brüllen eines Löwen. Wir können unterschiedliche Rhythmen entwickeln, die sich wiederholen oder nicht. Wir können in einem typischen Rap-Rhythmus sprechen, das, was wir sagen möchten, singen oder es zum Rhythmus eines bestimmten Lieblingsliedes sprechen. Wir können laut *einatmen* oder mit ebenso lautem Ausatmen seufzen. Wir können sogar so *tun als ob* und dramatisch übertrieben oder vermeintlich schockiert tief einatmen und die Luft anhalten, was sich klar von der Art des Einatmens bei einem realen Schreck, einer realen Sorge oder einem realen Alarm unterscheidet.

Wir sind fähig, unseren *Mund* zu benutzen, um schweigend Formen zu bilden oder lustige Geräusche zu machen, wie Prusten, mit den Lippen blubbern, mit der Zunge oder den Lippen schnalzen. Wir können lächeln, lachen, kichern, grinsen, unsere Zähne zeigen, auf verschiedene Arten pfeifen, hoch und tief, lang oder kurz, laut und leise. Wir können unsere Zunge herausstrecken, sie von einer Seite zur anderen oder rauf und runter wackeln lassen, sie in den Mund hineinziehen und wieder herauskommen lassen, bei offenem Mund oder geschlossenem Mund. Die Zunge kann für das kürzeste Kuckuckspiel der Welt herausschnellen, wieder verschwinden, um unerwartet in der anderen Ecke des Mundes wieder herauszukommen. Wir können beide Backen oder nur eine Backe aufblasen und plötzlich die Luft herausplatzen, langsam entweichen oder herausblubbern lassen.

Unser *Gesicht* ist in der Lage, eine gewaltige Bandbreite von Emotionen zum Ausdruck zu bringen. Wir können unsere Augen weiten oder verengen, real oder vermeintlich überrascht, erfreut, verängstigt, schockiert oder erstaunt. Wir können die Stirn runzeln, ein „Aufmerksamkeit erregendes“, ein „grüßendes“ oder ein vermeintlich verärgertes Gesicht aufsetzen. Wir können so tun, als würden wir weinen, uns fürchten, langweilen, entsetzt sein, oder unsere Augen und den Mund mit dem vermeintlich extremsten Erstaunen weit aufreißen und „es größer machen“ (siehe Kapitel 5).

Wir sind fähig, unseren *Kopf* und unseren *Körper* zu benutzen, um Distanz zu erhöhen oder zu verringern. Wir können nur unseren Kopf zurückbewegen oder unseren ganzen Körper oder aufstehen und einen Schritt zurückgehen. Wir können uns wegbewegen und dann plötzlich wieder zurückkommen, nur mit unserem Gesicht oder mit dem ganzen Körper oder nur mit unserer Hand. Wir können uns weiter als erwartet entfernen, nur eine Idee weiter oder sehr viel weiter. Wir können wesentlich näher kommen als erwartet, aber nur für den Bruchteil einer Sekunde. Wir können so tun, als würden wir nahe herankommen und das Kind berühren und dann plötzlich innehalten und uns stattdessen zurückziehen, oder mitten in der Bewegung erstarren oder mitten im Reden abbrechen. Wir können die Bewegung einen Augenblick erstarren lassen, um sie dann fortzusetzen. Oder wir können sie kurz vor dem Höhepunkt solange anhalten, wie es braucht, um seinen Part durch einen Blick oder eine Bewegung oder einen Laut zu übernehmen, so dass wir das Spiel fortsetzen können. All dies können wir durch Reden, Singen oder ein ominöses Schweigen begleiten.

Mit unseren *Händen* und *Fingern* können wir berühren, streicheln, zeigen, tätscheln, klopfen, kitzeln oder unsere Finger seinen Arm oder sein Bein hoch marschieren lassen. Wir können einen „wurmartig kriechenden“ oder „schlängelnden“ Finger (siehe Kapitel 8) benutzen, um Erwartungen zu erzeugen und eine lustige alberne Situation zu schaffen. Wir können in die Hände klatschen, damit winken, sie verstecken, mit den Fingern schnippen: einmal und unerwartet oder im Takt zu dem Rhythmus oder der Melodie, die wir singen. Wir können quieken und kreischen, während wir unsere Arme und Hände wie bei den roboterhaften „Rap-Tänzen“ von Jugendlichen auf den Straßen bewegen. Und nicht zuletzt gibt es natürlich auch noch das breite kommunikative Feld der *emotionalen Körpersprache.*

Mit alledem versuchen wir, die grundlegendste Situation „geteilter Aufmerksamkeit“ (wieder) zu schaffen. Zuerst imitiert der Erwachsene die Laute des Kindes, sobald es welche von sich gibt, genauso und fast gleichzeitig wie man es bei einem Baby macht. Auf der nächsten Stufe der kommunikativen Entwicklung lässt man eine kleine Pause, bevor man die Laute des Kindes nachmacht; zuerst macht man diese Laute genau nach, dann, bei einem Kind wie Patrick, der die frühen Stufen bereits erfolgreich hinter sich gebracht hatte und beherrschte, mit kleinen Abwandlungen. Das, was das ganze Spiel ausmacht, ist, dass beide „Spieler“ kleine routinemäßige Abläufe aus Rhythmen von Mundformen, Lauten, Geräuschen und Gesten zusammen entwickeln. Solche vertrauten Sequenzen wecken bestimmte Erwartungen im Kind und können, wenn sie einfühlsam genutzt werden, es dazu bewegen, das zu machen, was in der Sequenz als Nächstes an der Reihe ist.

Nachdem Patrick und ich eine Sequenz von Geräuschen und Handlungen entwickelt hatten, konnte jeder von uns Teile für den anderen zum Nachmachen hinzufügen. Ich verwendete auch noch zwei andere „Tricks“: Oft fing ich an, machte dann plötzlich, erwartungsvoll lächelnd, eine Pause. Oder ich tat so, als ob ich gleich mit der Zunge schnalzen würde, um sie dann aber sichtbar im Mund erstarren zu lassen. Dies veranlasste Patrick ausnahmslos dazu, das Schnalzen selbst zu beenden oder mit dem nächsten Teil der Sequenz weiterzumachen.

Ein andermal machte ich es falsch: Durch spielerisches „Durcheinanderbringen“ wird ein kleines Kind oft zu kommunikativem Handeln motiviert. Ich begann richtig, ließ dann aber einen Teil aus und zögerte, zum Beispiel: „Prusten – Laut – mit der rechten Faust die Luft boxen – Zunge schnalzen (statt Schrei)“. Ich tat überrascht, als er mich

„korrigierte", entschuldigte mich (alles gut gelaunt) und fing wieder von vorne an... Es machte einfach Spaß.

Wir müssen uns bei alledem jedoch Folgendes vor Augen halten: Das autistische Kind mag zwar in der Lage dazu sein, es ist jedoch wahrscheinlich sehr ungewohnt für es, seinen Verstand auf diese Weise zu benutzen. Die Schwelle, an der es durch ein Zuviel von irgendetwas überstimuliert und sich überfordert fühlt, kann winzig sein. Das heißt: Ein autistisches Kind braucht es vielleicht, von uns mit dem breitesten und wärmsten Lächeln begrüßt zu werden. Bei einem anderen ist aber eine wesentlich kühlere Version angebracht, das denkbar schwächste und zurückhaltendste Lächeln, das wir aufbieten können, und der unaufdringlichste Blick, den wir anzubieten haben. Wir haben als Erwachsene die Verantwortung, *das Feingefühl und Einfühlungsvermögen haben zu müssen, um abschätzen zu können, wie viel Stimulation und Frustration ein Kind im jeweiligen Augenblick tolerieren kann.* Beim kleinsten Anzeichen, dass das Kind sich zurückziehen möchte oder sich erschreckt hat, müssen wir aufhören und unsere Anstrengungen entsprechend zurückschrauben.

Bei normalen Babys überlassen wir uns einfach dem Spaß eines solchen sozialen Kontaktes und Herumalberns. Bei dem autistischen Kind muss uns das, was wir im Einzelnen tun, jedoch weitaus bewusster vor Augen stehen. Welche Elemente sind es, die seine Aufmerksamkeit im Einzelnen erregen, und welche subtilen Abwandlungen können sie aufrechterhalten und welche nicht? Das Kind ist darauf angewiesen, dass wir diese Interaktionen für es regulieren und die „Temperatur" und Intensität unserer Begegnungen seinem veränderlichen und hyperempfindlichen Toleranzvermögen fortwährend anpassen. Um sein Interesse und seine Lust aufrechtzuerhalten, müssen wir uns bemühen, seine Frustrationstoleranz nicht zu überschreiten, uns auf eine „optimale Bandbreite" der Interaktion zu konzentrieren und darauf zu achten, dass diese nicht starr, leblos und langweilig wird.

Da wir jedoch Menschen und somit fehlbar sind, wird dies, trotz aller Bemühungen, keine Grenzen zu überschreiten, natürlich durch Fehlinterpretationen und Missverständnisse passieren. Auch diese haben ihren Wert, wie wir am Beispiel von Joey gesehen haben. Sie sind ein normaler Bestandteil menschlicher Beziehungen und zwischenmenschlicher Kommunikation, tragen dazu bei, die Dinge lebendig zu halten. Die richtige Balance zu finden, ist wie ein Drahtseilakt. Es setzt eine Menge geduldiges Durchhaltevermögen, ein hohes Maß an Aufmerksamkeit für Details sowie Entschlossenheit voraus.

Wenn Sie jedoch darauf achten, dass alles unmissverständlich spielerisch bleibt – indem Sie breit lächeln, vielleicht mit dem bestimmten Kitzel, um seine schlaffen Lebensgeister zu beleben, und einen dramatischen Tonfall benutzen, bei dem Sie alle Register ziehen, von der leisesten bis zur lautesten und höchsten Tonlage, von einer langsamen zu einer schnelleren Sprechweise, um dann, plötzlich, mit den Lippen zu „blubbern!" –, dann wird selbst das verschlossenste autistische Kind nicht widerstehen können, Ihnen ins Gesicht zu schauen.

In dem Augenblick müssen wir unsere Intuition nutzen, um zu spüren, wie ein bestimmtes Kind die Welt erlebt, was es empfindet, was es genießt oder was es (zu) beängstigend findet, und um das zu verstärken und zu vergrößern, was bei ihm an positiven Ansätzen vorhanden ist. Wichtig ist, mit einem gewissen Vertrauen, gelassen und entspannt, heranzugehen, mit einem bestimmten Sinn für Humor, mit Verspieltheit und Spaß, mit sehr viel Empathie und Verständnis. Und wir sollten uns bei alledem bewusst sein, dass wir es mit einem (entwicklungsmäßig) sehr viel jüngeren Kind zu tun haben. Auf diese Weise können wir dem Kind auf seiner Ebene begegnen, um es zu irgendwelchen „Späßen und Spielen" im Rahmen zwischenmenschlicher Interaktion zu animieren.

Zeigen ist der erste Satz eines Kindes: Von geteilter Aufmerksamkeit zum Sprechen Lernen

Im Unterschied zu jedem anderen einjährigen Kind ist es für autistische Kinder bezeichnend, dass sie nicht mit ihrem Zeigefinger zeigen. Dieses fehlende Zeigen wird als ein wichtiges diagnostisches Kriterium für Autismus betrachtet. Jüngste Forschungen lassen darauf schließen, dass Zeigen eine entscheidende Voraussetzung für die Sprachentwicklung ist und dass Kinder nicht sprechen lernen, bevor sie nicht verstanden haben, was es bedeutet, auf Dinge zu zeigen oder jemandem Dinge zu zeigen (Newson 1999).

Zeigen ist weitaus mehr als das, was man oberflächlich betrachtet mit dem Zeigefinger macht. Zeigen ist in Wirklichkeit der erste Satz eines Kindes: eine frühe vorsprachliche Form, Dinge zu benennen. Eine Sprache, die Sinn und Bedeutung hat, ist auf die geteilte Aufmerksamkeit zwischen zwei Personen angewiesen. Auf etwas zu zeigen, damit ein anderer es sieht, ist der früheste Ausdruck des Wunsches, etwas, was wir sehen, denken oder möchten, mit jemandem zu teilen oder jemandem dieses mitzuteilen. Sprache, die Sinn hat, und sinnvolles

Sprechen kann sich nur entwickeln, wenn diese Art der präverbalen Kommunikation genügend geübt wurde.

Es gibt im Wesentlichen zwei Arten von „Zeige-Sätzen“: Man zeigt auf etwas und sagt: „Das will ich“ („proto-imperatives Zeigen“). Die meisten autistischen Kinder praktizieren diese Art des Zeigens, auch wenn es sich dabei oft mehr um eine Geste handelt, bei der sie mit der Hand nach etwas grapschen, als um ein Zeigen mit einem einzelnen Finger. Im Allgemeinen ist es ein Spielzeug oder ein Gegenstand, das sie haben möchten, oftmals etwas zum Essen. Dieses Zeigen wird für gewöhnlich auch von Ungeduld begleitet sowie mit der Forderung, das, worum es geht, jetzt sofort haben zu wollen. Das autistische Kind versucht in der Regel selbst, an die Kekse oben auf dem Schrank zu kommen, die außerhalb seiner Reichweite sind. Dies tut es mit einer nicht zu stoppenden Entschlossenheit und Hartnäckigkeit, statt jemanden um Hilfe zu bitten, indem es ihm zeigt, was es haben will. Diese Unfähigkeit zu warten, ist ein wesentliches Unterscheidungsmerkmal dieser ersten Art des Zeigens.

Die zweite Art des Zeigens unterscheidet das autistische von dem nicht-autistischen Kind: Das nicht-autistische Kind zeigt mit einem genau zeigenden Zeigefinger auf etwas, als wollte es sagen: „Schau! Kannst du sehen, was ich sehe? Ich möchte das nicht haben, ich will nur, dass du das siehst und zur *Kenntnis* nimmst („proto-deklaratives Zeigen“). Das Zeigen soll den anderen auffordern, dem Blick der zeigenden Person zu folgen und zu verstehen, was sie sieht. Dies impliziert eine Menge geistiger Aktivitäten sowie Verständnis und Empathie für den anderen.

Das Kind zeigt bei dieser Art des Zeigens wesentlich mehr Geduld, und es gibt kein Greifen nach den Dingen, um die es geht. Es möchte das, worum es geht, nicht haben, essen oder mitnehmen. Es möchte Sie nur darüber informieren, damit Sie es auch sehen und mit ihm teilen, worauf es zeigt. Es ist für das Kind ein wahres Vergnügen, wenn es hört, dass seine zeigende Geste in Worte gefasst wird. Zum Beispiel: „Oh, ja, Nicki sieht einen Vogel“, oder: „Ja, Chips. Auf der Reklametafel. Ich kann sie auch sehen“, oder: „Ja, du hast recht, da ist eine Katze, die draußen die Tauben jagt“. Das Kind strahlt vor Freude als Reaktion darauf, weil Sie es verstanden haben, oder es ist verärgert und verzieht die Miene, weil es nicht das war, was es im Sinn hatte, und es auf etwas anderes gezeigt hatte.

Im Alter von etwa neun Monaten versteht ein Baby normalerweise, dass es etwas „haben“ kann, indem es das im Kopf hat, und andere Menschen können dies auch. Mama zum Beispiel hat auch einen Kopf, und das Kind weiß, dass sie weiß, was es mag, was es weiß, an was es interessiert ist und was es wahrscheinlich haben möchte. Wenn es aus dem Fenster zeigt, schaut es zurück, um ihre Augen zu überprüfen, um zu sehen, ob sie auch in den Himmel hoch schaut. Schaut sie stattdessen am Boden den Tauben zu, korrigiert es sie mit auffordernden Lauten, bis sie ihm zu dem Punkt folgt, auf den es mit dem Finger und den Augen zeigt. Autistische Kinder können dies nicht oder tun es nicht, auch wenn manche mit ihren Augen auf etwas „zeigen", indem sie das, worauf sie „ein Auge geworfen" haben, anschauen. Dies ist vielleicht ein Anfang des Zeigens.

Neuere Forschungen deuten darauf hin, dass die Geste des Zeigens nur bei Kindern aufzutreten scheint, die einen „Zangengriff" entwickelt haben: das heißt, die Fähigkeit, kleine Dinge wie eine Rosine oder ein Reiskorn mit ihrem Daumen und Zeigefinger aufzuheben. Dies impliziert, dass ein Kind zunächst einmal gelernt hat, ein kleines Objekt, das es aufheben möchte, einzeln auszusondern und sich darauf zu konzentrieren, und dann das, was es im Sinn hat, mit seinen feinmotorischen Fertigkeiten zu koordinieren und in Einklang zu bringen.

Auf Dinge zu zeigen, die weiter weg sind, scheint der nächste Entwicklungsschritt zu sein. Es verdeutlicht eine Form des geistigen Aus-sich-Herausgehens und Aufnehmens, fast so, also würde das Kind die andere Person *geistig* an der Hand nehmen – mit der symbolischen Geste einer minimierten oder „geschrumpften" Hand – und sie visuell dorthin führen, wohin es zeigt. Wenn wir Worte verwenden, so ist es, als würden wir *verbal* auf das zeigen, was wir meinen, und indem ich dies schreibe, zeige ich dem Leser und der Leserin etwas auf, was ich denke. Und diese wiederum verstehen es, wenn sie mit ihren Augen auf die Worte auf dieser Seite „zeigen".

Die Fähigkeit, etwas mit den Augen und dem Geist aufzunehmen, etwas (im Geiste) zu behalten, sowie die Fähigkeit, die Frustration zu ertragen, dieses Etwas nicht wirklich zu haben, zu berühren, an sich zu nehmen, zu besitzen oder zu essen, bedeutet, dass das Kind in der Lage sein muss auszuhalten, dass das Objekt sich in einer bestimmten Distanz zu ihm befindet. Das Kind muss die Zuversicht haben, dass es diese Distanz durch Kommunikation geistig überbrücken kann. Eine solche Zuversicht verlangt einiges an Frustrationstoleranz sowie die Fähigkeit zu warten und bereit zu sein, mit anderen Menschen zu verhandeln. Dies gehört nicht gerade zu den größten Stärken der meisten autistischen Kinder.

Ich weiß nicht, ob es möglich ist, jemandem das Zeigen tatsächlich beizubringen. Zeigen scheint sich auf eine natürliche Weise zu entwickeln, so wie die kommunikative Entwicklung des Babys und sein Verständnis von den Funktionen der Kommunikation reift. Wenn es noch nicht so weit ist, ist es vielleicht vergebliche Liebesmühe, bei ihm einen einzelnen Finger in eine Zeigeposition zu bringen, aber vielleicht auch nicht. Alle Aktivitäten, die die einzelne Benutzung des Zeigefingers fördern, können ein möglicher Anfang sein.

Eine Spielsequenz, bei der das Kind die Aufgabe hat, kleine Wattekügelchen, Perlen, Rosinen usw. in die Löcher zu stecken, die in einen auf dem Kopf liegenden Eierkarton geschnitten wurden, und diese dann mit Zangengriff aufzuheben, könnte ihm eine Art frühe Stufe des Rollenwechselns, des sequentiellen Ablaufs, des Wartens und vielleicht auch so etwas wie eine Geste des Zeigens beibringen.

Auch wenn es schwierig (oder unmöglich) sein mag, dem autistischen Kind das Zeigen beizubringen, so können wir uns doch bemühen, ihm zu zeigen, wie es verwendet wird: Wir können wiederholt auf Dinge zeigen, von denen wir wissen, dass das Kind sich dafür interessiert. Situationen, in denen es unmöglich ist, tatsächlich das zu *haben*, auf was gezeigt wird, sind besonders nützlich, da sie das Kind dazu animieren, einer Sache geistig Beachtung zu schenken, ohne dass die Versuchung da ist, danach zu greifen, es haben zu wollen oder es zu essen. Die einfachsten Situationen hierfür finden wir im Freien oder beim Anschauen von Bilderbüchern.

Wenn das Kind sich nicht zu sehr widersetzt, können wir seinen Zeigefinger nehmen und damit auf etwas Aufregendes zeigen, zum Beispiel: „Schau! Da ist ein Computer auf dem Bild. Leila mag Computer". Dabei sagen wir das „Schau!" in einem sehr überraschten Ton, als hätten wir gerade die aufregendste Sache unseres Lebens gesehen. Wir können empathisch auf etwas zeigen, was das Kind gerade betrachtet, und mit einem übertriebenen „Schau! Ein Flugzeug", darauf eingehen, auch wenn wir glauben, dass es nie und nimmer versteht, was wir sagen oder auf was wir zeigen. Wenn wir unseren Tonfall und unsere Gesten dramatisch genug machen, ohne bedrohlich zu werden, wird es nicht widerstehen können, hinzuschauen (und unser Gesicht und unsere körperlichen Reaktionen entsprechend zu beobachten). Sofern Sie das Gefühl haben, das Kind fühle sich vielleicht bedroht, versuchen Sie es noch einmal mit der gleichen „Dramatik", aber im Flüsterton. Scheitert dies wiederum, versuchen Sie es noch einmal mit „Zimmerlautstärke", aber aus einem Abstand von 30 Zentimetern oder mehr. Sollte auch das fehlschlagen, versuchen Sie es mit Flüstern aus einem Meter Abstand. Versuchen Sie es einfach nochmal und nochmal. Das Kind wird dabei wenigstens mitbekommen, dass wir uns um etwas bemühen; es wird in einem „lebendigen Miteinander" gehalten. Und auf diese Weise wird auch unsere Moral aufrechterhalten, was fast genauso wichtig ist.

In dem Augenblick, in dem das Kind danach schaut, worauf wir zeigen, haben wir ein Stückchen unseres großen Ziels der „geteilten Aufmerksamkeit" erreicht, die so notwendig für eine reale Kommunikation ist. Auch wenn das Kind immer noch nicht in der Lage ist, von sich aus die Initiative zu ergreifen und auf etwas zu zeigen, so ist die Fähigkeit, unserem Finger zu folgen, sich darauf zu konzentrieren und sich darauf einzulassen, was wir anschauen und ihm zeigen, doch ein erster Schritt. Vielleicht müssen wir seine Aufmerksamkeit immer wieder auf ein Objekt „lenken", das für das Kind interessant sein könnte, und vielleicht ist dies jedes Mal mit einer enormen Anstrengung verbunden. Aber dadurch bekommt das Kind zumindest eine gewisse Übung.

Bevor wir ihm etwas geben, beispielsweise einen Keks oder seinen Mantel, ehe es nach draußen geht, können wir uns auch bewusst bemühen, in einiger Entfernung von dem ersehnten Objekt stehen zu bleiben und darauf zu zeigen, was *das Kind* (nicht der Erwachsene, das wäre viel zu kompliziert) haben will – wiederum in einer denkbar dramatischen und übertriebenen Form des „Größermachens", und zwar so groß, wie wir nur können. Wenn wir dem folgen, was das Kind möchte oder was es bereits anschaut, dann haben wir schon die erstrebte „geteilte Aufmerksamkeit", das heißt, einen Augenblick dasselbe Objekt zu sehen und daran zu denken. Bei einem Kind, das Handlungen nachmachen kann und gerne nachmacht, können wir auch Lieder singen, die die Geste des Zeigens mit einschließen, zum Beispiel Abzählreime wie, ‚Ich und du, Müllers Kuh … der bist du' oder zu diesem Zweck selbst gemachte Lieder.

Lieder, die gut funktionieren und warum: Bewegungslieder, flotte Rhythmen und Überraschungen

Singen macht nicht nur Spaß, es ist auch das wichtigste Hilfsmittel, um dem kleinen autistischen Kind zu helfen, etwas nachzuholen, was es durch seine kommunikative Entwicklungsverzögerung versäumt hat. Es gibt jedoch Lieder, die bei dem autistischen Kind einfach nicht zu

„funktionieren“ scheinen. Dabei handelt es sich um Lieder, die viel Phantasie brauchen oder bei denen es darauf ankommt, die Bedeutung der Worte und der Sprache zu verstehen. Dazu gehören Lieder, die keine Bewegungslieder sind, wie „Fuchs, du hast die Gans gestohlen“, „Hänschen klein ging allein“, „Old McDonald“ und viele andere bekannte Kinderlieder. Ihre Melodien können jedoch für selbst gemachte Lieder für die „laufenden Kommentare“ verwendet werden.

Andere Lieder funktionieren ausgezeichnet, und ich habe schon bei mehreren autistischen Kindern erlebt, dass sie ihren ersten Versuch, Laute zu bilden oder sogar Worte zu sagen, in Zusammenhang mit einem dieser vertrauten Lieder gemacht haben. Ein Lied „funktioniert“ dann, wenn es die Aufmerksamkeit des Kindes in solchem Maße gefangen nimmt, dass es bereit dazu ist, sich hinzusetzen, mitzumachen, sich daran zu erinnern und wieder danach zu „fragen“.

Folgende Eigenschaften zeichnen ein Lied aus, dem es gelingt, die Aufmerksamkeit und das Interesse eines kleinen vorsprachlichen Kindes zu wecken, egal, ob es sich dabei um ein acht Monate altes Baby oder um ein vierjähriges autistisches Kind handelt:

1. jede Menge Bewegungen, die dafür sorgen, dass das Kind etwas zu tun hat
2. ein flotter, lebhafter, aufregender Rhythmus, der einem in die Beine geht, und
3. eine Spannung und Aufregung erzeugende Erwartungssituation, um seine Aufmerksamkeit zu fesseln und aufrechtzuerhalten.

Was für das autistische Kind angesichts seiner Schwierigkeiten mit Sprache und Bedeutung wichtig ist, sind der Rhythmus und die Melodie, nicht die Worte oder die Geschichte eines Liedes. Viele Erwachsene müssen dabei umdenken und nochmals neu hinhören. Welche Lieder kennen Sie, die von der Melodie und vom Rhythmus her ins Ohr gehen, peppig, anregend und lebhaft sind, ungeachtet der dazugehörigen Worte? Und welche Lieder leben von den Worten oder der Geschichte, die sie erzählen, und sind von ihrer Melodie her weniger packend? Konzentrieren Sie sich auf die Ersteren!

Die Worte eines Liedes haben dann die beste Chance, die Aufmerksamkeit des Kindes einzufangen, wenn sie mit bestimmten Gesten oder Handlungen verbunden werden. Ruhige, traurige, langsame oder besinnliche Lieder wie beispielsweise „Weißt du, wie viel Sternlein stehen?“ sind oft nicht sehr erfolgreich, wenn es darum geht, ein autistisches Kind zum Mitmachen zu bewegen: Bei diesen Liedern passiert nicht genug, um sein Interesse wachzuhalten. Ihre gedämpfte Stimmung kann seine Aufmerksamkeit nicht erregen oder aufrechterhalten, da sie ihm nicht in die Beine geht und sein Interesse nicht geweckt wird. Und das bedeutet, dass das Kind weggeht oder abschaltet.

Lieder, die Kooperation verlangen, kommen normalerweise auch nicht an, zum Beispiel solche, bei denen zwei Kinder sich an den Händen halten und miteinander tanzen sollen. Denn viele kleinere Kinder widersetzen sich der Idee, jemandes Hand zu halten oder selbst an der Hand gehalten zu werden. Andere mögen es, wenn der Erwachsene es mit ihm macht, beteiligen sich aber nicht aktiv daran. Im Unterschied dazu ist zum Beispiel das nachfolgende Lied weitaus eher geeignet, das autistische Kind zum Mitmachen zu animieren, sofern es den Ablauf kennt und vorausgesetzt, der Erwachsene kann lange genug warten, die Spannung solange wie möglich ausdehnen, bis das imaginäre Gummiband kurz vor dem Zerreißen steht, und das Kind schließlich selbst einen Betrag leistet, um das Lied zu vollenden:

Hopp, hopp, hopp

Hopp, hopp, hopp, Pferdchen, lauf Galopp,
über Stock und über Steine,
aber brich dir nicht die Beine.
Hopp, hopp, hopp, hopp, hopp,
Pferdchen, lauf Gaaa-lopp!!

Auch das Lied „Ringel, Rangel, Rose“, das mit einem Kreisspiel verbunden wird, funktioniert in der Regel, wenn es genug Erwachsene und kooperative Kinder gibt, die es ermöglichen, sich an den Händen zu halten. Ansonsten zieht sich autistische Kind in eine sozial weniger fordernde Ecke des Raumes zurück, wobei ihm dann eine Aktivität entgeht, die ihm in Wirklichkeit Spaß macht. Die meisten autistischen Kinder lieben jedoch Kreisspiele, besonders jene Spiele, die mit der Distanz spielen und bei denen in den Kreis und wieder herausgegangen wird, wie etwa bei „Häschen in der Grube“.

Ein anderes Lied, das hilfreich ist, zumal man leicht neue Verse und Handlungen hinzufügen kann, ist „Zeigt her eure Füße“, bei dem abwechselnd der linke und der rechte Fuß im Rhythmus des Liedes vor- und zurückgesetzt werden. Das Gleiche gilt für das Lied „Boogie-Woogie“. Ich kannte einmal Betreuerinnen, denen es ziemlich zu schaffen machte, dass autistische Kinder „rechts“ und „links“ verwirrend fanden und immer wieder verwechselten. Aber jedes Kind, auch das autistische, hat ein Gespür dafür, wenn es heißt, „erst das Eine und dann das Andere“; wie Erwachsene das Eine und das Andere nennen, spielt keine Rolle. Und zuerst den einen Fuß oder Arm „hinein“ zu strecken und dann den anderen, ist absolut verständlich für jedes Kind. Und ob jemand es richtig oder falsch macht, macht im Grunde nicht wirklich einen Unterschied. Der Vorteil, mit links und rechts zu arbeiten, ist, dass das Lied dadurch lang genug wird, um ein gutes Maß an Erwartung und Spannung aufzubauen (wenn Sie es so einrichten!). Und nicht zuletzt können Sie sich selbst auch „ganz einbringen“, indem Sie bei den Kreisspielen ebenfalls in die Mitte hüpfen und wieder hinaus, was alle Kinder lieben.

Boogie-Woogie

Erst kommt das rechte Bein herein,
dann kommt das rechte Bein heraus.
Dann kommt das rechte Bein herein,
und dann schütteln wir es aus.
Dann kommt der Boogie-Woogie, Woogie
Und dann dreh'n wir uns um,
und alle machen mit.

Oooooh, Boogie-Woogie,
Boogie-Woogie, Boogie-Woogie [alle gehen in die Mitte]
Oooooh, Boogie-Woogie, Boogie-Woogie,
Boogie-Woogie [dabei Arme soweit wie möglich ausstrecken]
Und alle machen mit! [heißt: klatschen, klatschen, klatschen]

Erst kommt das linke Bein herein …
Dann kommt der rechte Arm herein …
Erst kommt der linke Arm herein …
Erst kommt der ganze Körper rein …

Ist die Arbeit mit solchen Kreisspiel-Liedern bei bestimmten Kindern angebracht, so sollte man dabei nicht vergessen, dass vom entwicklungsspezifischen Standpunkt aus das kooperative Verhalten nach und nicht vor oder anstelle des sehr frühen kommunikativen Interesses an den Gesichtsausdrücken der anderen Person kommt, und ebenso nach dem Wunsch, einer anderen Person Dinge zu zeigen und das Wissen darum in „geteilter Aufmerksamkeit“ zu teilen. Diesem entwicklungsspezifischen Ziel tragen am besten jene Reime Rechnung, die maßgebend auf dem Moment der Spannung, dem Gesichtsausdruck und begleitenden Gesten aufbauen:

Steigt das Bäblein *auf den Baum,*
ei, wie hoch, man sieht es kaum!
Schlüpft von Ast zu Ästchen,
hüpft zum Vogelnestchen.
Ui! – da lacht es.
Hui! – da kracht es.
Plumps! – da liegt es drunten!

Hoppe, hoppe, Reiter,
wenn er fällt, dann schreit er!
Fällt er in den Graben,
fressen in ihn die Raben.
Fällt er in den Sumpf,
macht der Reiter plumps!

Das ist der Daumen,
der schüttelt die Pflaumen,
der liest sie auf,
der trägt sie nach Haus,
und der kleine Wicht
isst sie alle auf.

(Dabei fasst man die Finger nacheinander an und bewegt sie.)

Ich weiß ein Ding,
heißt Piepering,
kann gehen und drehn,
kann auf dem Kopf
nach Hause gehen.

(Gemeint ist der kleine Finger, den man über den Tisch laufen lässt.)

Kommt ein Mäuschen,
baut ein Häuschen.
Kommt ein Mückchen,
baut ein Brückchen.
Kommt ein Floh,
der macht – sooo!

(Man macht mit den Fingern Schritte auf das Kind zu oder geht mit den Fingern am Körper des Kindes hoch und kitzelt es zum Schluss.)

Und denken Sie daran: Sobald Sie eine Melodie oder einen Rhythmus gefunden haben, der funktioniert, können Sie alle beliebigen Worte hinzufügen. Es gibt kein Gesetz, das besagt, dass wir nicht kreativ sein dürfen und nicht unsere eigenen Verse zu einer Melodie erfinden können. Erwachsene denken oft einfach nicht daran. Die meisten von uns sind keine Musiker oder Komponisten. Wir können aber alle unsere eigenen Worte in eine bekannte Melodie kleiden.

Es tanzt ein Bi-Ba-Butzemann in unserm Haus herum,
Es tanzt ein Bi-Ba-Butzemann in unserm Haus herum,
fi-del-bum.
Er rüttelt sich, er schüttelt sich, er wirft sein Säcklein hinter sich,
Es tanzt ein Bi-Ba-Butzemann in unserm Haus herum.

Rauf und runter, rauf und runter,
rein und raus, rein und raus;
hin und her, und hin und her;
und jetzt noch mal von vorn:
uuuuund (schneller, lauter, flüsternd, schreiend, lachend, wütend ...)
rauf und runter ...

Manche Kreisspiellieder, wie etwa „Rauf und runter“, sind für eine Gruppe von Kindern gedacht, die sich an den Händen halten. Diese Lieder sind ideal, um Erwartung und Spannung entstehen zu lassen und um ihre Aufmerksamkeit aufrechtzuerhalten. Es ist eines der besten Bewegungslieder, um das nonverbale autistische Kind dazu zu verlocken, einen Laut von sich zu geben, vorausgesetzt, es gelingt Ihnen, nach „uuuuund ... “, wenn alle Kinder die Hände in der Luft haben, lange genug zu warten, bis ein Kind es nicht mehr länger aushält und von sich aus entweder mit einem „rauf“ oder einem „AH“ vorprescht, damit das Spiel weitergeht.

Das „Rauf und runter“-Lied ist so einfach und direkt, dass es selbst mit dem zurückgezogensten autistischen Kind „gespielt“ werden kann. Durch ein solches Lied war es mir unter anderem auch möglich, einen ersten Kontakt mit Dirk zu finden, der zu der Zeit die Gewohnheit hatte, auf dem Boden herumzuliegen. Neben ihm kniend oder vielleicht auch spielerisch über ihm stehend, bewegte ich seine Arme oder Beine

rhythmisch zu dem Lied auf und ab, von einer Seite zur anderen, rein und raus.
Bald war es möglich, eine Pause einzulegen, indem ich so tat, als sei der Ablauf oder das Lied stecken geblieben. Ich schaute ihn mit großen Augen an und wartete gespannt, dass er „den Ball wieder ins Rollen brachte", indem er irgendeinen Laut von sich gab oder eine Bewegung machte oder mich anschaute, damit ich weiter sang und seine Arme und Beine weiter bewegte. Nachdem Dirk das Lied aus unseren Zweier-Spielen kannte, war er wesentlich motivierter, in einer Gruppenkonstellation mitzumachen.

Jedes Lied (oder jeder Kinderreim), in das ein Element der Spannung oder Überraschung eingebaut werden kann, das ausgedehnt und so lange hingezogen werden kann, dass die Aufmerksamkeit selbst des zurückgezogensten und abgekapseltsten Kindes buchstäblich *erregt* wird, hat Aussichten auf Erfolg. Manche Lieder zeichnen sich durch einen fesselnden Schluss aus. Sie enden vielleicht mit einem Kitzeln oder einem unverhofften Klatschen oder einem Hopser auf dem Knie des Erwachsenen, so dass wir die Einlagen dramatischer Pausen und den Aufbau einer Erwartungssituation als die wirksamsten „Aufmerksamkeits-Wecker" optimal nutzen können.

♫ **Die Anna saß auf einem Stein,** einem Stein, einem Stein.
Die Anna saß auf einem Stein, ei-nem Stein.
Sie kämmte sich ihr gold'nes Haar ...
Und als sie damit fertig war ...
Der Dirk saß auf einem Stein, einem Stein, einem Stein,
Der Dirk saß auf einem Stein, ei-nem Stein.
Und weiter ...

Oder:

♫ **Ein Schneider fing 'ne Maus,**
ein Schneider fing 'ne Maus,
ein Schneider fing 'ne Mausemaus,
Mi – Ma – Mausemaus,
ein Schneider fing 'ne Maus.
Und noch einmal:
Auf die Plätze – fertig – uuund –
Was macht er mit der Maus? ...
Der Dirk fing eine Maus ...

Eine packende, stimulierende, wachrüttelnde, flotte, lebhafte, schwungvolle, fröhliche Melodie hat oft punktierte Noten, einen synkopierten und sehr akzentuierten Schwung oder Rhythmus, unverhoffte Pausen, Crescendos oder Decrescendos und andere musikalische Elemente, die der erwarteten Harmonie zuwiderlaufen: eine Musik, die anregt, die uns zum Zuhören zwingt, die uns völlig im Ungewissen lässt, wo der erste Schlag eines Taktes ist; man hängt in der Luft, wie auf dem Höhepunkt einer Achterbahn. Das ist es, was diese Musik so aufregend macht. Eine Melodie, die Schwung hat, die die Noten wirklich antreibt und zieht, wie bei einem Samba oder Walzer, beim Salsa oder bei afrikanischer, irischer oder lateinamerikanischer Musik (um nur einige Beispiele zu nennen), oder eine Melodie, die sehr off-beat ist, sich also durch unbetonte Taktteile auszeichnet, solche Melodien sorgen für einen Nervenkitzel, als würde das Herz einen Schlag aussetzen. Je mehr die Melodie in den Bauch geht, umso besser, und in der Regel mit einem Rhythmus, der schneller als der Herzschlag ist.

Bewegungslieder, bei denen das Singen von einem kontinuierlichen Fluss sich ständig verändernder Bewegungen begleitet wird, sind im Allgemeinen am erfolgreichsten, insbesondere jene mit einfachen nicht-symbolischen Bewegungen, bei denen es um Körperteile geht, wie bei „Kopf und Schulter" und anderen. Bei Bewegungsliedern, die mit damit verbunden sind, mit einem Finger zu zeigen, sind die meisten autistischen Kind oft überfordert. Wir können diese Lieder allerdings benutzen, um zu versuchen, ihnen das Zeigen beizubringen. Bei Bewegungsliedern können wir:

- *klatschen – Hände*
- *schütteln – Hände, Kopf, Füße, Arme, Beine*
- *stampfen – Füße*
- *nicken – Kopf*
- *strecken – Arme hoch/runter, von einer Seite zur an deren, nach links und rechts, nach vorne und nach hinten*
- *schnalzen – Finger, Zunge*
- *zwinkern – Augen*
- *klopfen – Knie, Ellbogen, Nase, Kinn, Wange, Kopf, Fuß, Zehe, Bein …; Boden, Stuhl …*
- *berühren, reiben – Ohr, Nase, Zähne, Bauch, Auge, Mund, Haar*
- *zeigen auf – Kopf, Brust, Arm, Ellbogen, Knie, Bein, Fuß, Zehe, Schulter …; Boden, Stuhl, Decke …*
- *wackeln, schlottern – ganzer Körper, Beine*
- *bibbern – Mund*

- *wackeln, schlängeln – Finger, Zunge*
- *klappern – Zähne*

♫ **Kopf und Schulter,** Knie und Fuß, Knie und Fuß.
Kopf und Schulter, Knie und Fuß, Knie und Fuß.
Augen, Ohren, Nase, Mund.
Kopf und Schulter, Knie und Fuß, Knie und Fuß.
Und noch einmal:
Kopf und Schulter, Knie und Fuß, Knie und Fuß ...

Und den Text selbst gemacht abwandeln:

♫ **Bauch und Zähne,** Arm und Bein, Arm und Bein.
Bauch und Zähne, Arm und Bein, Arm und Bein.
Wangen, Haare, Zunge, Hals.
Bauch und Zähne, Arm und Bein, Arm und Bein.
Und noch einmal: ...

Brüderchen komm tanz mit mir
Brüderchen komm tanz mit mir, beide Hände reich ich dir.
Einmal hin, einmal her, rundherum, das ist nicht schwer.
Mit dem Fingerchen tipp, tipp, tipp;
Mit dem Köpfchen nick, nick, nick;
Mit dem Füßchen trab, trab, trab;
Mit dem Händchen klapp, klapp, klapp.
Einmal hin, einmal her, rundherum, das ist nicht schwer ...

Ei, das hast du fein gemacht, ei, das hätt' ich nicht gedacht.
Einmal hin, einmal her, rundherum, das ist nicht schwer.
Mit dem Fingerchen tipp, tipp, tipp;
Mit dem Köpfchen nick, nick, nick ...

Eins – zwei – drei – vier – fünf – sechs – sieben – acht – neun – zehn -
Ein Hut, ein Stock, ein Damenunterrock!
Und vorwärts, rückwärts, seitwärts, ran!
Hacke – Spitze – hoch das Bein!

[Dabei wird ein Fuß zuerst nach vorne, dann nach hinten, zur Seite gesetzt, dann rangezogen; dann wird zuerst die Ferse, dann die Zehenspitze aufgesetzt – und dann: hoch das Bein!]

Und noch einmal –
Eins – zwei – drei ...
Ein Hut, ein Stock, ein Daumenunterrock!
Und vorwärts, rückwärts, seitwärts, ran!
Hacke – Spitze – ...!

Oder:

***Ich hüpfe ganz allein** auf meinem kleinen Bein.*
Und wenn ich nicht mehr weiter kann
Dann fängt für mich der Dirk an ...

Selbst gemachte Lieder zu „laufenden Kommentaren“ (siehe Kapitel 6) sind bei einem autistischen Kind unglaublich hilfreich: Sie beleben die Dinge, fördern unser Zusammensein und Miteinander, schaffen ein Gefühl der Zusammengehörigkeit und einen Kontakt, wo es vorher keinen gab und noch nicht einmal eine Reaktion da war, wenn man mit dem Kind sprach. Jede Melodie kann genutzt werden. Je einfacher die Melodie desto leichter können die Worte dazu gefunden werden:

(Zur Melodie von „Fuchs, du hast die Gans gestohlen“):

Peter hat den Mantel an, (Schuhe, Jacke, Pulli, Socken ...)
nun gib ihn wieder her, gib ihn wieder her,
sonst wird ihn der Dirk holen, denn der will ihn sehr,
sonst wird ihn der Dirk holen, denn der will ihn sehr! ...

(Zur Melodie von „Jetzt fahrn wir übern See“):

Jetzt ziehn wir unsre Socken an,
jetzt ziehn wir unsre Socken an.
Jetzt ziehn wir unsre Socken an,
jetzt ziehen wir sie an!
Die mit den roten Streifen,
Streifen, Streifen, Streifen,
die mit den roten Streifen,
die ziehen wir jetzt an!

♫ *Jetzt ziehn wir unsre Schuhe an …* (Pullis, Schals, Mützen …)
Die mit den langen Schnüren …

Jetzt räumen wir noch auf,
jetzt räumen wir noch auf …
Die Sachen in die Kiste,
Kiste, Kiste, Kiste, …

Jetzt waschen wir die Hände,
jetzt waschen wir die Händ'
Mit einer schönen Seife,
Seife, Seife, Seife …
Jetzt putzen wir die Zähne,
jetzt putzen wir die Zähn'
Mit schönem klaren Wasser, Wasser …

Jetzt rollen wir den Ball …
das Auto …
holen einen Stuhl …
setzen uns jetzt hin …
malen wir ein Bild …
kritzeln wir herum …
hüpfen wir herum …

Ein anderes Aufräum-Lied wäre:

♫ ***Achtung! Achtung!*** *Hallo Kinder!*
Etwas Neues wird gemacht.
Es wird Zeit jetzt aufzuräumen.
Ja, wer hätte das gedacht!
Und gemeinsam woll'n wir's schaffen,
keiner schließt sich dabei aus:
Und ist alles dann im Kasten,
räumen wir es nicht mehr aus!

Das Lied „Wenn du glücklich bist" bietet sich sowohl an, um den gängigen Text zu singen, als auch entsprechend der Melodie selbst einen zu machen. Also zunächst der Originaltext, dann ein Vorschlag zum Abwandeln:

Wenn du glücklich bist,
dann ruf mal laut: hurra!
Wenn du glücklich bist,
dann ruf mal laut: hurra!
Ja, du kannst es allen zeigen,
musst Gefühle nicht verschweigen.
Wenn du glücklich bist,
dann ruf mal laut: hurra!

Wenn du zornig bist,
dann stampf mal mit dem Fuß! …

Wenn du fröhlich bist,
dann pfeif doch mal ein Lied! …

Wenn du traurig bist,
dann wein doch einfach mal! …

Wenn du gut gelaunt bist,
hops doch mal herum! …

Wenn du schlecht gelaunt bist,
brüll doch mal ganz laut! …

Und wenn du hungrig bist,
dann schmatz doch einfach mal! …

Und wenn dir dieses Lied gefällt,
dann klatsch doch mit! …

Wenn du Lust hast, ja,
dann ruf doch mal: hallo!
Wenn du Lust hast, ja,
dann ruf doch mal: hallo! …

Wenn du klatschen möchtest,
mach es doch mal so! …

Wenn du stampfen möchtest,
stampf doch mit dem Fuß …

Wenn du lachen möchtest,
lach doch einfach los! …

Es besteht immer die Gefahr, dass die autistischen geistigen Funktionsweisen auch an den Erwachsenen nicht ganz spurlos vorübergehen. In einem Kindergarten waren die Erzieherinnen und Betreuerinnen so darum besorgt, bei den neuen Liedern keinen Fehler zu machen, dass sie die Texte in großen Buchstaben an die Wand schrieben – mit dem Ergebnis, dass drei Jahre später immer noch keine von ihnen die Texte auswendig konnte. Jeden Tag sangen sie vor dem Essen die gleichen Lieder und lasen dabei die Texte von der Wand ab. Aber sobald das Lied ein paar Mal gesungen worden ist, sind Fehler in Wahrheit eine kommunikative Chance: Wir werden oft überrascht sein, wenn wir in dem Fall sogar von einem Kind korrigiert werden, das seine Stimme normalerweise nicht benutzt, um zu kommunizieren, uns nun aber zu verstehen gibt, was wir hätten sagen oder singen *sollen*! Geben Sie ihm also eine Chance, indem Sie manchmal Fehler machen!

Es müssen keine sauberen Reime sein. Alle Worte, die einen Sinn machen (oder auch nicht: viele alte Kinderreime machen wenig Sinn!), sind perfekt, solange sie dazu beitragen, dass Sie und das Kind, das Lied und die Melodie in Schwung bleiben! Manchmal lohnt es sich auch, die Worte sorgfältig passend zu einer Melodie und einem bestimmten Kind zu wählen (wie ich es verschiedentlich in den Beispielen in Kapitel 6 versucht habe). Jede Form der Improvisation ist in Ordnung. Manchmal werden Sie mehrere Silben verschlucken oder zusammenziehen müssen, was selbst das autistische Kind wachrütteln und für die Bedeutung der Worte interessieren kann: Die Melodie bleibt zwar die gleiche, aber aufgrund der Worte gerät sie leicht „durcheinander“.

Alles in allem kann die Nützlichkeit des Singens und der Verwendung von Melodien bei einem autistischen Kind nicht genug betont werden. Wir müssen jene Lieder aufgreifen, die am meisten dazu angetan sind, seine Aufmerksamkeit und sein Interesse zu wecken und aufrechtzuerhalten. Und das heißt, dass die Lieder einen flotten, lebhaften, aufregenden Rhythmus haben müssen, der dem Kind ins Blut geht und mit jeder Menge Bewegung verbunden werden kann, so dass es etwas „zu tun hat“. Denn dies hilft ihm, sich zu konzentrieren. Je spannungsgeladener und aufregender die Erwartungssituation, desto größer die Chance, die nachlassende Aufmerksamkeit des Kindes einzufangen und wieder zu fesseln.

Angesichts seines Mangels an Phantasie und seines fehlenden Interesses an symbolischen Bedeutungen sind Bewegungen, die das Kind mit dem Körper machen kann, am erfolgreichsten. Sie ermutigen das autistische Kind auch, zu beobachten und nachzumachen, was Sie tun, und das heißt, dass es sich auf eine Form einer interaktiven Aktivität einlässt. Lieder zu „laufenden Kommentaren" können zu dem bekannten Lied gemacht werden, das Sie oder das Kind mögen: Sie fügen einfach Ihre eigenen Worte passend zur Situation hinzu. Auf diese Weise können Sie sich im wahrsten Sinne des Wortes durch den ganzen Tag singen.

10 Interaktionsspiele mit Spielzeugen, Büchern und anderen Gegenständen

Kuckuckspiele und Versteckspiele: Aufmerksamkeit und Interaktion durch Spannung und Überraschung

Alle kleinen Kinder lieben Kuckuckspiele. Diese Spiele bauen mit ihrer klaren Struktur auf instinktive Reaktionen der Erwartung und Erregung auf und sind entscheidend für die Sprachentwicklung und die soziale Bewusstheit. Die erste Version der Kuckuckspiele ist das „Ich komme, ich komme"-Spiel, bei dem ein Erwachsener sich aus dem Abstand von etwa einem Meter dem kleinen Baby nähert, um sich dann „drohend", fast bis zur Berührung, zu seinem Gesicht vorzubeugen (Bruner 1976). Bei dem „Ich komme, ich komme"-Spiel blickt der Erwachsene für gewöhnlich zu dem Baby hinunter, das zu ihm hinaufschaut (siehe Kapitel 5). Mit den gleichen Grundregeln kann diese Version auch oft erfolgreich bei eher passiven autistischen Kindern genutzt werden.

Trotz seiner Entwicklungsverzögerung sind die instinktiven Reaktionen des autistischen Kindes für gewöhnlich nicht beeinträchtigt, sofern der Reiz stark genug, einfühlsam auf das Kind abgestimmt, spielerisch und genügend unbedrohlich ist. Jede Aktivität, die das Kind zur sozialen Interaktion animiert, stärkt das Wachstum seines kommunikativen nicht-autistischen Potenzials, insbesondere wenn es dabei um Kontakte von Angesicht zu Angesicht geht. Macht dieser Kontakt dem Kind soviel Spaß, dass es motiviert ist, von sich aus solche Situationen zu suchen, dann tut das Kind etwas absolut Nicht-Autistisches, weil es ihm mehr Spaß als seine üblichen abgekapselten oder eintönigen Aktivitäten macht. Autistische Kinder brauchen unsere Hilfe, um zu lernen, ihre Aufmerksamkeit zu fokussieren, ihre Konzentrationsspanne auszudehnen, zu warten, bis sie an der Reihe sind, um dann ihren Part zu übernehmen und auf die Reaktion des anderen zu achten.

Kuckuckspiele schneiden bei allen diesen Fertigkeiten ausgesprochen gut ab. Sie fördern auch den Sinn für Humor, eine äußerst komplexe soziale und kommunikative Fertigkeit, da Humor ein Gespür für die Grenze zwischen „Realität" und „Vormachen" benötigt, das heißt, die Anfänge des So-tun-als-ob-Spiels und der Symbolisierung.

Ein Kuckuckspiel wird immer dadurch eröffnet, dass die beiden „Spieler" einen ausdrücklichen Kontakt zueinander herstellen, bei dem sie sich für gewöhnlich ins Gesicht schauen, wie kurz auch immer. Ist dies nicht der Fall, kann der Erwachsene das Spiel mit einem dramatischen tiefen Einatmen und einem die Erregung fördernden „Hallo!?“ initiieren. Oder wir wecken die Aufmerksamkeit des Kindes, indem wir das „Versteckinstrument“ sehr sichtbar und interessant machen. Wir können es zum Beispiel ganz ostentativ hochhalten oder damit wackeln. zum Beispiel mit einem Tuch, einem Schal, einer Jacke oder einem Buch, das wir hinter unserem Rücken verstecken, um es plötzlich wieder zum Vorschein kommen und es schnell von einer Seite zur anderen oder quer durch sein Blickfeld wandern zu lassen.

Diese einleitende Episode dient dazu, die Neugier des Kindes zu wecken, seine Aufmerksamkeit zu fokussieren und zu bestätigen, dass sich beide „Spieler“ des jeweils anderen bewusst sind. Sie schließt die unausgesprochene Übereinkunft mit ein, dass das Spiel aus keinem anderen Grund als dem des gemeinsamen Miteinanders gespielt wird – und um Spass miteinander zu haben.

Das Spiel folgt bestimmten Regeln, und das Kind lernt, das Verschwinden und Wiederauftauchen an einem bestimmten Ort, zu einem bestimmten Zeitpunkt, in einer bestimmten Situation, begleitet von bestimmten Lautäußerungen zu erwarten. Das Herumspielen mit diesen Erwartungen bestimmt den Erfolg des Spiels. Durch das Warten und Nicht-Wissen, wann, wo und wie das Gesicht wieder auftaucht, wird Spannung und Aufregung aufgebaut. Sobald das Spiel „eingerichtet“ ist, können die Regeln erweitert und in endlosen Variationen durchgespielt werden.

Jede Situation kann als Startzeichen für ein spontanes Kuckuckspiel genutzt werden, zum Beispiel wenn das Gesicht des Kindes beim Anziehen des Pullovers gerade „versteckt“ ist. Ebenso können Sie ein Buch, ein Spielzeug oder Ihren Ärmel als eine Gelegenheit für ein kleines Spiel nehmen. Es kann mit einer Decke oder einem Schal gespielt werden, der groß genug ist, dass Sie beide sich mit dem Kopf darunter verstecken können. Dies ist im Übrigen eine gute Art und Weise, um Kontakt herzustellen: Wenn Sie sich beide darunter verkriechen, fördert es den Blickkontakt, da es keine visuellen Ablenkungen gibt. Sie oder das Kind können sich hinter der Tür, einem Stuhl, einem Vorhang verstecken, und die Initiative, dass daraus ein Kuckuckspiel werden soll, kann sowohl von Ihnen als auch von dem Kind kommen.

Es ist die Offenheit und Bereitschaft eines jeden „Spielers“ zuzulassen, damit sich das Ganze spontan entfalten kann. Und diese Spontaneität ist es, die das Spiel so interessant, vergnüglich und kreativ macht. Vor allem ist es ein Spiel, bei dem man keinen Fehler machen kann. Es gibt kein Scheitern, keine falsche Bewegung. Jede Bewegung, jeder Laut, jede Geste oder auch das Ausbleiben einer Bewegung, Geste oder eines Lautes, sind einfach der nächste erfolgreiche Schritt in dem Spiel – je unverhoffter desto besser.

> *Die Erzieherin hatte eine Kiste mit Hüten und Perücken mit in ihre Gruppe gebracht, um Blickkontakt und Rollenwechsel zu fördern. Die Kinder und Erwachsenen tauschten untereinander die Hüte aus und setzten sie sich gegenseitig auf den Kopf. Mohamed ließ das alles ohne sonderliches Interesse über sich ergehen, bis ich eine Perücke mit langem lockigem Haar aus der Kiste zog. Ich war mit ihm auf einer Augenhöhe, nahm die Perücke und wedelte damit vor seinen Augen, so dass mein Gesicht verdeckt war. Dann hob ich sie langsam hoch, so dass zuerst meine Nase, dann die Augen und schließlich das Gesicht zum Vorschein kamen.*
> *Ein breites Grinsen machte sich auf Mohameds Gesicht breit, und damit veränderte sich auch sein Blick. Es war, als sei etwas plötzlich eingerastet: Plötzlich schien er mich zu sehen und wieder zu erkennen, als ob es das erste Mal sei. Dann lachte er. Er lachte und kicherte, schaute mir in die Augen und ins Gesicht, streckte wie ein kleines Baby seine Finger aus, um mein Gesicht zu berühren.*
> *Ich nahm die Perücke ab, redete und lachte mit ihm. Mohamed setzte sie mir wieder auf. Nach mehreren „Runden“ nahm ich sie ab, zog sie ihm an und reichte ihm einen Spiegel. Er betrachtete sein Bild mit lächelndem Staunen. Dann setzte er mir die Perücke wieder auf den Kopf. Ich nahm sie ab und setzte sie einer anderen Betreuerin auf. Er war hellauf begeistert, blickte interessiert zwischen ihr und mir immer wieder hin und her. Ab dem Augenblick waren wir keine Fremden mehr füreinander, wir waren Freunde.*

Dies war ein dramatischer Augenblick: Es war gelungen, ein Kind zu „holen“, das sich irgendwo „im Weltraum“ verirrt hatte. Am Anfang machte Mohamed einen gleichgültigen und apathischen Eindruck. Seine Augen sahen offensichtlich nichts, seine Aufmerksamkeit war nicht fokussiert. Aber mit einemmal wurde seine Aufmerksamkeit durch etwas in meinem Gesicht in einen sinnvollen Fokus herbeigezoomt. Und er genoss unser gemeinsames Spiel ungeheuer.

Die zweite Runde des Kuckuckspiels besteht in dem eigentlichen Vorgang des Versteckens und allem, was damit verbunden ist. Es gibt vier Grundvarianten: Es kann der Erwachsene sein, der sich versteckt, oder das Kind, wobei das Verstecken sowohl von dem Kind als auch vom Erwachsenen initiiert werden kann. Beide können während des Spiels die gleiche Rolle behalten, oder einer der beiden „weigert“ sich plötzlich, weiter seine ursprüngliche Rolle zu spielen. Dies „zwingt“ den anderen, die Rollen zu wechseln und den nächsten kommunikativen Schritt zu machen, wenn das Spiel weitergehen soll.

Da es nichts zu verlieren oder zu gewinnen gibt und nichts auf dem Spiel steht, außer gemeinsam etwas Spannendes und Spaßiges zu erleben, wird das Kind das Spiel in der Regel fortsetzen wollen. Deshalb wird es gerne die Initiative ergreifen, um die nächsten kommunikativen Schritte zu machen. Damit hat ein normalerweise nicht-kommunikatives Kind sich zu einer spontanen Kommunikation entschlossen, die keinen anderen Zweck hat als den, ein rein soziales Spiel fortzusetzen, weil es ihm Spaß macht. Da sich bei dem Spiel immer wieder eine beachtliche Spannung löst, ist der Moment des Wiederauftauchens vor allem von Lachen begleitet, wodurch eine miteinander geteilte spielerische und vergnügliche Situation entsteht.

Die beiden „Spieler“ können die Rollen wechseln, mal derjenige sein, der sich versteckt, mal Zuschauer. Sie können ihr eigenes Gesicht oder das des anderen verdecken, darauf warten, dass der andere die „Decke“ herunterzieht oder sie selbst herunterziehen. Es ist unterschiedlich, was bei welchem Kind wie funktioniert. So können zum Beispiel Schals aus unterschiedlichen Materialien benutzt werden, aus dunklem und dichtem Stoff oder aus heller durchsichtiger Seide. Wir können verschiedene Stoffe abwechselnd verwenden, verschiedenfarbige Schals, um die Welt gelb, pink oder purpurrot aussehen zu lassen. Ebenso können wir jeden Schal zusammen mit verschiedenen Düften (mit einem Säckchen Lavendel oder Rosenblättern, einem Stück Sandel- oder Zedernholz, einem Minz-Kaugummi, einer kleinen Zimtstange, einigen Gewürznelken) kombinieren, um das Spiel zusätzlich sensorisch interessant zu machen (siehe Kapitel 12).

Das Spiel steht und fällt mit dem Timing. Mit dem richtigen Timing kann die Aufmerksamkeit und Konzentration des Kindes geweckt, aufrechterhalten, ausgedehnt und kanalisiert werden. Auch das Timing des Versteckens und Wiederauftauchens kann verändert werden. Das Gesicht kann sehr schnell, sehr plötzlich oder sehr langsam (gar quälend?) wiederauftauchen. Ebenso kann das Verstecken sehr plötzlich oder sehr langsam erfolgen. Der Erwachsene kann beginnen, sich zu verstecken, ohne es dann zu Ende zu führen. Oder er kann das Kind „locken“, indem er sein Gesicht nur ein wenig aufdeckt, vielleicht nur ein Auge, um das Kind dazu zu bringen, den Rest zu erledigen, das heißt, es zur Kooperation bei einer sozialen Interaktion zu bewegen.

Ist der Wunsch des Kindes, das Spiel fortzusetzen, stark genug, wird es dem Erwachsenen mitteilen, dass er endlich aufhören soll, ständig das Spiel hinauszuzögern. Solch eine kommunikative Botschaft von einem Kind, das normalerweise nicht daran interessiert ist, sich am sozialen Austausch zu beteiligen, ist davon abhängig, dass sich der Erwachsene des kommunikativen Potenzials des Spiels bewusst ist. Ebenso hängt die kommunikative Bereitschaft des Kindes von der Fähigkeit des Erwachsenen ab, wesentlich länger geduldig zu warten, als er es vielleicht gedacht hätte, und Situationen zu schaffen, die das Kind dazu bringen, die Initiative zu übernehmen. Experimentieren Sie damit zu warten, den Spannungsbogen zwischen Ihnen aufrechtzuerhalten, bis das Kind schließlich reagiert, ohne dass Sie sich einmischen.

Wenn der Vorgang des Wiederauftauchens eines Gesichtes unvermittelt abgewandelt wird, wenn das Gesicht plötzlich an einer anderen Stelle oder in einer anderen Haltung auftaucht, wird dies besonders aufregend für das Kind sein. In solchen Momenten wird seine Aufmerksamkeit, falls sie nachgelassen hat, wieder voll geweckt und auf einen Punkt konzentriert. Die permanente Abwandlung innerhalb des Spiels sorgt für genügend Unsicherheit, um das Kind geistig „bei der Stange" zu halten. Und man kann dies verlängern, wenn seine Konzentrationsspanne wächst. Nach dem zuvor beschriebenen Versteck- und Kuckuckspiel „bat" Mohamed auch andere immer wieder darum, solche Spiele mit ihm zu spielen.

Der Erfolg eines Kuckuckspiels hängt nicht nur vom Wiederauftauchen des Gesichtes ab, sondern auch von den interessanten Lauten, die der Erwachsene dabei macht. Je weniger vertraut das Spiel oder die Situation, in der es gespielt wird, für das Kind sind, desto wichtiger scheinen die Lautäußerungen der Erwachsenen zu sein. Der Variationsvielfalt sind keine Grenzen gesetzt, was die Laute, das laute Atmen und die Vokalisierungen beim Auftauchen angeht: die dramatischen Gesichtsausdrücke und Intonationen, die ein Erwachsener benutzt, um die Aufmerksamkeit des kleinen Kindes auf sich zu ziehen, oder übertriebenes lautes Einatmen und Seufzen sowie vermeintlich „schockiertes" Atemanhalten. Üblicherweise sagt man beim Wiederauftauchen Laute wie „buh!", „da!", „da ist es!", aber ebenso gut könnten wir „hallo!", „ahh!", „da bist du ja!", „da ist Tim!" oder „hab dich!" sagen. Vielleicht versuchen Sie, jede Woche mit einer etwas anderen Version aufzuwarten und dann immer wieder unverhofft zwischen den Variationen zu wechseln, damit das Ganze lebendig bleibt.

Natürlich kann es sein, dass ein extrem empfindliches Kind sich erschreckt und Angst bekommt, weil es entweder die Spannung und

Aufregung nicht aushalten oder nicht zwischen einer realen und spielerischen, vorgetäuschten Bedrohung unterscheiden kann. Bei manchen Kindern ist eine reale oder anfängliche Vermeidungsreaktion zu beobachten, wenn die „Gefahr“ direkt auf ihr Gesicht zukommt. Dies ist eine Reaktion mit einem gesunden Potenzial, da sie der Anfang davon sein kann, dass ein Kind lernt, „nein!“, „halt!“ oder „das ist zuviel für mich!“ zu sagen.

Als Erwachsene müssen wir auf die individuellen Präferenzen und das Toleranzniveau eines jeden Kindes eingestellt sein und darauf eingehen. Wir müssen alles, was wir tun, entsprechend anpassen, wenn wir uns ihm drohend nähern, uns verstecken, seine Aufmerksamkeit zu gewinnen versuchen. Und ebenso müssen wir unsere Intonation, die Distanz und Geschwindigkeit, mit der wir uns bewegen und sprechen, angleichen. All diese Dinge müssen nuanciert auf die Toleranzschwelle des Kindes abgestimmt sein, wo immer diese liegt. Bei manchen Kindern ist ein lauterer und schnellerer Ansatz erforderlich, um ihr Interesse zu gewinnen und aufrechtzuerhalten, während Sie bei anderen fast flüstern müssen und sie nur hauchzart zu berühren brauchen, um ihre Aufmerksamkeit zu wecken. Aber die Kinder genießen das Spiel, wenn es nur richtig auf sie abgestimmt ist. Um ihr Aktivierungsniveau auf einer angemessenen Ebene zu halten, müssen die Erwachsenen sie sorgsam im Auge behalten.

Ein Spiel kann scheitern, oder es können ernsthafte Probleme können auftreten, wenn der Erwachsene das Spiel beginnt, ohne zuerst die Aufmerksamkeit des Kindes gewonnen zu haben, oder wenn er das Tuch selbst wegzieht, statt zu warten oder dem Kind zu helfen, es von sich aus zu tun. In dem Fall nimmt der Erwachsene dem Kind die Initiative weg, vielleicht mit dem Versuch, ihm beizubringen, wie man es macht. Aber man kann einem Kind nicht wirklich etwas beibringen, man kann es nur darin unterstützen, etwas zu lernen. Es braucht uns, um ihm Gelegenheiten geben zu lernen, nicht um uns selbst Gelegenheiten zu verschaffen, es zu unterrichten.

Kofi *mochte Kuckuckspiele. Es waren fast die einzigen Spiele, die er mochte. Deshalb brachte seine Betreuerin oft einen Schal mit, um mit ihm kuckuck zu spielen. Kofi war jedoch langsam in seinen Reaktionen und es nicht gewohnt, selbst die Initiative zu ergreifen. Wenn sie kuckuck spielten, zog die Betreuerin den Schal zu schnell weg, ohne ihm die Chance zu geben, zu merken, dass er es auch selbst hätte tun können. Dazu hätte die Betreuerin solange – ihrem Gefühl nach eine Ewigkeit – warten müssen, bis Kofi schließlich in die Gänge gekommen* *wäre, um den Schal wegzuziehen. Kofi schien alles wie in Zeitlupe zu machen. Aber wenn ihm genug Zeit gelassen wurde, bewies er, dass er es konnte! Und sein zufriedenes seltenes Lächeln, das damit einherging, war das Warten allemal wert!*

Die Prinzipien, die die Grundlage für ein erfolgreiches Kuckuckspiel sind, können auch auf andere Versteckspiele übertragen und verallgemeinert werden. Entscheidend ist, dass das Verstecken und Wiederauftauchen dramatisiert wird, egal, was versteckt wird: ob eine Socke in einem Schuh, ein Spielzeug, ein Buch oder ein Plätzchen. Und dramatisieren heißt, dass das Verstecken von übertriebenen Gesichtsausdrücken, überbetontem Ein- und Ausatmen und aufregenden Lauten begleitet wird. Solche Versteck- und Suchspiele repräsentieren den nächsten Entwicklungsschritt des gemeinsamen Spielens mit einem anderen Menschen und der geteilten Aufmerksamkeit.

Bedeutung und Zauber von Steckkästen: „Das gehört da rein!", „Da und weg!" und „Ich kann es!"

Meine Arbeit mit autistischen und nicht-autistischen kleinen Kindern hat mich zu der Überzeugung gebracht, dass der gute alte Steckkasten (eine kleine Holzkiste mit einem dreieckigen, einem quadratischen und einem runden Loch im Deckel, in die das Kind die entsprechenden Formen stecken soll) ein weitaus größeres verborgenes Potenzial hat, als allgemein angenommen. Im Allgemeinen wird er als ein altmodisches pädagogisches Spielzeug angesehen, das bei Babys zur Förderung der kognitiven Entwicklung, der Erkennung von Formen, genutzt wird. In Wirklichkeit hat er jedoch die unübertroffene Kraft, ein verzweifeltes kleines Kind zu trösten und ihm zu helfen, einige seiner frühesten Ängste zu bewältigen. Geben Sie einem kleinen Kind, das außer sich ist, einen Steckkasten, und helfen Sie ihm, eine Form nach der anderen richtig hineinzustecken, und es wird sich in der Regel beruhigen und sich glücklich dieser Beschäftigung hingeben, die ihm ein Gefühl der Geborgenheit, des „Halts" gibt. Die Tatsache, dass jede Form ein „Zuhause" hat, in das sie *genau hineinpasst,* dass es für jedes Loch eine „Form-Antwort" gibt, ein klar organisiertes System, in dem die Dinge ordentlich ineinander passen – „das kommt dahin!" –, scheint dem Kind ein Gefühl großer Befriedigung und Zufriedenheit zu geben. Bei autistischen Kindern und Kindern, die in ihrer Entwicklung verzögert sind, ist das Interesse an Steckkästen oft ein

Zeichen eines bedeutenden Entwicklungsschubes und kognitivenemotionalen Fortschritts.

Leila konnte beispielsweise mit einem Steckkasten sehr geholfen werden, als sie eines Tages wieder einmal wie am Spieß brüllte. Das Bild ihres weit aufgerissenen Mundes, der äußerste Verzweiflung zum Ausdruck brachte, rührte mich zutiefst. Ich fragte mich, was ein Baby in diesem Zustand brauchen würde, und dachte über das Prinzip nach, das hinter seiner Suche nach einem Gefühl der Geborgenheit, des „Halts“ steckte. Ich wusste, wenn wir Leila ihr Fläschchen geben würden, dann würde sie sich glücklich damit „zustöpseln“. Ich fragte mich, was ich ihr geben konnte, das die *gleiche mental-emotionale Funktion* erfüllte, ohne ihren Mund einzubeziehen.

Ich gab ***Leila*** *einen kleinen Steckkasten mit nur einem Loch, das die Form eines Sterns hatte. Ich wusste aus ruhigeren Zeiten, dass es ihre Lieblingspuzzleform war. Sofort wurde sie ruhig, steckte eifrig die gelben und die blauen Sternformen in das „klaffende Loch“. Wir nahmen sie gemeinsam wieder heraus, sie steckte sie wieder hinein, wir nahmen sie heraus, sie steckte sie hinein … Dann versteckte sie den Kasten mit den beiden Formen darin hinter meinem Rücken, klammerte sich einige Augenblicke still an mich, ehe sie hinunterkletterte, um zu den anderen zu gehen und etwas zu trinken.*

Leila war vor Kummer außer sich gewesen. Ich glaube, es war die Erfahrung, dass das Loch und die Form perfekt zusammenpassten, die Erfahrung von „da kommt es hin!“ und „das kommt dahin!“ und „so passt es *genau*! (das waren meine laufenden Kommentare, mit denen ich ihre emotionale Erfahrung einzufangen versuchte), durch die sie sich wie verstreute Eisenspäne durch einen Magneten wieder gesammelt und gefangen hatte – eine vertraute Situation bei einem völlig aufgelösten Baby, wenn es schließlich an die Brust gelegt wird.

Beate, *drei Monate alt, lag auf dem Rücken, neben ihrer Mutter, die in eine Zeitschrift vertieft war und ihr keine Aufmerksamkeit schenkte. Ihre Nase war zu und sie konnte nicht richtig atmen, was sie offensichtlich „aus der Fassung“ brachte. Sie quengelte, gab verschiedene Laute von sich, strampelte mit den Beinen, wedelte mit den Armen, dann verlor sie die Fassung und begann bitterlich zu weinen. Ihre Mutter trug sie herum, ließ sie die Welt aus einer anderen Perspektive sehen, sprach mit ihr und wechselte die Positionen, in denen sie die Kleine hielt. Das half ein bisschen.*

Aber als sie Beate schließlich an die Brust legte (obwohl sie gerade erst ein Fläschchen bekommen hatte und nicht hungrig sein konnte), fand eine dramatische Veränderung statt: Plötzlich hatte sich das Baby, das eben noch völlig „außer sich" gewesen war, wieder gefangen. Still und ruhig, saugte sie in einem steten Rhythmus an der Brust der Mutter. Ihr Schnupfen war verschwunden, und sie atmete langsam und tief. Nach einer Weile hielt sie inne und schaute lächelnd zu ihrer Mutter auf.

Die Brustwarze zu finden, half Beate im wahrsten Sinne des Wortes, sich wieder so „zusammenzunehmen“, dass ihre Atemprobleme verschwanden, da all ihre Sinne und ihre Aufmerksamkeit jetzt auf die Brust der Mutter gerichtet waren. Nachdem sie sich wieder gefangen hatte, versuchte sie, Blickkontakt mit ihrer Mutter herzustellen, als wollte sie „danke“ sagen. Die Erfahrung, etwas zu finden, das „genau passt“, wie die Brustwarze, die ihren Mund füllt und ihre ängstlichen, verzweifelten Gefühle verschwinden lässt, muss eine solche Erleichterung für Beate gewesen sein. Diese Situation hatte ich vor Augen, als ich überlegte, wie ich Leila helfen könnte. Was immer es war, es funktionierte. Der Stern-Steckkasten war wochenlang immer mit dabei, egal, wo wir hingingen. Er schien sie jedes Mal wieder „zusammenzuflicken“, wenn sie „aus den Fugen geraten“ war.

Die Erzieherinnen von ***Max*** *waren verzweifelt: Max schrie mehrmals am Tag wie am Spieß, und nichts und niemand konnte ihn trösten. Was sollten sie tun? Seine Mutter brachte ihn, und wenn sie wieder ging, wanderte er schreiend mit seiner Flasche, die ihm vom Mund herunterhing, herum. Ich beobachtete ihn, wie er von einem Tisch zum nächsten gehend, die Spielsachen auf den Boden fegte. Max' destruktive Aktivität war wie eine Kommunikation, eine Mitteilung, wie er sich innerlich fühlte: genauso durcheinander, genauso wenig aufgehoben und genauso „aus der Fassung geraten" wie er seine Umgebung jetzt aussehen ließ.*
Ich suchte nach einem Steckkasten, legte die Formen in eine Schüssel, damit sie nicht so „verstreut" aussahen, und gab sie Max auf den Schoß. Ich hielt ihm eine Form direkt neben ihrer passenden Öffnung, ihrem richtigen „Zuhause" hin: Er hörte auf zu schreien und steckte sie hinein. „Ja, da kommt sie hin: das kommt dahin!", sagte ich und bot ihm die nächste an. Er versuchte, sie in das erste Loch hineinzustecken. „Nein", sagte ich, „da kommt sie nicht hin. Es ist eine ***andere.*** *Da kommt sie hin!" Dabei zeigte ich auf das richtige Loch. Ich reichte*

ihm eine Form nach der anderen und ermutigte ihn zunehmend mit meiner Stimme und meinen Worten, statt ihm mit dem Finger zu zeigen, wo sie hingehörte. Ich wollte ihn dazu anhalten zuzuhören und seinen eigenen Verstand zu benutzen. Seine Erzieherinnen konnten es nicht glauben, dass Max sich so lange ruhig auf eine Aufgabe konzentrierte.

Max war gerade von seiner Mutter abgeliefert worden und sein Verhalten ließ erkennen, dass er ganz „durcheinander“ war. Nachdem er das Spielzeug von allen Tischen gefegt hatte, sah der Raum im Kindergarten aus, als hätte jemand ein Lego-Bauwerk fallengelassen, das sich in seine Einzelbestandteile aufgelöst und sich überall im ganzen Raum verteilt hatte. Max schien in einem ebenso aufgelösten Zustand zu sein.

Aber mit dem Steckkasten war er es, der das Verschwinden und Finden initiierte: Er ließ die Formen verschwinden, genau wie seine Mama durch die Tür verschwand. Aber jetzt konnte er die Formen auch wiederauftauchen lassen, genau wie er es sich bei seiner Mama gewünscht hätte.

Wenn Fritz damit zu kämpfen hatte, seinen Vater gehen zu lassen, ohne vor Verzweiflung „aus den Fugen zu geraten“, spielte er mit einem kleinen roten Ball, den er warf, „da und weg!“.
Eines Tages erblickte er einen Steckkasten in der Hand einer Betreuerin und riss ihn ihr aus der Hand. Die verzweifelte Art und Weise und die völlig ausschließliche Aufmerksamkeit, mit der er sich darauf konzentrierte, die Formen immer und immer wieder hineinzustecken, lässt vermuten, dass diese Tätigkeit ihm wesentlich mehr bedeutete als einfach nur eine kognitive Beschäftigung, über die er im Grunde hinausgewachsen war.

Das Einsetzen der Formen half Fritz, einen Teil seiner Schwierigkeiten mit dem Loslassen aufzuarbeiten. Es spiegelte seine emotionale Erfahrung wider und ermöglichte es ihm, mentale Strukturen zu entwickeln, um in seinem Kopf mit der Vorstellung umzugehen, dass sein Vater immer noch existierte, auch wenn er ihn nicht sehen konnte, und dass er ihn, genau wie die Formen, wieder „zurückholen“ konnte („Objekt-Permanenz“).

Bei dem Steckkasten ist es das Kind, das entscheidet, wann etwas verschwindet, „hineinkommt“ oder „zurückkommt“, ob es sich dabei um ein Dreieck, einen Stern, eine runde Form oder in Fritz’ Fall um seinen Papa handelt. Steckkästen spielen mit dem Thema „da und weg – und wieder da!“: das größte Problem, mit dem ein Kind in einem geistigen Entwicklungsalter von etwa einem Jahr in seiner Entwicklung fertig werden muss. Was ein sehr kleines Kind vor allem beschäftigt, ist die Frage, ob die Personen und Dinge, die ihm am meisten am Herzen liegen, verschwinden oder nicht, wo sie hin sind, ob sie zurückkommen oder nicht, was es dagegen tun kann und wie es seine Gefühle der Angst und Wut bewältigen kann. Es ist eine schmerzhafte und erschreckende Erfahrung zu sehen, wie Mama oder Papa verschwinden. Wenn das Kind etwas dagegen tun könnte, wenn es irgendwie das Gefühl hätte, eine gewisse Kontrolle darüber zu haben, dann würde es ihm besser gehen. Mit einem Steckkasten kann es das! Es kann eine Form hineinstecken und sie verschwinden lassen. Aber wenn es den Deckel aufmacht, ist sie wieder da. Es kann sie herausnehmen, sie verschwinden lassen, sie wieder finden und wieder hineinstecken! Es hat die Kontrolle darüber, wann und ob sie kommt und geht, wie es will. Dies gibt ihm das so wichtige Gefühl: „Ich kann es!“ – „Ich bin jemand!“.

Die Sorge, wo man selbst (und andere Dinge) hingehört und dazugehört, ist mit dem Wunsch verbunden, dass „es“ genau passen soll. Passt es? Passt es so, dass es einem das behagliche, tröstliche Gefühl von „genau richtig“ vermittelt? Oder klemmt, kratzt, stört es und fühlt sich unangenehm an? Eine Form, die perfekt in das für sie vorgesehene Loch passt, muss in einem tiefe Erinnerungen an das befriedigende Gefühl wachrufen, gefüttert zu werden, so wie das Baby das Gefühl hat, dass der Sauger des Fläschchens oder die Brustwarze genau passen und genau das sind, was es brauchte und wollte. Vielleicht ist für kleine Kinder das Loch eines Steckkastens oder jedes Loch wie ein aufgesperrter Mund, der gefüttert oder gefüllt werden muss.

Diese Idee kam mir bei Leila, die das Entwöhntwerden und Abstillen so schwierig fand und die mit vier Jahren immer noch die ganze Zeit die Flasche im Mund haben wollte. Nach der Entdeckung des Steckkastens wurde es leichter, sie von der Flasche zu entwöhnen. Zur Überraschung und Erleichterung aller nahm Leila jetzt glücklich und zufrieden einen Steckkasten an, wenn sie bisher ihre Flasche verlangt hätte, um aufzuhören zu schreien.

Ein anderes vertrautes „Steck“-Spiel im weiteren Sinne von „Rein und raus“ und „Da und weg“ ist, wenn *das Baby* seine Mama füttert. Es bedeutet, dass das Kind versteht, dass seine Mama einen Mund hat und dass es Essen hineintun kann:

> ***Fritz*** *schien Essen, das ihm im Kindergarten angeboten wurde, nicht als etwas Essbares zu betrachten, sondern benutzte es, um damit herumzuspielen und herumzumatschen. Als seine Betreuerin jedoch etwas davon aß und ihm dabei mit übertriebenen Lauten zu verstehen gab, wie gut es schmeckte, schaute er interessiert zu ihr auf. Sie hielt ihm etwas davon auf einer Gabel hin, um es ihm zu zeigen. Er schaute sie entsetzt an, dann führte er ihre Hand mit der Gabel entschlossen zu ihrem Mund, als wollte er sagen: „Wenn du das gegessen haben willst, dann iss selbst!"*
>
> *Fortan interessierte Fritz sich insofern für Essen, als es etwas war, das seine Betreuerin essen konnte, und er verbrachte viele Mahlzeiten damit, sie zu füttern: wie ein menschlicher Steckkasten, in den Essen gesteckt wurde. Gelegentlich probierte er auch selbst einen Löffel voll. Nach einer Weile fand die Betreuerin, dass das Spiel irgendwie festgefahren war und dass Fritz inzwischen soweit war, einen Schritt weiterzugehen. Und so sagte sie zu ihm, in einer bestimmten und gleichzeitig entspannten Art: „**Du** isst es!" – und er tat es!*

Indem seine Betreuerin ihm erlaubte, im Spiel Essen in sie „hineinzustecken", konnte Fritz einen Teil seiner Ängste vor unbekanntem Essen bewältigen. Die Art, wie seine Betreuerin auf ihn einging, ermutigte ihn, eine spielerische, weniger angstgeladene Einstellung zur Ess-Situation zu entwickeln, wodurch auch das Essen selbst für ihn vertrauenswürdiger und essbarer wurde. Es versteht sich von selbst, dass dieses „Ess-Spiel" auch die so überaus wichtige „geteilte Aufmerksamkeit" und echten Blickkontakt mit sich brachte.

Das Spiel mit Steckkästen hilft auch zu lernen, wann man an der Reihe ist. Zuerst geben wir dem Kind ein Klötzchen nach dem anderen, später wechseln wir uns ab. Darüber hinaus kann das Spiel leicht zur Unterstützung der Sprachentwicklung und Kommunikation genutzt werden, indem man die verschiedenen Formen namentlich benennt. Wenn wir uns der weitreichenden grundlegenden Prinzipien be-wusst sind, können wir unsere Phantasie nutzen: Wir können uns andere kreative Wege und Möglichkeiten überlegen, die dem autistischen Kind helfen, die geistigen Konzepte und Strukturen zu entwickeln, die es für seine kognitive, emotionale, kommunikative und soziale Entwicklung braucht.

Die beschriebenen Prinzipien können zum Beispiel aufs Aufräumen übertragen werden, wenn es darum geht, Sachen in eine Spielzeugkiste zu tun. Hier können wir auf jedes Spielzeug oder Legosteinchen zeigen, das aufgehoben werden soll und so dem Kind helfen, geistig bei der Sache, seiner Aufgabe zu bleiben. Manchen Kindern macht es Spaß, alle Legosteine aus der Kiste zu nehmen, ohne sonst irgendetwas damit zu machen: alle herausnehmen – alle wieder hineintun – das ist die Beschäftigung auf dieser Stufe der Entwicklung.

Wichtig für die Erwachsenen ist, ihren wohlgemeinten Impuls zu unterdrücken, die Kiste für das Kind auszukippen. Stattdessen können Sie aus dem Lego-Spiel ein „Rein und Raus“-Spiel machen, zum Beispiel: „Lass sie uns alle rausnehmen – dieses hier und das da – und, schau! Da sind noch mehr! ... Gut gemacht! Alle raus! – Jetzt tun wir sie alle wieder rein! Dieses hier und das da und jenes und ...“ Auch wenn dies nicht sonderlich kreativ ist, so ist eine solche kooperative, zielgerichtete Beschäftigung, „Legos raus – Legos wieder rein“, doch eine interaktive Tätigkeit.

Wenn Sie den Sprung schaffen, Aufräumen oder Legosteine aus der Kiste zu nehmen als eine Grundversion eines Steckkastens zu betrachten, dann werden Sie mir zustimmen, dass es jede Menge Sachen gibt, die, wie in einen Steckkasten, irgendwo hineingesteckt werden können. Fast alles, was im Haus oder Kindergarten vorhanden ist, kann in eine einfache frühe Steckkastenversion verwandelt werden: Kartoffeln, Zwiebeln, Äpfel, Zitronen, Korken, Löffel, Tassen. Entscheidend bei alledem ist, dass das Behältnis, in das etwas gesteckt wird, höher als breit sein muss (sonst klappt der Trick des Verschwindens nicht); das heißt, dass eine Tasse, ein flaches Behältnis oder eine offene Schachtel normalerweise nicht funktionieren. Aber ein Eimer, ein sauberer Papierkorb oder ein höherer Pappkarton, der geschlossen werden kann, erfüllen absolut ihren Zweck. Ein alter Kanister oder hoher Metallbehälter haben natürlich den Vorteil, dass jeder Korken, jede Kartoffel, jeder Löffel oder Schuh (warum nicht?) ein befriedigendes Klappergeräusch verursacht – wie eine Empfangsbestätigung dass ‚es‘ angekommen ist.

„Wenn's um Bücher geht, ist das Kind komisch“: Über das Überbrücken der Lücken zwischen den Seiten

Manche autistischen Kinder zeigen mit vier Jahren noch keinerlei Interesse an Bildern und Büchern. Andere greifen zwar vorzugsweise zu Büchern, aber nicht, um sie im herkömmlichen Sinne zu benutzen. Die Fähigkeit, diese flachen zweidimensionalen Dinge, also Bilder, als Repräsentationen der Welt verstehen zu können, ist das Ergebnis komplexer emotionaler und intellektueller Entwicklungsprozesse. Bilder

„bedeuten" etwas. Aufgrund seiner Schwierigkeiten mit „Sinn" und „Bedeutung" ist das autistische Kind möglicherweise nicht in der Lage, den Bildern einen Sinn beizumessen und zu verstehen, was sie darstellen. Es sieht nur Muster von Farben und Formen.

***Adrian** stand gerne vor dem Bücherregal und schaute daran entlang, als würde er die Buchdeckel studieren. Die Erwachsenen freuten sich über sein Interesse an Büchern. Aber wenn er ein Buch herausnahm, steckte er es in den Mund und lief aufgeregt damit herum. Die Buchrücken mochte er am liebsten. Aber auch die Ecken trugen bald alle Beißspuren oder waren ganz abgekaut.*

Seine Erzieherinnen hatten anfänglich versucht, ihm Bilder zu zeigen, die ihn interessieren könnten. Adrian war jedoch einfach weggelaufen. Selbst wenn er hinzuschauen schien, gab sein Gesicht nicht zu erkennen, dass er wirklich etwas wahrgenommen hatte. Normalerweise ist dies an den Augen und im Gesichtsausdruck eines Menschen abzulesen. Vielleicht wusste Adrian einfach nicht, wie man es machte: Wie schaut man ein Bild an, so dass man sieht, was es darstellt?

Für Adrian waren Bücher einfach etwas Hartes und Quadratisches, in das man schön beißen konnte. Er schaute sich wahrscheinlich gar nicht die Buchdeckel oder Bilder an, wenn er vor dem Regal stand, sondern ihn interessierte die Festigkeit, die „Beißbarkeit" ihrer Rücken. Alles, was hart war, konnte für Adrian die Funktion eines „autistischen Objektes" (siehe Kapitel 11) erfüllen. Wenn ihm die Bücher weggenommen wurden, sträubte er sich nicht. Er nahm einfach irgendetwas anderes Hartes, um darauf herumzubeißen. Andere autistische Kinder schauen sich zwar gerne Bücher an, hören aber nicht zu, wenn ihnen daraus vorgelesen wird.

***Cheng** schien Bücher über alles zu lieben. Sobald er irgendwo einen Erwachsenen sah, kletterte er ihm mit einem Buch in der Hand auf den Schoß, schlug es auf, und dieser begann natürlich, ihm daraus vorzulesen.*

Cheng ließ seinen Blick jedoch im Raum herumwandern und schaute sich nicht die Bilder an. Nach einer Weile hörte die Betreuerin auf zu lesen und begann, mit ihm über die Bilder zu sprechen. Cheng, dessen Augen immer noch überall, nur nicht auf das Buch gerichtet waren, zeigte kein Interesse. Wenn die Betreuerin anfing, sich mit einem anderen Erwachsenen zu unterhalten, hatte Cheng nichts dagegen. Hauptsache, sie redete.

Cheng schien hinter Folgendes gekommen zu sein: Wenn er ein Buch und einen Erwachsenen „zusammenbrachte", dann hielt der Erwachsene für ihn einen behaglichen Sitzplatz mit „Geräuschkulisse" bereit. Dies ist uns von allen kleinen Kindern vertraut. Sie empfinden es als wohltuend, der Musik der Unterhaltung anderer zuzuhören. Bei Cheng jedoch war irgendetwas in eine Sackgasse geraten. Er war zu der Erwartung gekommen, dass ihm ein Buch einen kuscheligen Platz zum Sitzen verschaffte und ihn in Geräuschen einhüllte. Cheng behandelte den Erwachsenen wie einen besseren Stuhl. Menschen sind jedoch wesentlich mehr als nur ein warmer Sitzplatz. Es war wichtig, Cheng zu zeigen, das Bücher da sind, um sie zu lesen und anzuschauen. Menschen jedoch sind lebendig! Menschen können zuhören und mit einem reden und spielen!

Wenn Cheng fortan mit einem Buch ankam, die Bilder aber nicht anschaute, legten wir das Buch jedes Mal mit dem Kommentar weg: „Kein Buch, tschüss Buch: Cheng möchte kuscheln!" oder: „Cheng möchte spielen!" (oder was auch immer angemessen erschien). Dann fing die Betreuerin mit ihm ein Bewegungslied oder ein interaktives Spiel, zum Beispiel eine Art „Ich krieg dich"-Spiel. Innerhalb von etwa einer Woche hörte Cheng auf, mit Büchern zu Erwachsenen zu gehen. Er klettert ihnen zwar noch immer oft auf den Schoß, aber ohne ein Buch. Bücher sind ihm allerdings immer noch wichtig. Jetzt sitzt er manchmal da und schaut sich Bücher an; aber leider lässt er auch seine Wut an ihnen aus und zerbeißt und zerreißt sie.

Andere autistische Kinder machen etwas mit Büchern, das vielen rätselhaft erscheint: Sie blättern jedes Buch oder auch nur ein bestimmtes Buch mit einer solchen Geschwindigkeit durch, dass man kaum glauben kann, dass sie überhaupt etwas sehen. Das Ganze hat etwas Automatisches und Kontrollierendes an sich, wie das blitzschnelle Ein- und Ausknipsen von Lichtschaltern. Es erscheint im Grunde unsinnig und geistlos und weckt bei Erwachsenen den Wunsch, genauso schnell hinzurennen und zu rufen: „Hör damit auf!"

Es war mir Monate lang ein Rätsel, was es ***Türkan*** *brachte, immer wieder blitzschnell Bücher durchzublättern. Wenn ich versuchte, mit ihm über die Bilder zu reden oder ihn dazu zu bringen, langsamer zu blättern, wurde er wütend. Er bestand fast mit aller Gewalt darauf, weiter durch das Buch zu rasen. Mit zusammengebissenen Zähnen, angespanntem Körper, kniff und kratzte er vor Wut nach mir, weil ich mich* *eingemischt hatte. Dennoch machte ihm diese Beschäftigung keinen Spaß. Es sah eher wie eine fürchterliche Qual aus. Es schien jedoch unmöglich, ihn davon zu befreien und ihm etwas anderes zu zeigen, womit er sich hätte beschäftigen können. Er schien süchtig nach dieser schmerzhaften Beschäftigung zu sein, wie eine Sucht oder ein Zwang, gegen die oder den er machtlos war.*

Tat Türkan vielleicht so, als würde er lesen, wie er es bei seiner älteren Schwester gesehen hatte? Dazu fehlten ihm aber in Wirklichkeit die Grundlagen für die Bedeutung von Bildern und Worten? Wir taten diese Idee als viel zu kompliziert für ein Kind wie Türkan ab. Denn alle seine übrigen Verhaltensweisen und Reaktionen zeigten, dass er die früheren symbolischen Stufen noch nicht gemeistert hatte. Machte er vielleicht etwas nach? Oder tat er einfach so als ob, als sei dies alles, was es mit dem Lesen oder Anschauen eines Buches auf sich hätte?

Schließlich, und nachdem ich das Gefühl hatte, ihn sehr lange zugesehen zu haben, ohne etwas zu verstehen (was jeder Mensch nur schwer aushalten kann), kam mir plötzlich die Idee: In dem Moment, in dem man die Seite umblättert, ist die vorherige Seite „weg". Findet man es schwierig, wenn Dinge „weg" sind (was für Babys und kleine autistische Kinder zutrifft), dann gerät man beim Durchblättern in ein Dilemma: Jede Seite wird zur Miniaturausgabe einer Angstattacke, die es erforderlich macht, ständig zu überprüfen, dass die Seite noch „da" ist! Das war die Erklärung für Türkans Qual und sein Gefühl, gnadenlos dazu getrieben zu werden zu prüfen, prüfen, prüfen, dass keine der Seiten verschwunden war! Es hätte ja immerhin sein können, dass die Seiten weggelaufen waren, jemand sie weggenommen oder verändert hatte. Wer kann das schon wissen? Deshalb versuchte Türkan, die Seiten alle gleichzeitig anzuschauen, und gab sich bei dieser unangenehmen Erfindung von Büchern so viel Mühe wie er konnte. Warum mussten die Bücher auch auf beiden Seiten Bilder haben? Während man die auf der einen Seite anschaute, konnten die auf der anderen Seite herausfallen oder verschwinden! Schließlich waren in seinem kurzen Leben auf dieser seltsamen Welt schon alle möglichen seltsamen Dinge passiert. Deshalb passte er wie ein Adler auf sie auf, raste durch die Seiten, damit ihm nichts entging.

Als ich das nächste Mal zu Türkan ging, ließ ich mich auf sein Spiel ein und blätterte eine Seite in seiner Geschwindigkeit schnell vor und zurück. Ich sagte: „‚Weg!' Mag ich nicht" und dann zur vorherigen Seite zurückblätternd: „Das ist sie!" und wieder zurück: „Wieder weg!" und „Wieder da!" – immer wieder und wieder. Als „Echo" der Geschwindigkeit, mit der er das Buch durchblätterte, fügte ich blitzschnell „weg!" und „da!" hinzu, wie man es vielleicht bei altersentsprechenden Spielen mit einem Kleinkind macht.

Türkan war offenkundig an dieser abgewandelten Version eines Kuckuckspiels oder Versteck- und Suchspiels mit den Seiten eines Buches interessiert. Jetzt war aus seinem Blättern ein Spiel geworden. Wir spielten auch: „Wo ist es hin?" – „Da ist es! ... Ups, – wieder weg!"

Türkan schien die Vorstellung gehabt zu haben, fast alle Bilder auf einen Blick sehen zu können, wenn man das Buch ganz schnell durchging – ein Blitzdurchgang, und man wurde nicht mit der schwierigen Vorstellung von „weg" konfrontiert. Obwohl Türkans Methode nicht besonders gut funktionierte (oder weil Bücher sich nicht sonderlich gut für diese Methode eignen), bemühte er sich hartnäckig, alles zu tun, damit seine Idee funktionierte. Es war, als sei ein Buch für Türkan mehr so etwas wie eine Kiste oder ein Behälter. Er musste dann immer kontrollieren, ob noch alles da war. Ein Bilderbuch ist jedoch mehr als eine Kiste mit Bauklötzen.

Der Inhalt eines Buches wird für gewöhnlich weniger durch den Buchrücken als vielmehr durch die Geschichte oder das Thema zusammengehalten. Dies sind jedoch geistige Konzepte. Die Geschichte und die Bedeutung von Bildern müssen im Sinn behalten werden, und es ist der Kopf, der zum Behälter für die Gedanken werden muss, die durch die Bilder der Geschichte in einem Buch erzeugt werden.

Türkan hatte große Schwierigkeiten damit. Sein Kopf vermochte ein so kompliziertes Konzept nicht zu „behalten", weil er noch immer vorrangig mit dem Wegsein beschäftigt war, einer weitaus früheren Entwicklungsstufe. Türkan brauchte Hilfe, um einen anderen Weg zu finden, mit dem Problem des Wegseins bei Bildern und Büchern umzugehen. Es sah so aus, als würde er versuchen, die Schluchten zwischen den Seiten ohne Brücken zu überwinden. Sein geistiges Modell, Bücher wie eine Kiste oder einen Behälter mit Dingen darin zu behandeln, funktionierte wirklich nicht gut. Es musste Türkan gezeigt werden, wie er in seinem Kopf Brücken bauen konnte, um die Seiten miteinander zu verbinden, damit seine Furcht vor dem „Wegsein" ihn nicht bei jeder Seite überwältigte. Dadurch, dass ich der Erfahrung einen Namen gab, sie „da" und „weg" nannte, wurde eine solche Brücke geschaffen, die es uns sogar ermöglichte, sie gemeinsam zu überqueren.

Mit zwei Kopien von jedem Bild aus einem Buch (vielleicht auf ein Stück Pappe geklebt) kann man einen weiteren und konkreteren Schritt in diesen Prozess einbauen: Türkan konnte die Bilder nun alle aneinander reihen, und das ermöglichte es ihm, sie alle gleichzeitig zu sehen und sie auch mit den Bildern im Buch zu vergleichen. Damit kann man auch andere kommunikative Spiele spielen, wie Lottospiele, Bildsteckkästen (= Bilder durch einen Schlitz in einer Kiste stecken), Memory oder „Kannst du dieses Bild im Buch finden?". Die Bilder konnten so zusammengestellt werden, dass daraus neue Geschichten entstanden, für ihn „falsch" aneinandergereiht werden, so dass er sie richtig ordnen musste. Und sie konnten dazu benutzt werden, um sie für ihn in seinem Tagesablauf persönlich bedeutsam zu machen, das heißt, ihn zu ermutigen, die Bilder mit einer Bedeutung zu verbinden. Wir konnten Türkan zum Beispiel ein Bild von einem Kind zeigen, das einen Keks aß oder in den Park ging, ehe wir ihm selbst einen Keks gaben oder mit ihm in den Park gingen.

Als ich Türkan etwa drei Jahre später wieder traf, war er zwar von seinem Hindurchrasen durch Bücher weggekommen, hatte aber eine andere seltsame Gewohnheit entwickelt, mit ihnen umzugehen.

> *Türkan bestand darauf, dass seine Erzieherin sich jeden Tag mit ihm hinsetzte und ihm aus einem Buch vorlas, jeden Tag dasselbe Buch. Sie las „abgehackt", so wie er mit seinem Finger von „Buchstaben-Bündel" zu „Buchstaben-Bündel" (= Worte) weiterging. Auf diese Weise wusste er, wann die Seite zu Ende war und umgeblättert werden musste.*

Seine Erzieherin freute sich zwar über sein Interesse an Bücher, aber bei genauerer Beobachtung seines Gesichtsausdruckes wurde deutlich, dass er in Wirklichkeit bei der Geschichte gar nicht zuhörte und auch nicht mit den Fingern „mitlas", wie sie ursprünglich geglaubt hatte. Dafür sprachen insbesondere seine Augen, die oft im Raum herumwanderten, während er weiterhin auf die „Buchstaben-Bündel" zeigte. In Wirklichkeit gab Türkan der Erzieherin damit offenbar die Anweisung zu lesen und die richtigen Laute von sich zu geben, denen er zuhören wollte. Er schien weder die Bedeutung der Geschichte zu verstehen, noch an den Buchstaben interessiert zu sein, aus denen die einzelnen Worte bestanden. Man hatte den Eindruck, als würde Türkan auch hier wieder etwas tun, das mit einem blitzschnellen Ein- und Ausknipsen von Lichtschaltern verwandt war: in dem Fall, als würde er das Tonabspielgerät seiner Erzieherin aus- und einschalten. Hier war irgendetwas festgefahren und wie tot.

Türkan hatte etwas ziemlich Herrisches an sich. Seine Erzieherin mochte diese Art des Lesens nicht besonders, aber statt ihm dies zu sagen und ihm lebendigere oder kreativere Möglichkeiten anzubieten, ertrug sie es einfach, wie er sie behandelte. Es war, als hätte sie selbst abgeschaltet, als würde es sie nicht mehr kümmern, ob es Sinn machte oder nicht. Sie reagierte einfach nur noch automatisch, wie eine Geräuschmaschine oder eines dieser Bücher, bei denen man auf den „Knopf drückt".

Als ich mit der Erzieherin über Türkan und sein „Lesen" sprach, erklärte sie, sie sei verwirrt und wüsste weder, was er tue oder im Sinn habe, noch was sie tun sollte oder könnte, um ihm zu helfen. Sie war müde, hatte die Nase voll, war abgestumpft und fühlte sich allein gelassen und nicht unterstützt. Gut möglich, dass all diese Gefühle auch Botschaften von Türkan waren: So fühlte er sich innerlich, und seine Erzieherin hatte diese Gefühle aufgrund ihres Einfühlungsvermögens übernommen. Hätte die Erzieherin diese Möglichkeit vor Augen gehabt, wäre sie vielleicht in der Lage gewesen, sich Wege und Möglichkeiten zu überlegen, wie sie sich selbst und Türkan aufmuntern konnte, wie sie ihre Interaktionen kreativer und in einem zwischenmenschlichen Sinne lebendiger machen konnte und wie sie miteinander kommunizieren konnten, ohne dass sie (oder er) auf einen Automaten reduziert wurde.

Unser Hauptziel ist es, dafür zu sorgen, dass die Dinge lebendig bleiben. Und Reden ist einer der lebendigsten Wege, Brücken menschlichen Kontaktes und menschlicher Interaktion zu bauen. Entscheidend für uns ist, Menschlichkeit und Hoffnung nicht aus dem Auge zu verlieren und mit dem Kind so umzugehen und so mit ihm zu sprechen, *als hätte* es das menschliche Potenzial, uns zu verstehen. Die Leere des Kindes, auch wenn es sich dabei um einen autistischen Rückzug handelt, löscht selten jeden sinnvollen Laut aus. Gleichzeitig müssen wir seine kleinsten nonverbalen Mitteilungen sehr sorgfältig beobachten und darauf reagieren.

Bücher haben ein großes Potenzial für alle Formen des Lernens und Genießens, aber sie können auch „missbraucht" werden. Die enorme Bedeutung, die „geteilter Aufmerksamkeit" für die spätere Entwicklung der Sprache zukommt, kann nicht oft und stark genug betont werden. Und es kann kaum ein vielseitigeres Instrument zur Erleichterung dieses Prozesses geben als einen Erwachsenen und ein Kind, die zusammen ein Bilderbuch anschauen.

Teil IV

Versuchen wir, das alles zu verstehen

11 Die suchtartige Qualität autistischer Verhaltensweisen

Wenn Schmusen kein Schmusen ist: Über den Wunsch, ein „Mutterschoß-Baby" zu sein

Manche kleine autistischen Kinder weinen, um auf den Arm genommen und die ganze Zeit herumgetragen zu werden. Sie lehnen jedes Angebot zu anderen Beschäftigungen oder Spielen ab. Das Kind klammert sich an irgendeinen Erwachsenen, egal wen. Es sieht so aus, als wollte es schmusen, aber irgendwie ist es das nicht: Es scheint keinen Trost und kein Wohlbehagen dadurch zu bekommen.

> ***Tim*** *hing schlaff in den Armen der Betreuerin, seine Augen, ohne zu sehen, irgendwo in der Ferne schweifend. Sobald sie versuchte, ihn abzusetzen oder auch nur sich hinzusetzen, schrie er. Der einzige Weg, das Schreien zu beenden, war scheinbar, ihn auf den Arm zu nehmen – oder wegzugehen (um es nicht zu hören).*

Kleine Kinder müssen auf den Arm genommen, gekuschelt und umarmt werden. Und die meisten Erwachsenen nehmen ein kleines Kind, das ihnen die Arme entgegenstreckt, nur zu gerne hoch. Vielleicht hat es sich erschreckt, fühlt sich verloren oder allein, müde oder gelangweilt. Es kommt, um seine emotionalen Ressourcen wieder aufzuladen, sich selbst daran zu erinnern, dass es zu jemandem gehört, und sich an einem sicheren Ort auszuruhen. Wieder „aufgetankt", kann es weiter forschen, spielen und lernen. Aber obwohl sie klammern oder vielleicht scheu sind, beobachten diese Kinder von der Sicherheit des Arms eines Erwachsenen aus, was um sie herum passiert, und suchen aktiv nach der Aufmerksamkeit dieses Menschen, um mit Blicken, Lächeln und Lauten mit ihm zusammen kleine interaktive Spiele anzufangen.

Das Schmusen ist bei dem autistischen Kind so anders und schwierig, weil all dies fehlt. Alles, was es möchte, ist sitzen, sonst nichts. Einfach nur sitzen, oft mit geschlossenen oder leeren Augen. Es will nichts entdecken und erforschen. Das einzige was das Kind zu wollen scheint ist, dass die Zeit stillsteht. Es hat kein Interesse an Wachstum und Entwicklung, weil dies Veränderung bedeutet – und es ist gegen jede Veränderung. Es möchte, dass alles immer gleich bleibt. Aber der Wunsch, dass alles gleich bleiben soll, und Dinge an ihrer natürlichen Entwicklung zu hindern, ist das größte Hindernis für geistiges Wachstum. Es hat die Anti-Entwicklungsqualität einer Sucht. Es ist sehr schwierig, mit der Reaktionslosigkeit des Kindes in Kombination mit seinem unerbittlichen Beharren auf seiner passiven Bedürftigkeit umzugehen. Diese äußert sich manchmal in Form von Schlaffheit und offensichtlicher Hilflosigkeit, und es kommt noch hinzu, dass das Kind dem Erwachsenen alles überlässt, was irgendwie anstrengend wäre.

Wenn wir es als Erwachsene wagen, unsere Gefühle zu überwachen, sind wir womöglich entsetzt. Wir fühlen für das Kind, wir möchten ihm so gerne helfen. Aber irgendwie fühlt man sich unterschwellig in etwas Schreckliches hineingezwungen, ohne dass man sich dessen richtig bewusst ist. Da geschieht etwas, etwas, das man hasst, das bewirkt, dass wir uns sehr schlecht fühlen. Aber dieser kleine Schatz will doch nur in den Arm genommen werden und schmusen. Wie könnten wir das ablehnen? Erwachsene geraten oft in ein emotionales Durcheinander: Wie sollen sie reagieren? Einerseits möchten wir das Kind wegschieben, allein schon wegen der Art, wie um dieses Schmusen gebeten wird; aber auch weil wir uns elend fühlen, wenn wir daran denken, wie dieses Schmusen letztlich von dem Kind benutzt wird. Anderseits fühlen wir uns jedoch schuldig, weil es doch so klein ist und das Kind es offensichtlich braucht, in den Arm genommen zu werden; und wir möchten doch nicht das Gefühl haben, grausam zu sein.

*Alles, was **Kofi** wollte, war auf dem Schoß einer Betreuerin zu sitzen, die sich oft darüber wunderte, wie er überhaupt dorthin gekommen war. Sie konnte sich nicht erinnern, ihn hochgenommen zu haben. Er vergrub sein Gesicht in ihr, schaltete ab und zog sich zurück. Jedes Mal, wenn sie sich bewegte oder etwas sagte, brüllte er wütend, als wollte er ihr gebieten: „Sitz da und sei still!"*

Weder Kofi noch Tim schauten herum oder verfolgten irgendetwas mit den Augen. Sie hatten kein Interesse an irgendeiner Interaktion und wehrten vehement jeden Annäherungsversuch ab.

Das autistische Kind überlässt sich völlig irgendwelchen Sinnesempfindungen, fast blind und als könnte es nichts hören. Seine ganze Aufmerksamkeit scheint durch die Hautempfindung absorbiert zu werden, durch das Gefühl, gehalten, gestreichelt und umarmt zu werden. Es ist, als hätte es alle anderen Sinneskanäle abgeschaltet, als „bade" es in dieser unmittelbaren Hautempfindung, die es daran erinnert, wie sich das Leben „angefühlt“ haben muss, ehe es geboren wurde: noch immer eins mit seiner Mama, in ihrem Bauch. Es scheint mit dem Erwachsenen verschmelzen zu wollen, so als seien sie nicht zwei Personen, sondern eine. Wenn es absolut still und ruhig bleibt, scheint dieser Illusion nichts zu widersprechen. Das Kind braucht ihr Getrenntsein nicht wahrzunehmen – bis der Erwachsene sich bewegt oder redet! In dem Moment geht Kofi mit wütendem Geschrei auf den Störenfried los, der gerade seine Träumerei kaputtgemacht hat.

Den Geisteszustand, den Kofi zu schaffen versucht, kennen wir möglicherweise aus dem Halbbewusstsein, das uns, kurz bevor wir tatsächlich einschlafen oder richtig aufwachen, vertraut ist: ein glückseliger entspannter Zustand, fast, als würde man in diesen friedlichen, wunderbaren Empfindungen aufgehen. Der große Unterschied ist, dass Kofi darauf beharrt, die *ganze* Zeit, den *ganzen Tag* über in diesem Zustand zu sein, und nicht nur während des momentanen Übergangs in das unbewusste Reich des Schlafes.

Den Zustand, den Kofi und Tim zu schaffen versuchen, bezeichne ich als „den Wunsch, ein ‚Mutterschoß-Baby‘ zu sein“: als sei es noch nicht geboren, noch immer eins mit der Mutter und dem Rest der Welt. Ehe das Kind geboren wurde, musste es sich nicht um Hinschauen und Zuhören, Reagieren und Spielen kümmern. Es war von etwas Festem und Weichem eingehüllt, und dies gab ihm ein Gefühl wohltuender Geborgenheit. Die Geräusche waren gedämpft und nicht so scharf wie heute, wenn Erwachsene direkt in seiner Gegenwart miteinander reden. Hier draußen fühlt sich das Kind verwundbar, ausgeliefert und erschreckt, und zwar so sehr, dass es mit aller Macht versucht, sich wieder in die Zeit zurückzuversetzen, in der es sich als „Mutterschoß-Baby“ sicher fühlte. Für solche Kinder bedeutet „draußen“, „ohne Raumanzug im Weltraum herumzudriften“ (Bick 1968). Das Kind hat es hier draußen versucht. Es hält nicht viel davon und ist zu dem Schluss gekommen: „Ich gehe zurück!“

In diesem reinen Empfindungszustand eines „Mutterschoß-Babys“ fühlt das Kind Zufriedenheit. Aber dieser Zustand absorbiert seine ganze Aufmerksamkeit, so dass nichts mehr bleibt, um sich auf irgendwelche geistigen, interaktiven, kommunikativen oder kognitiven Aktivitäten zu konzentrieren. Wir können dies daran sehen, wie wütend Kofi jedes Angebot von Erwachsenen ablehnt, ihn zu kitzeln oder ihn in Spiele „von Angesicht zu Angesicht“ einzubinden, (genauso wie es *uns* nervt, wenn wir ständig von einer Fliege gestört werden oder jemand fortwährend unseren Namen ruft, wenn wir gerade am einschlafen sind).

Kofi und Tim schienen sich beide nach Kräften zu bemühen, sich nicht auf soziale Spiele, gleich welcher Art, einzulassen. Dies bedeutete, dass sie sich mit aller Kraft darum bemühten, *nichts* zu lernen, das heißt *keine* Stimulation oder Anregung durch soziale Spiele und Interaktionen zuzulassen, die ihrem Gehirn wiederum geholfen hätten, neue Verbindungen zwischen den Nervenzellen zu entwickeln: eine wahrlich *kontraproduktive* Anstrengung, die genau das Gegenteil bewirkt und ihr Entwicklungspotential zerstört.

Unser großes Problem ist: Wie können wir dem autistischen Kind verständlich machen, dass es leider unmöglich ist zurückzugehen und dass lebendig und getrennt zu sein, ein „Außen-Baby" zu sein, letztlich nicht ganz so schlimm ist? Wie können wir ihm klar machen, dass das Leben in der äußeren Welt in Wirklichkeit in vieler Hinsicht interessant sein und Spaß machen kann: dass es Spaß macht zu lernen, zu wählen, zu essen, zu spielen, zu reden und so vieles andere zu tun, als Kompensation dafür, was wir verloren haben.

Natürlich fühlt ein „Mutterschoß-Baby" sich verletzlich, wenn es sich plötzlich in der äußeren Welt wieder findet. Wenn wir aus einem überzeugten „Mutterschoß-Baby" wie Kofi oder Tim ein „Außen-Baby" machen und sie zum Leben eines „Außen-Babys" „bekehren" möchten, müssen wir langsam und vorsichtig, zugleich aber auch bestimmt und zuverlässig vorgehen. Wenn das Kind jedes Mal weggeschoben wird, wenn es auf den Arm genommen werden möchte, oder wenn wir ihm jedes Mal nachgeben, wird das Kind es nicht lernen, diesen Schritt zu vollziehen.

Manche Erwachsene beziehen *selbst* ein großes Wohlbehagen daraus, ein kleines anschmiegsames Kind in den Armen zu halten. Vielleicht sind sie selbst bedürftig, sehnen sich nach Umarmung und Körperkontakt. Ein Kind im Arm zu halten und sich daran festzuhalten, kann ihnen eine solche Befriedigung sein, dass sie vergessen, daran zu denken, was das Kind für seine Entwicklung braucht und ob und wie viel hiervon gut für es ist. Es hochnehmen, schmusen, im Arm halten, zulassen, dass es sich an Sie klammert: Tun Sie es für sich oder für das Kind? Jetzt mal ehrlich. Auch wenn Kofi zweifellos sehr geliebt wurde, wurde er ungeachtet seiner Bedürfnisse oder Wünsche herumgetragen und liebkost: Seine Familie genoss es für sich selbst. Für sie war er bisweilen eher wie ein weicher Teddybär als ein kleiner Mensch, der Raum für sich braucht, um unabhängig und eigenständig zu werden.

In Tims Fall war es anders. Seine Mutter erfuhr während ihrer Schwangerschaft, dass sie eine schwere Krankheit hatte. Diese führte dazu, dass sie sich ständig erschöpft fühlte. Um das Baby nicht zu schädigen, konnte sie erst mehrere Monate nach der Geburt mit Medikamenten behandelt werden. Eine Mutter, wie Tim sie hatte, mag schwere Zeiten durchgemacht haben, in denen sie sich in der Welt ihrer eigenen Sorgen verlor. Vielleicht hatte sie sogar Augenblicke tiefer und lähmender Depressionen durchlebt. Das Beste, was sie tun konnte, war, das Kind festzuhalten. Dabei hat sich das Baby vielleicht daran gewöhnt, wie ein Teddy, der Tröster oder das Kuscheltier von jemandem zu sein. Das Baby hat vielleicht das Gefühl bekommen, der Erwachsene möchte es, dass es so ist, dass es so sein muss. Beide, Mutter und Kind, haben sich so möglicherweise daran gewöhnt, miteinander zu verschmelzen. Beide haben es vielleicht gleichermaßen schmerzhaft gefunden, sich immer wieder voneinander trennen und den anderen loslassen zu müssen.

Was dabei fehlt und so entscheidend ist, ist nicht mehr und nicht weniger als das kleine bisschen Distanz und der „Raum dazwischen“, der notwendig ist, um Mund- und Gesichtsspiele zu spielen. Es ist nicht möglich, mit jemandem zu kommunizieren oder zu interagieren, wenn man so eng an dieser Person klebt wie ein Pflaster auf einer wunden Stelle oder als ob wir das Buch mit den Augen berühren oder es fest an unsere Brust drücken. Wir brauchen etwas Abstand, um jemandem ins Gesicht schauen zu können, um lesen und nach Dingen greifen zu können, die unser Interesse einfangen, um die Möglichkeit zu haben, nachahmen und sprechen zu lernen.

Ein überzeugtes „Mutterschoß-Baby“ braucht unsere Hilfe, um einen gewissen „Zwischenraum“, zwischen ihm und uns, zu schaffen und zu lernen, diesen Zwischenraum zu tolerieren. Es braucht uns, um ihm zu zeigen, dass ein „Außen-Baby“ sich nicht so ausgeliefert fühlen muss wie ein Baby „ohne Raumanzug im Weltraum“ – was in der Tat eine fürchterliche Erfahrung wäre. Es braucht das Gefühl, dass unser lebendiger Geist fest auf es konzentriert ist und dass wir seine kleinsten Reaktionen und Anzeichen im Auge haben und beobachten, mit denen es uns insbesondere in seinem Gesicht erkennen lässt, was es fühlt.

Wir möchten das Baby von seinem Klammern abbringen. Dabei müssen wir gleichzeitig sein Bewusstsein fördern, dass wir auch ohne Berührung in Kontakt miteinander sein können. Wir wissen, dass wir ohne Berührung von Haut zu Haut mit einer anderen Person *geistig* verbunden sein können. Aber weiß das Kind das? Wir können versuchen, es ihm mit unseren Augen, unserem Gesicht, unserer Stimme zu zeigen. Wir können seine ganze Aufmerksamkeit mit einem gewissen Nachdruck einfordern. Dies können wir erreichen, indem wir ihm beschreiben, was es tut, was es offenbar empfindet, was um es herum vorgeht.

Wir können uns bewusst bemühen, der Versuchung zu widerstehen, das Baby zuviel zu liebkosen, zu berühren, zu kitzeln und zu umarmen, und es damit zu Unabhängigkeit und Eigenständigkeit und dem Prozess zu ermutigen, körperliches Getrenntsein tolerieren zu lernen. Wir können dem Baby helfen, schöne körperliche Empfindungen, die es so liebt, mit einem verstärkt geistigen, kognitiven Bewusstsein zu verbinden. Das heißt, dass wir das Kind nur dann berühren, *wenn es seine geistigen Kapazitäten ‚einschaltet':* So kann beispielsweise ein „Ich krieg dich!"-Spiel, das normalerweise vielleicht mit einem Kitzeln endet, in ein „Ich *berühr* deine Nase!"-Spiel verwandelt werden. Versteckspiele, Kuckuck-Spiele und „Ich krieg dich!"-Spiele spielen genau mit diesem Thema, ebenso Mund- und Gesichtsspiele und alle Baby-Spiele „von Angesicht zu Angesicht".

Der konzentrierte und aufmerksame Geist der Erwachsenen liefert einem neugeborenen Baby den „Raumanzug", den es braucht. Und ebenso tut er dies bei jedem „Anfänger", der sich gegen sein Dasein als „Außen-Baby" sträubt, wie Kofi und Tim. Es ist ein hartes Stück Arbeit für den Erwachsenen. Dem Kind ein sicheres Gefühl der Geborgenheit zu geben, setzt unsererseits ein sehr hohes Maß ständiger Anstrengung und Aufmerksamkeit, Selbstlosigkeit und Selbstdisziplin, Bewusstheit und Sensitivität, Achtsamkeit und Konzentration voraus.

Wenn ein Spielzeug weder ein Spielzeug noch ein Tröster ist: Wozu ist ein „autistischer Gegenstand" gut?

Viele autistische Kinder bestehen darauf, sich ständig an irgendein Spielzeug oder Gegenstand zu klammern. Das kann alles sein: ein kleines Auto, ein Holzklötzchen, eine Figur, ein Schlüsselbund, *irgendein* Schlüsselbund. Sie spielen nie damit. Sein einziger Zweck scheint darin zu bestehen, *es zu haben.* Der Versuch, es dem Kind wegzunehmen, heißt Probleme heraufbeschwören. Dicke, massive Probleme mit ohrenbetäubendem Gebrüll und Wutanfällen jeder Art! Sobald Sie es ihm zurückgeben, herrscht wieder Frieden.

Dieses Spielzeug oder dieser Gegenstand erfüllt für das Kind zweifellos eine lebenswichtige Funktion. Dabei läuft jedoch etwas ab, was den Erwachsenen fix und fertig macht und quält. Wäre es ein Teddybär, ein weiches kuscheliges Spielzeug oder das Kuscheltuch, das manche

Kinder eine Zeit lang brauchen, dann könnten wir sein Bedürfnis nach einem solchen Tröster verstehen. Und wir würden wissen, dass es aus dieser Entwicklungsphase herauswachsen wird. Das Klammern des autistischen Kindes vermittelt jedoch ein ganz anderes Gefühl. Erwachsene fühlen sich oft genötigt, ihm den Gegenstand wegzunehmen, in seinem eigenen Interesse. Ob dies richtig ist oder nicht, dessen sind sie sich jedoch nie sicher.

In dem Augenblick, in dem ***Adrian*** *im Kindergarten ankam, nahm er irgendeinen Gegenstand, irgendwas Hartes, an das er sich dann den Rest des Tages klammerte, oft auch mit den Zähnen. Zuerst war es ein grünes Spielzeugkörbchen. Wenn ihm dieses „grüne Ding" weggenommen wurde, nahm er einfach etwas anderes, um darauf herumzubeißen. Er liebte Bücher wegen ihres harten Buchrückens und der harten Ecken oder auch hölzerne Puzzleteile. Diese Dinge verschwanden immer bald (sie wurden ihm weggenommen, weil er sie mit seiner Beißerei kaputtmachte). Adrian benutzte keinen Gegenstand auf die Weise, wie er normalerweise benutzt wurde; und er spielte mit ihm auch nicht so, wie andere damit gespielt hätten. Wenn er seinen Gegenstand im Mund hatte, schienen seine Augen „abzuschalten", während er hin und her rannte.*

Bei Adrian hatte man nach näherer und längerer Beobachtung den Eindruck, als würde er seine Gegenstände nach bestimmten Kriterien auswählen: nach ihrer „Beißbarkeit" und Form; er bevorzugte vor allem scharfe Kanten oder Ecken, Löcher und Dinge mit einer Art Griff. Ein großes hölzernes Puzzleteil hat zum Beispiel so etwas wie einen „Griff", an dem man es festhalten kann, wie das „grüne Ding" auch. Zu seinen weiteren Lieblingssachen zählten eine Spielzeug-Bratpfanne, Puzzleteile mit Knöpfen oder jedes Spielzeug, an dem etwas abstand, woran man es festhalten konnte. Und weil Adrian Adrian war, „hielt" er es nicht mit den Händen, sondern mit den Zähnen fest.

Fritz *und sein kleines Auto waren unzertrennlich. Es konnte jedes kleine Auto sein. Aber ein Auto musste es sein. Wurde ihm das, welches er gerade in den Händen hielt, weggenommen, nahm er sich einfach ein anderes. Manchmal kämpfte er wie ein Löwe, um ein bestimmtes Auto zu behalten oder zu bekommen. Er hielt es fest umklammert oder legte sich flach auf den Boden und schob es neben seinem Kopf hin und her. Wenn man auf Fritz' Augenbewegungen achtete, zeigte sich jedoch, dass er nicht wirklich spielte: Er sah nur den Rädern zu, wie sie sich* *drehten. Manchmal saß er einfach da und drehte die Räder mit den Fingern. Er konnte das Ewigkeiten lang machen.*

Erwachsene reagieren hierauf oft instinktiv mit hilfloser Gereiztheit, zum Teil auch weil sie wegen des Gefühls verletzt sind, so hartnäckig ignoriert zu werden. Der Drang, ihm „das Ding" einfach wegzunehmen, wird durch das grundsätzliche Gefühl verstärkt, dass das, was das autistische Kind hier macht, seine Entwicklung nicht fördert; dass es in Wirklichkeit sogar verhindert, dass es irgendetwas lernt. Es ihm wegzunehmen, lohnt sich jedoch selten: Entweder gerät das Kind so außer sich, dass man es ihm von selbst bald wieder zurückgibt. Oder es nimmt sich einfach einen anderen harten Gegenstand, an den es sich mit der gleichen Hartnäckigkeit festklammert. Wir müssen möglicherweise akzeptieren, dass wir es auf diese Weise nicht davon abbringen können – und dass wir in Wirklichkeit vielleicht nur eine noch schlimmere Szene provozieren.

Alle diese Gegenstände haben bestimmte gemeinsame Merkmale: Sie sind hart und haben scharfe Ecken oder Kanten, oft Löcher und oft abstehende Teile, an denen man herumspielen kann, zum Beispiel Schalter, die man hin und her knipsen, oder Räder, die man drehen kann. Sie sind meist gegen einen anderen harten Gegenstand austauschbar. Das Kind hält sie oft so fest in der Hand, dass sie Abdrücke hinterlassen. Sie haben keine phantasieförderlichen Qualitäten, und sie werden nicht in einem kreativen oder symbolischen Sinne zum Spielen benutzt. Ein Buch wird bevorzugt, weil es hart und quadratisch ist, nicht wegen seiner Bilder. Jeder Versuch, dem Kind seinen „autistischen Gegenstand" wegzunehmen (Tustin 1981, dt. 1989), wird mit blindwütiger Schreierei, markerschütternden Wutanfällen oder Aggressionen beantwortet: Reaktionen, die bei diesem Kind ansonsten nicht vorkommen.

Der Unterschied zwischen einem autistischen Gegenstand und dem Teddy, dem Tröster oder einem sonstigen „Übergangsgegenstand" eines anderen Kindes (wie es Linus' Decke in dem Cartoon Peanuts) ist, dass das autistische Kind bei seinem Klammern aktiv jeden anderen Menschen *ausschließt.* Ein Kind, das seinen Teddy oder sein Kuscheltuch braucht, klammert sich daran, um mit der Welt fertig zu werden. Im Unterschied dazu ist das Klammern des autistischen Kindes an seinen harten Gegenstand eine völlig abgesonderte Aktivität, die dazu da ist, jedes Bewusstsein von allem, was um es herum geschieht, auszuschalten.

Beim autistischen Kind ist der natürliche Forschungstrieb, der ein Baby oder Kleinkind auszeichnet und so wichtig für eine gesunde Entwicklung ist, stecken geblieben, wie Räder in tiefem Schlamm, die sich drehen und drehen, ohne weiter zu kommen. Das Kind will nichts davon wissen, dass es irgendwo hingehen soll, nichts von Entwicklung, Wachstum oder Veränderung hören. Sein Hauptanliegen scheint darin zu bestehen, sich eine „Ich-Welt" zu schaffen, wie die des „Mutterschoß-Babys", das sich den Herausforderungen der Außen-„Nicht-Ich"-Welt noch nicht stellen muss.

Das beharrliche Klammern und die Tatsache, dass mit dem Gegenstand nie in irgendeinem phantasievollen oder funktionalen Sinne gespielt wird, legt folgenden Schluss nahe: Das autistische Kind erfährt den Gegenstand (oder das Gefühl, das dieser auf seiner Haut erzeugt) nicht als ein getrenntes Objekt, sondern als ein Teil von sich, wie der Panzer der Schildkröte, die Stacheln des Igels oder das Haus der Schnecke. Wenn wir der Schildkröte ihren Panzer, dem Igel seine Stacheln und der Schnecke ihr Haus wegnehmen, bleibt uns ein völlig wehrloses Tier, das vielleicht sogar mehr tot als lebendig ist.

Die Lebenserfahrung des autistischen Kindes ist von panischen Ängsten besetzt: Ängste, als würde sein Körper nicht zu ihm gehören, Ängste, dass Teile seines Körpers abfallen könnten, dass es von einem „Schwarzen Loch" verschluckt werden, sich in Luft auflösen, auslaufen, zerschmelzen, sich in seine einzelne Bestandteile auflösen oder in Teile zerfallen könnte, wie eine Sandburg, wenn das Flutwasser kommt, oder wie ein Lego-Bauwerk, das auf den Boden fällt.

Von seinem Bewusstsein, von seinem Geist ist ihm bereits so viel „weggerutscht"! Das Kind fühlt sich so klein, so unerheblich, so unsicher. Gibt es mich wirklich? Existiere ich wirklich? Sicher ist es sich da nicht, überhaupt nicht sicher. Und deshalb greift es schnell nach etwas, woran es sich festhalten kann, irgendetwas Hartes und Stabiles, ein Auto, eine Plastikfigur, egal was für ein hartes Plastikspielzeug. Obwohl das Sich-Klammern an seinen autistischen Gegenstand das Kind eigentlich vor allem, was anders oder erschreckend ist, schützen soll, verstärkt es in Wirklichkeit jedoch nur seine panische Angst vor Veränderung und Trennung. Es macht jedes Erforschen der Umwelt zur Tortur und, was am schlimmsten ist, es bietet keinerlei wirklichen Schutz. Man denke nur daran, wie leicht der Gegenstand jederzeit von einem Erwachsenen weggeschnappt werden kann.

Das autistische Kind versucht mit seinen Ängsten ganz alleine fertig zu werden, ganz eigenständig, ohne jemanden zu brauchen. Es sucht Trost in sinnlichen Körperempfindungen, die es kontrollieren kann, statt in unberechenbaren menschlichen Kontakten oder einer wirklichen mütterlich fürsorglichen Person. Wenn es die harten Ecken des Gegenstandes in seiner Hand oder zwischen den Zähnen spürt, den beruhigenden Rhythmus seines ständig wiederholten Drehens an den Rädchen fühlt, so bestätigt ihm dies sein Gefühl, einen soliden Körper innerhalb seiner Haut zu haben: Es gibt ihm die sinnliche Empfindung von etwas Festem, Stabilem, das einen dauerhaften Bestand hat. Die Stabilität des Gegenstandes sorgt dafür, dass das Kind sich selbst solider und stärker fühlt, während es sich in seinem Innern in Wirklichkeit doch so weich und erschreckt und verletzlich fühlt.

Für das Kind ist sein „autistischer Gegenstand“ wie ein Talisman mit magischen Kräften, für sein Überleben unerlässlich. Gestärkt von seinem Gegenstand, fühlt es sich wie ein hartes, festes „autistisches Gegenstands-Kind“, das so solide ist, dass nichts es verletzen oder erschrecken kann. Von seinem Standpunkt aus ist alles geregelt. Soll der Rest der Welt doch zum Teufel gehen: Sie hat nichts, was sie ihm bieten könnte. Aber dann sticht irgendjemand oder irgendetwas von der äußeren Welt in seinen „Ich-Welt-Kokon“ und entlarvt alles als eine bloße Illusion. Das ist der Augenblick, in dem ein blindwütiger Wutanfall ausbricht oder es verzweifelt nach einem anderen harten Gegenstand greift.

Das Problem ist, dass das autistische Kind seinen harten Gegenstand wie einen Badewannenstöpsel benutzt, um dichtzumachen und seinen Geist abzustöpseln, ohne irgendwelche Kanäle für Bewusstheit, Aufmerksamkeit oder Interessen offen zu lassen. Seine Augen und sein Gesicht sind oft leer und ausdruckslos, während es sich an seinen Gegenstand klammert oder darauf herumbeißt. Es spinnt sich in den Kokon seiner „Ich-Welt“ ein und benutzt irgendein hartes Objekt oder eine sich ständig wiederholende Aktivität, um sich Nervenkitzel und Aufregung zu verschaffen, die dann im aufgeregten Flattern mit den Händen oder schnellem Drehen, Springen oder Laufen zum Ausdruck kommen.

Daraus kann schnell eine hartnäckige Gewohnheit werden, zu der das Kind dann immer wieder und zwanghaft getrieben wird, ohne dass sein Tun eine Bedeutung hätte. Es weiß ja nicht, wie es sonst sein könnte oder was es sonst tun könnte. Weil seine ganze Energie und Aufmerksamkeit auf die Sinnesempfindung konzentriert ist (taktil durch seine Zähne bei Adrian und visuell mit den Rädern bei Fritz' Auto), bleibt nichts übrig, um irgendetwas anderem Beachtung zu schenken. Der autistische Gegenstand stopft nicht nur alle ängstlichen Gefühle weg, er schottet auch jedes Bewusstsein von der Außenwelt ab.

Es ist dieser für die Entwicklung kontraproduktive Aspekt des Abschaltens, den Erwachsene intuitiv stoppen möchten, indem sie dem Kind den Gegenstand wegnehmen. Sie möchten sein Kopf für aktivere Erforschungen und für ein Bewusstsein von seiner Umwelt frei machen, ohne das kein Lernen möglich ist. Im Unterschied zu einem Spielzeug scheint der autistische Gegenstand ein Hindernis zu sein, etwas zu tun, da es zumindest eine Hand oder den Mund braucht, um ihn festzuhalten. Aber noch schlimmer ist, dass auch die ganze Aufmerksamkeit des Kindes gebunden ist, so dass nichts bleibt, um etwas anderem Beachtung zu schenken. Deshalb scheint es nichts zu hören, nichts zu sehen und ohne jede Bewusstheit zu sein.

Die Intuition der Erwachsenen ist natürlich richtig: Der autistische Gegenstand hemmt in der Tat jede (geistige, kognitive, emotionale, sogar körperliche) Entwicklung, da er jede verfügbare Energie und Neugier bindet. Das Kind wird von seinem autistischen Gegenstand völlig absorbiert, und dadurch wird seine Fähigkeit zu lernen und sich auf die Welt und andere Personen einzulassen, blockiert. Das ist der Punkt, an dem wir ansetzen müssen. Wie können wir das Kind aus seinem Kokon herauslocken und ihm zeigen, dass die äußere Welt, die „Nicht-Ich-Welt“, die es so sehr fürchtet, Spaß machen und lohnenswert sein kann?

Wenn wir uns seiner Ängste bewusst sind, so hilft uns dies, sensibel für die Ängste, vielleicht sogar panischen Gefühle des autistischen Kindes zu sein. Nehmen wir ihm seinen Gegenstand einfach weg, könnte es die beruhigende Empfindung von Festigkeit verlieren, für die es diesen Gegenstand braucht. Und damit würde es auch sein Gefühl von Kontinuität und sein Selbstgefühl verlieren. Vielleicht ist sein Geschrei so, als würde der Inhalt seiner selbst durch ein Loch herausfallen, das ihm in sein Körper-Selbst gerissen wurde, als man ihm seinen autistischen Gegenstand wegnahm, wie Zucker aus einem Riss in der Tüte rinnt.

Ehe diese Gewohnheit sich verselbständigen kann (in der Regel noch nicht bei Kindern unter drei Jahren), sollten wir versuchen, spielerische Wege zu finden, um es aus seiner Welt heraus- und in unsere Welt der geteilten menschlichen Interaktion hereinzuholen. Dies erfordert einen sanften und besonnenen Ansatz, der mit Wärme sowie mit Entschlossenheit und Disziplin angewendet werden muss. Man darf nicht herausreißen, was das Kind als einen Teil von sich selbst empfindet.

Unser Ziel ist, das Kind in einfache interaktive Spiele einzubinden, die Spaß machen. Dabei kann der autistische Gegenstand entweder mit einbezogen oder ignoriert werden. Manchmal können sich unsere Bemühungen darauf beschränken, einfach nur zu kommentieren, was das Kind gerade tut, ihm zeigen, was um es herum vorgeht oder was es sonst noch mit seinem Spielzeug machen könnte. Sein Gegenstand kann oft auch in ein einfaches interaktives Spiel mit einbezogen werden: wie etwa bei dem einfachsten Rollenwechselspiel, das man mit Babys spielt, bei dem man immer abwechselnd etwas weg- oder annimmt, um es sofort wieder zurückzugeben. Vielleicht kann man das Kind dazu ermutigen, sein Auto mit „Auf die Plätze – fertig – los!" wegzurollen, vielleicht ganz weit weg, oder zwischen einander hin- und herzurollen.

> ***Fritz'*** *Betreuerin gelang es schließlich, seine Aufmerksamkeit einzufangen und aufrechtzuerhalten. Sie erzeugte eine so spannungsgeladene Erwartungssituation, dass er den einfachen „Auf die Plätze – fertig – los!"-**Mustern** nicht widerstehen konnte. Und damit war es ihr dann auch gelungen, Fritz dafür zu gewinnen, zusammen mit seinem Auto zu spielen, weil es Spaß machte.*

Manche Kinder machen bei Aktivitäten mit, die eine Vorstufe des Rollenwechselspiels sind: Man reicht ihnen immer wieder ein anderes Spielzeug und noch ein anderes und noch ein anderes, so dass eine Art interaktives Spiel entsteht: Sie geben und das Kind nimmt, zum Beispiel Dinge aus einer Kiste voller Lieblingsgegenstände. Auf diese Weise übt es zumindest, seinen Gegenstand loszulassen, und es konzentriert seine Aufmerksamkeit, um nach dem nächsten Teil zu schauen oder etwas anderes auszusuchen – und das alles als Reaktion auf die kommunikativen Ansätze eines anderen Menschen. Dies gibt dem Erwachsenen auch eine Gelegenheit, mit dem Kind zu reden. Dabei sind die Chancen, es zu erreichen, in solchen konzentrierteren Momenten natürlich viel größer.

Wann immer wir ihm seinen autistischen Gegenstand wegnehmen müssen, sollten wir unbedingt das Kind zuerst darauf vorbereiten, indem wir es ihm sagen. Man kann nicht essen oder sich anziehen oder sich beim Singen eines Kreisspiels an den Händen fassen, wenn man ein Spielzeug in der Hand oder im Mund hat. Es sollte dem Kind jedoch nicht herausgerissen oder weggeschnappt werden. Da der autistische Gegenstand für das Kind so wichtig ist, müssen wir ihm reichlich Vorwarnungen geben, wenn wir von ihm erwarten, ihn aufzugeben. Wir müssen es ihm sagen – warten und ihm Zeit geben, um mit Würde darauf zu reagieren.

*„**Fritz**, es ist Zeit für Lieder. Du musst dein Auto jetzt wegtun." Manchmal rennt er trotzig weg, ein andermal scheint er es gar nicht zu hören. Seine Betreuerin wartet erwartungsvoll und wiederholt: „Kann ich es jetzt bitte haben?" und streckt ihre Hand geduldig, aber bestimmt zu ihm aus. Wie bei einem wesentlich jüngeren Kleinkind könnte sie anfangen, eines der ihm vertrauten Lieder zu singen, ihn bei den Händen zu halten und ihn dabei mit ermunternden aufmerksamen Augen anschauen, während sie sein Auto wie selbstverständlich weglegt. Wenn Fritz sich dabei durch ihre voll auf ihn gerichtete Aufmerksamkeit sicher aufgehoben fühlt, wird er eher in der Lage sein, sein Spielzeug und seine Unsicherheit loszulassen.*

Adrian war mit solchen Worten nicht erreichbar. Er konnte jedoch zumindest mit mehrfachen verbalen Warnungen darauf vorbereitet werden, dass „irgendetwas anstand". Seine Betreuerin erklärte ihm: „Adrian, es ist jetzt Essenszeit. Ich nehme ‚das' jetzt weg". Sie sagte dies vielleicht dreimal, bevor sie es ihm tatsächlich wegnahm.

Wir müssen dem Kind helfen, einen Übergang zu finden, ohne dass ein solcher Sturm der Panik oder Wut losbricht, dass es daraufhin noch weniger fähig ist, darauf einzugehen, was um es herum geschieht. Manchmal hilft es, ihm sein Auto in die Hosentasche zu stecken, weil es dieses dann immer noch auf seiner Haut fühlen kann. Ein andermal können wir nicht verhindern, dass das Kind außer sich gerät. Wir müssen jedoch darauf bedacht sein, ihm zu helfen, zu einer neuen Aktivität überzugehen, ohne dabei sein Gefühl der Kontinuität zu unterbrechen.

Das Klammern erfolgt aufgrund von Ängsten. Es kann eine schrecklich selbstzerstörerische Gewohnheit werden. Deshalb muss es unser Ziel sein, etwas Spaß, Humor und menschliche Interaktion in seine einsamen Aktivitäten zu bringen. Oder wir müssen Wege und Möglichkeiten finden, den autistischen Gegenstand mit einer emotionalen Bedeutung auszustatten, indem wir ihm eine Funktion geben, die wir gemeinsam mit dem Kind teilen können.

„Warum rüttelt das Kind die ganze Zeit mit irgendetwas?": Alles kann hypnotische Kraft haben

Während viele autistische Kinder offenbar die sensorische Empfindung eines harten Spielzeugs oder Gegenstandes brauchen, benutzen andere die körperlichen Empfindungen rhythmischer Bewegungen, um sich ein Gefühl der Sicherheit zu geben. Sie wedeln, schütteln, drehen, kreiseln, nuckeln, beißen, rütteln, klappern, zerren an oder mit etwas, in der Regel in einem schnellen, vielleicht sogar rasenden Rhythmus; dabei rennen sie oft herum. Andere erzeugen den gleichen Effekt körperlicher Empfindungen durch Schaukeln, Hüpfen, Wippen, Springen, Klatschen, Wedeln, Zwinkern, Schnalzen, Streicheln, Hände-Flattern, Zunge-Wackeln, Hände beißen, Kopf anschlagen.

Nachdem ***Dirks*** *Erzieherin einmal einen Ball an einem Gummiband aufgehängt hatte, war er auf den Geschmack gekommen, Dinge zu „rütteln". Er schien absolut darauf abzufahren und war inzwischen richtig süchtig geworden auf die rhythmische Bewegung von allem, was sich rütteln, schütteln oder schlenkern ließ, einschließlich Telefone, Puppen und Bücher (Puppen kann man an den Haaren und Bücher an den Seiten schütteln). Wenn Dirk davon abgehalten wurde, verschaffte er sich die gleichen rhythmischen Empfindung, indem er mit seiner Zunge im Mund wackelte.*

Wenn Georg davon abgehalten wurde, ständig seinen kleinen roten Ball zu werfen, flatterte er stattdessen mit seinen Händen. Er hielt sie so locker, dass sie schlaff an seinem Handgelenk hingen, und „rüttelte" sie, genauso wie Dirk es mit Gegenständen machte, die man anhand ihrer Schnur oder anhand von Puppenhaaren schütteln konnte; dabei stierte er, von der Bewegung wie gebannt und wie in sie versunken, ins Leere, als sei er „im siebten Himmel".

Das autistische Kind, das sich einer der diversen sich ständig wiederholenden Aktivitäten hingibt, scheint davon völlig absorbiert und wie elektrisiert zu sein. Mit einem glasigen Blick in den Augen kann es offensichtlich nichts von seiner Umwelt sehen oder wahrnehmen. Nichts kann es ablenken. Es scheint, als ob es für immer und ewig damit weitermachen wollte, als hätte es einen geheimen und wundervollen Ort gefunden, von dem es niemand je wieder wegholen könnte.

Was alle diese Aktivitäten gemeinsam haben, ist eine rhythmische Bewegung, die sich endlos wiederholt und völlig unter der Kontrolle des Kindes ist. Sein Ziel ist scheinbar, eine vorhersehbare und vertraute Situation zu schaffen, die sich immer weiter fortsetzt und immer gleich bleibt. Seine Begeisterung wird durch die *hypnotische Kraft* des Rhythmus erzeugt, der durch seinen Körper pulsiert. Diese kontinuierlich fließende sensorische Stimulation hüllt das Kind so ein, dass seine ganze Aufmerksamkeit und seine ganze Bewusstheit absorbiert werden und alles andere ausschließen. Sie hüllt es in rhythmische Empfindungen ein, die die gleiche Funktion haben wie die harte, feste Sinnesempfindung, die der „autistische Gegenstand“ bietet, oder wie der Wunsch, ein „Mutterschoß-Baby“ zu sein.

Da das Kind jedes Bewusstsein der unvorhersehbaren äußeren Welt vermeiden möchte, vertieft es sich in eine körperliche Empfindung, die gleichzeitig seinen Geist dahinschwinden lässt. Statt sich von seinen Gefühlen der Unsicherheit überwältigen zu lassen, verlagert es seine Aufmerksamkeit und konzentriert sie fest auf die Empfindung, die das fest umklammerte Auto in seiner Hand, das harte, gegen seine Zähne klopfende Spielzeug oder der Rhythmus seines Rüttelns hinterlässt. Oder es konzentriert sich auf die Empfindung, die durch sein Schlenkern oder Flattern oder durch das endlos aus dem Wasserhahn laufende Wasser verursacht wird.

Wozu dies gut ist, können wir vielleicht dann sehen, wenn wir versuchen, es zu stoppen, und das Kind von unerträglicher Panik und von Wutanfällen heimgesucht wird, als sei es außer sich und am Rande eines Abgrunds. Sein Schreien oder Weinen hört oft nur dann auf, wenn es mit seiner rhythmischen Aktivität weitermachen darf: mit seinem Schaukeln, Rütteln, Flattern. Dies scheint eine beruhigende Funktion zu haben und irgendein fürchterliches schwarzes Loch der Panik und des inneren Chaos zuzustöpseln.

Dirks „Rütteln“ hatte, wie wir später feststellten, in der Zeit angefangen, als sein Vater im verzweifelten Bemühen, aus dem kleinen verunsicherten Kind einen „richtigen“ Jungen zu machen, begonnen hatte, dem kleinen Vierjährigen mit einem Stock zu drohen. Danach gab Dirk jedes Interesse an zwischenmenschlichen Interaktionen, die ihm vorher durchaus Freude bereitet hatten, auf.

Wenn das Kind auf solche Weise „hypnotisiert“ ist, vergisst es in der Regel nicht nur alles um sich herum, sondern widersetzt sich auch mit aller Gewalt jeder Störung, zum Beispiel Vorschlägen zu anderen Beschäftigungen. Wenn es sich auf diese hypnotisierende Aktivität eingelassen hat, ist es im Grunde in einem geistlosen Zustand. Das ist der Punkt, der alle so aus der Fassung bringt, die sich um das Kind kümmern, denn ihr Bauch sagt ihnen instinktiv, dass dies nicht im Sinne seines psychologischen Wachstums ist. Der Hauptzweck der Aktivität scheint darin zu bestehen, einfach die Zeit vergehen zu lassen. Während sich das Kind in seine beruhigenden rhythmischen Sinnesempfindungen einhüllt, scheint seine kognitive, geistige oder intellektuelle Gehirnaktivität zum Stillstand gekommen zu sein: als sei nur der Bildschirmschoner an.

Wenn wir uns dessen bewusst sind, dass die Anziehungskraft der Aktivität im obsessiven Interesse des Kindes an rhythmischer Bewegung liegt, dann können wir uns Wege und Möglichkeiten überlegen, wie wir ihrer hypnotischen Kraft entgegenwirken oder sie interaktiv machen können. Das Spielzeug, das obsessiv und geistlos in ständiger Wiederholung benutzt wird, kann ebenso bei einfachen interaktiven, auf Rhythmen basierenden Aktivitäten verwendet werden, aber in einer menschlicheren und lebendigeren Form, wie bei spielerischen und netten neckischen Rollenwechselspielen (siehe Kapitel 8 und 10). Das Kind scheint ganz offensichtlich irgendetwas hiervon zu brauchen. Aber es in seiner einsamen, im Wesentlichen so leeren Welt des Rhythmus zu lassen, würde ihm nicht helfen, andere Ideen zum Umgang mit der Welt zu entwickeln.

Wir müssen es nach und nach, Stück für Stück, mit etwas Lebendigerem und Menschlicherem bekannt machen, etwas Sozialeres und Interaktiveres, etwas Normaleres und Kommunikativeres in die einsame Sackgasse einführen, in der es stecken geblieben ist. Wir können seinen Rhythmus in allen möglichen Formen widerspiegeln und dies zu seinen körperlichen Empfindungen hinzufügen, wenn wir ihm zum Beispiel in seinem Rhythmus auf den Arm oder die Schulter klopfen, seinen Rücken oder ein Bein reiben. Wir können selbst ein anderes Spielzeug nehmen und es im selben Rhythmus und genau so wie das Kind und mit ihm gemeinsam rütteln. Ebenso können wir in dem gleichen sich ständig wiederholenden Rhythmus seines Rüttelns sprechen, singen, grunzen, komische Gesichter und alberne Geräusche machen oder sogar mit der Zunge wackeln.

Das Kind wird staunen; es merkt, dass sein Rhythmus außerhalb von ihm wiederholt wird! Und diese Überraschung ist wunderbar, weil es bedeutet, dass das Kind uns einen kurzen verwunderten Blick zuwirft. Es hatte doch gedacht, dieser Rhythmus sei nur *seiner*. Wie kann er also plötzlich sowohl aus seinem Innern *als auch* von außen kommen? Ein Augenblick der Neugier, ein winziger geistiger Raum ist zwischen seinem Rütteln, Flattern, Wackeln entstanden, der etwas mehr von seiner Aufmerksamkeit in Anspruch nimmt, und sei es nur für einen kurzen Augenblick. Der Versuch, in das „einzusteigen" oder „hineinzukommen", was das Kind tut, ohne sich zu sehr einzumischen, hat normalerweise Erfolg.

Manchmal reicht es, neben dem Kind zu sitzen und zu beschreiben, was es tut – ihm einen laufenden Kommentar zu geben (siehe Kapitel 6). Ebenso können wir auch versuchen, etwas aktiver mitzumachen mit dem Ziel, seine Aktivität zu erweitern und auszudehnen – soweit sichergestellt ist, dass wir ganz spielerisch und flexibel bleiben, bereit, uns sofort, selbst nach dem kleinsten Annäherungsversuch, zurückzuziehen, sobald wir in seiner Körpersprache Anzeichen von Angst erkennen. Fatima verbrachte den Großteil des Tages damit, im Raum herumzurennen und dabei zwei identische Gegenstände gegeneinander zu schlagen: Holzklötzchen, Puppenhaarbürsten, Tassen, egal was.

Eines Tages erlaubte ***Fatima*** *mir, als ich sie dringlich bat: „Darf ich mal? Bitte???", es auch einmal zu versuchen, ihre beiden Gegenstände gegeneinander zu schlagen. Ich machte genau nach, was sie gerade gemacht hatte und gab ihr die Gegenstände sofort wieder zurück. Manchmal hielt sie diese zwischen Daumen und Zeigefinger, ein andermal zwischen Daumen und kleinem Finger, manchmal fest, ein andermal locker. Auch der Rhythmus änderte sich. Ich sprach mit ihr wie mit einem wesentlich kleineren Kind: „‚Tap-tap-tap!' – Oh, Fatima hält sie so! – ‚Tap-tap-tap!'"*

Nach zwei Wochen bot sie mir von sich aus an, es noch einmal zu versuchen, da sie sicher war, dass ich ihr die Gegenstände sofort zurückgeben würde. Und es machte Spaß. Es war unser kleines Spiel, unsere kleine Unterhaltung. Es waren jedes Mal nur ein paar Sekunden, aber es war immerhin eine spontane Kommunikation des Rollenwechsels!

Manchmal können Kinder, „hypnotisiert" von ihren Rhythmen, ausgesprochen übererregt werden. Das Kind, das sich auf Kichern versteift hat (was Erwachsene manchmal insgeheim veranlasst, sich zu fragen, ob es verrückt ist), hat sich möglicherweise in einem Zustand verloren, der Lichtjahre von uns entfernt ist. Vielleicht schafft es das Kind wirklich nicht, aus diesem trance-ähnlichem Zustand zurück in die normale Welt menschlicher Kommunikation zu finden.

Ihm in einem hinreichend beschwingten Ton zuzurufen: „He, komm wieder zurück!" und damit an sein menschliches Wesen zu appellieren, in einem Ton, der spielerisch und nicht wütend und vorwurfsvoll ist, sondern das Kind nur darüber informieren möchte: „He! Du bist an einem Ort, an dem ich nicht bin – und du bist willkommen und kannst gerne zu mir kommen!" genügt manchmal, um zu ihm durchzukommen und es an seinem fernen Ort zu erreichen. Ein andermal ist ein nachdrücklicherer Tonfall erforderlich, um unsere Besorgnis zum Ausdruck zu bringen, damit das Kind sich nicht zu behaglich in einem Zustand oder an einem Ort einrichtet, der so weit weg ist, dass niemand es erreichen kann.

*Wenn **Karim** an einem so fernen Ort ist, rufe ich ihn, mit einer gewissen spielerischen Dringlichkeit in der Stimme: „Hallo!?", etwa so, wie man vor der geschlossenen Tür von jemanden ruft, um zu sehen, ob der Betreffende überhaupt zu Hause ist. Dies reicht fast immer, um ihn „zurückzuholen". „Hallo", kommt seine Antwort zurück, dabei schaut er mich an, als hätte ich ihn gerade aus irgendeiner unendlichen Tiefe heraufgeholt.*

Manchmal füge ich lächelnd hinzu: „Wo bist du??", als würde ich nach einem Kind rufen, dass sich irgendwo in der Nähe versteckt hat. Dann blickt Karim auf und antwortet grinsend: „Hier bin ich!", als wäre er froh, dass ich ihn gefunden habe.

Wie bei einem wesentlich kleineren Kind, müssen wir auch daran denken, dass wir phantasievolle Ideen und Vorschläge hinzufügen können, auf die es selbst nie gekommen wäre. Mütter machen dies naturgemäß bei ihren kleinen Babys. Viele autistische Kinder haben aufgrund ihres Entwicklungsstillstandes soviel nachzuholen, dass wir keine Gelegenheit ungenutzt lassen möchten, um ihnen zu helfen. Wir möchten ihnen wenigstens zeigen, wie viel Spaß es macht und wie ungefährlich es ist Ideen und Phantasie *zu haben.* Wir können dem Kind, das selbst kaum oder keine Phantasie hat, unsere eigene Phantasie sozusagen ausleihen. Man kann ja nie wissen, was das dem Kind vielleicht nutzen oder was es daraus lernen kann.

*Während **Dirks** Schütteln konnte man zum Beispiel hinzufügen: „Oh, ich glaube, das könnte ein Flugzeug sein! – Schschsch – fliegt das Flugzeug! Dirks Flugzeug fliegt durch die Luft!". Dabei benutzte man sein Spielzeug, ohne es ihm aus der Hand zu nehmen. Oder in einer Situation vielleicht: „Bist du am Angeln? Ich glaube, du hast hier vielleicht einen Fisch gefangen. Da ist der Fisch! Nam, nam, Fisch. Ups, wieder weg! – Meine Hände können auch wie ein Fisch schwimmen! … [singend] 1 – 2 – 3, 4, 5, einmal fing ich einen Fisch … "*

Jede witzige Idee, die Ihnen einfällt, kann das sich ständig wiederholende „Spiel" des Kindes lebendiger machen. Im Grunde es auch überhaupt kein Spiel, sondern mehr eine Art und Weise, sich die Zeit zu vertreiben. Es spielt keine Rolle, ob das Kind tatsächlich versteht, worüber Sie sprechen, solange es Ihnen nur gelingt, miteinander Spaß zu haben.

12 Die Konzentration auf körperliche Empfindungen ohne Bedeutung

Den Geist „auseinander fallen“ lassen: Über Sehen, Empfindungen und Dinge, die keinen Sinn machen

Während manche autistischen Kinder sehr aktiv sind, möchten andere den ganzen Tag passiv in einer Ecke liegen. Zuerst denkt man: „Oh, er ist einfach müde heute.“ Seine Augen sind jedoch offen. So hofft man, dass „er zuschaut“. Aber nichts fängt die Aufmerksamkeit des Kindes ein, so dass Zweifel aufkommen, ob es tatsächlich zuschaut. Der Versuch, es in irgendeine Aktivität zu verwickeln, erweist sich in der Regel ebenso als vergeblich. Tim ließ sich einfach durchhängen, wie ein Sack Kartoffeln. Kofi schrie, als ob ihn jemand ermorden würde. Adrian gluckste leise vor sich hin und driftete einfach weg. Sie alle würden bald wieder in irgendeiner Ecke landen, mit leerem Gesichtsausdruck und ohne auch nur irgendetwas zu tun. Was passiert mit ihrer Aufmerksamkeit?

Wir sind uns normalerweise gar nicht all der Dinge bewusst, die man mit seinem Geist und seiner Aufmerksamkeit „tun“ kann, insbesondere der Möglichkeit, unseren Kopf und unsere Wahrnehmungsorgane, vor allem unsere Augen, abzuschalten: Man kann etwas anschauen und dabei den Kopf, die Aufmerksamkeit und das Denken abgeschaltet lassen oder umschalten, zum Beispiel auf das, was man hört oder auf der Haut fühlt. Es gibt alle möglichen Formen des Sehens und verschiedene Arten, wie wir unsere Augen benutzen können; und wir alle tun dies, ohne uns dessen bewusst zu sein. Aber manche autistischen Kinder benutzen möglicherweise alle oder einige dieser Formen des Sehens öfter oder vielleicht sogar die ganze Zeit.

Ihr Blick wirkt oft so, als hätten sie sich oberflächlich auf etwas eingelassen, ohne jedoch richtig einzurasten: wie ein Auto, das an einem nebligen Morgen zwar viel Getöse macht, aber nicht anspringt, oder wie ein Computer, der es einfach nicht schafft hochzufahren. Manche schauen durch Personen „hindurch“, als seien diese durchsichtig. Andere schauen aus den Augenwinkeln oder benutzen ihre Augen, um ein Gefühl der Verschmelzung mit dem anderen zu erzeugen. Für andere wiederum scheint Sehen fast eine taktile Erfahrung des „Streichelns“ zu sein: Sie „streicheln“, was sie mit ihren Augen sehen, ohne es geistig aufzunehmen.

***Adrian** konnte anscheinend guten Blickkontakt herstellen. In Wirklichkeit schien er seine Augen jedoch völlig in die seines Gegenübers „hineinzuschieben", als ob sein Blick ein fester Stab sei. Er schien unsere Verbindung zu fixieren, als könnte er sie so fest und stabil machen, dass er durch meine Augen „mit mir verschmelzen" könnte, was ihm ein schönes „Adrian-ich-Gefühl" vermittelte. Es war nichts mehr davon zu spüren, dass da zwei getrennte Personen waren. Dabei war nicht ganz klar, wer von uns beiden verschwunden war, Adrian oder ich.*

Bei anderen Gelegenheiten vermittelten seine Augenbewegungen und allgemeinen Reaktionen den Eindruck, seine Augen „ruhten" darauf, was er anschaute, statt wirklich zu schauen (was ein aktiver Prozess ist). Es war, als werde das Gesicht einer Person zu einem Ruheplatz für seine Augen, so wie wir unsere Augen auf einer schönen Landschaft „ruhen" lassen. Vielleicht war das Gesicht von jemandem, der mit ihm sprach, für Adrian das, was für andere eine Schafherde auf weit entfernten Feldern ist.

Während ich zu verstehen und mir vorzustellen versuchte, was im Kopf eines autistischen Kindes während dieser Geisteszustände vor sich ging, in denen ihm jede Aufmerksamkeit fehlt, entdeckte ich bei mir selbst, während ich eines Tages allein in einem Büro warten musste und mich etwas langweilte und teilnahmslos fühlte, dass ich mich in eine Form des Sehens gleiten lassen konnte, die viele der beobachteten Merkmale zu haben schien. Als ich gedankenabwesend meine Augen aus dem Fenster im 16. Stock über die unbekannte Szene darunter gleiten ließ, wurde mir plötzlich das Wesen meiner Erfahrung in diesem Augenblick bewusst:

...ein langes rot-weiß-blaues Ding durchquert von links nach rechts mein Blickfeld, ist verschwunden und taucht dann von rechts nach links wieder auf. Es bedeutet nichts. Einfach bunte Perlen in einem beruhigenden Rhythmus. Wenn ich mein ganzes Bewusstsein von Zeit ausschalte, kann ich selbst zu der rot-weiß-blauen Bewegung „werden", mit ihr verschmelzen, sie sein.

Als derjenige, auf den ich gewartet hatte, ins Zimmer trat und in meine seelige Zeitlosigkeit einbrach, wurde mir ein Gefühl des Widerwillens bewusst. Die Situation erinnerte mich an die autistischen Kinder, die oft so widerwillig auf unsere Aufforderungen zu Interaktionen reagieren. Es war ärgerlich, diese zeitlose, sorglose rot-weiß-blaue Blase der Glückseligkeit zu verlassen, um mich menschlichen Komplexitäten zu zuwenden!

Ich war überrascht, als ich feststellte, dass es möglich war, zu schauen und zu sehen, ohne mich emotional zu engagieren, dass ich die Bedeutung dessen, was ich sah, bewusst „abschalten" oder einfach an mir vorbeigleiten lassen konnte, indem ich einfach nicht „geistig zupackte": Ich hatte auf das Kommen und Gehen der Züge von Londons Dockland Light Railway wie auf Muster gestarrt, denen ich nicht mehr Bedeutung beimaß als dem Wasser des Springbrunnens unten auf dem Vorplatz, indem ich meine Augen einfach auf der Bewegung ruhen ließ – nichts weiter als eine visuelle sinnliche Erfahrung, mit einer oberflächlichen Qualität ohne jede emotionale Tiefe. Schöne Farben vielleicht. Es war eine Wahrnehmung als Empfindung, keine Wahrnehmung im Sinne einer kognitiven Aktivität, die mit sinnvollen kognitiven Prozessen verbunden ist.

Bei diesem Wahrnehmungsmodus entbehrt alles, was man sieht, hört oder registriert, entweder jeder potenziellen Bedeutung, die durch Ideen, Erinnerungen oder Assoziationen miteinander verbunden wäre und die man mit einem anderen Menschen teilen oder ihm mitteilen könnte – oder es wird einer solchen Bedeutung beraubt. Ich kann dem Kommen und Gehen des Zuges von meinem hochgelegenen Fenster aus zusehen und mich zum Beispiel fragen, wohin er wohl fährt, ob ich seine Farben mag, ob ich vorhabe, mit ihm zu fahren. Man kann die eigenen Gedanken jedoch auch von dem einfachen Vorgang des Sehens abkoppeln, so dass dieser keine Bedeutung und keinen Sinn hat. Einfach zusehen, wie „es" vorbeifährt (was „es" auch immer ist), unbeteiligt zu warten, was auch immer als Nächstes kommt … kommt – weg, kommt – weg … endlos und ohne zu denken und ohne emotionales Engagement. Keine Fragen, keine Gedanken, keine Phantasien, kein anderes Verlangen als das, dass dieser schöne weiche Gefühlszustand des Nicht-Involviertseins anhält. Der Prozess, bei dem der Geist seiner sinn- und bedeutunggebenden Qualitäten beraubt wird, wird gelegentlich als „Demontage" („dismantling"; Meltzer 1975) bezeichnet. Dabei kann es sich um einen passiven Prozess handeln, der unbeabsichtigt, wie von selbst stattfindet, oder um einen aktiveren, bewussten Prozess.

Dieses geistige Versinken in (für gewöhnlich sich bewegenden) Mustern ist auf jeden Kontext übertragbar. Wenn man sich zum Beispiel in die Bewegung der Blätter eines Baumes vertieft, fühlt man sich leicht geschaukelt, oder wenn man versunken die dahinziehenden Wolken beobachtet, bekommt man das Gefühl, sorglos und gemächlich dahinzutreiben. Man könnte dies als *zwei-dimensionale* Wahrnehmung beschreiben, die nur auf die oberflächliche Wahrnehmung achtet, auf

Bewegungs- oder Farb- oder Beschaffenheitsmuster, und als Gefühl einer andauernden Kontinuität (Williams 1996).

Das gleiche Prinzip ungebundener, nicht-engagierter Wahrnehmung kann auch auf das Kommen und Gehen anderer im Kindergarten angewendet werden oder am Mittagstisch, wenn Schüsseln angereicht, abgesetzt, weitergegeben, Löffel in einem ständigen Auf und Ab zwischen Mund und Teller hin und her geführt werden. Es ist relativ leicht auf das Fernsehen zu übertragen, wo man die Bewegungen auf dem Bildschirm und die Geräusche an sich vorbeirauschen lassen kann, ohne darauf zu achten, worum es geht oder dass es überhaupt um etwas geht. Es ist einfach eine Methode, die Zeit zeitlos vorüberziehen zu lassen … oder ein geistloser „demontierter" Zustand, in dem es kaum geistige Aktivität gibt.

Manche autistischen Kinder scheinen es sich zur Gewohnheit gemacht zu haben, ihre Gedanken und jede geistige Aktivität einfach und passiv davongleiten zu lassen. Andere scheinen bisweilen tatsächlich nicht in der Lage zu sein, zu verhindern, dass ihre Sinne „auseinander fallen", und die geistige Verbindung zwischen dem, was sie hören und sehen, herzustellen. Manche bekommen es einfach geistig nicht selbst in den „Griff" und nehmen bereitwillig das Angebot eines Erwachsenen an, der versucht, die Dinge *für* sie zusammenzubringen.

Andere autistische Kinder scheinen diesen Zustand gewichtsloser „Geistlosigkeit" zu genießen und bemühen sich offensichtlich in einer bewussteren Form, ihren Geist und ihr multi-sensorisches Wahrnehmungsvermögen in einem demontierten Zustand zu lassen. Niemand weiß genau, wie und warum sie dies tun oder warum dies geschieht. Sicher ist, dass sie nicht wissen, wie sie dies anders machen könnten oder wie sie es *nicht* tun könnten. Sie brauchen unsere Hilfe, um zu lernen oder wieder zu lernen, dass es andere Wege gibt, den eigenen Verstand zu benutzen, als die, an die sie sich gewöhnt haben oder auf die sie süchtig geworden sind.

Was mir die Wahl ermöglichte, in meinem geistesabwesenden Zustand des Muster-Anstarrens zu bleiben oder wieder daraus aufzutauchen, war meine Fähigkeit, mich selbst zu beobachten und darüber nachzudenken, was ich beobachtete. Die Fähigkeit, über Dinge nachzudenken, ist eng mit der Sprache verbunden, mit der Fähigkeit, unseren Erfahrungen Namen zu geben und sie in Worte zu kleiden. Das ist es, was uns aus solchen Zuständen herausholen kann. Und es zeigt, wie wichtig es ist zu reden und Erfahrungen und Gefühle, die das autistische Kind hat oder haben könnte, zu benennen. Wenn es einen bestimmten Zustand mit einem gemeinsam geteilten Wort oder

„Namen" verbinden kann, wird es es vielleicht schaffen, mitzubekommen, wann es diese Erfahrung macht. Mit viel Übung und Hilfe wird es dem Kind am Ende vielleicht sogar gelingen, diese abzubrechen oder zu verändern.

Mir hilft es, an jene kleinen altmodischen Spielzeugtiere zu denken, die aus Perlen gemacht sind und von einem hindurchgezogenen Faden auf einem hohlen Sockel gehalten werden: Drückt man mit dem Daumen unten die Halterung ein, lockern sich die Fadenverbindungen, und das Tierchen wackelt mit den Ohren, nickt mit dem Kopf, es isst, tanzt, wedelt mit dem Schwanz oder es lässt Schwanz und Ohren herunterhängen. Drückt man ganz durch oder ist der Faden kaputt, dann fällt das kleine Tier in einen Haufen Perlen in sich zusammen.

Bei dem autistischen Kind sieht es manchmal auch so aus, als seien seine „Fadenverbindungen" lose und als wäre es in einen kleinen Haufen offenbar nicht miteinander verbundener Wahrnehmungsteile in sich zusammengefallen: sein Hören in der einen Ecke des Raums, sein Sehen in einer anderen, seine Aufmerksamkeit verschwunden oder nach innen, auf Hautempfindungen gerichtet. Aber wenn wir einfühlsam beobachten und mit Geduld ausprobieren, womit wir „es erreichen" können, kann man in der Regel eine gewisse Verbundenheit herstellen.

> ***Tim*** *pflegte sich in irgendeine Ecke zu lümmeln, sein Geist offenbar abgeschaltet oder auseinander gefallen, die Augen starr auf einen unsichtbaren Punkt in weiter Ferne gerichtet; er beharrte irgendwie auf eine passive Art darauf, dies zu tun. Mit sehr viel Mühe und in einer sehr zurückhaltenden und scheinbar lockeren Art versuchte ich, mit den interessantesten Geräuschen und Lauten, die ich mit meinem Mund machen konnte (Mund- und Gesichtsspiele), seine Aufmerksamkeit zu wecken. Es gelang mir, für einige Minuten einen kommunikativen Blickkontakt mit ihm herzustellen.*

Es ist interessant, wie dank ausreichender einfühlsamer, beharrlicher, allerdings zurückhaltender und zugegebenermaßen gigantischer Anstrengungen eine gewisse Veränderung in Tims Geisteszustand herbeigeführt werden konnte. Dieser schien ansonsten so schwach und schlaff zu sein, dass Tim ihn einfach davongleiten ließ, wie eine Schlange im feuchten Gras verschwindet. Wenn man Tim jedoch hinterherjagte (geistig, meine ich), konnte man ihn wieder finden.

Die Gewalt, mit der dieser Dreijährige darauf beharrte, seine Augen abzuwenden, sich auf nichts einzulassen (obwohl er es gekonnt hätte) und seinen Geist leer laufen zu lassen, erschien immer wie ein gewaltiger Widerspruch zu seiner Passivität. Er schien wesentlich mehr mentale Kräfte und Energie zu haben, als er zutage treten ließ. Vielleicht wusste er auch nicht, wie er sie benutzen konnte. Seine Beharrlichkeit musste ihr Pendant in den einfühlsamen, aber gleichermaßen hartnäckigen Anstrengungen des Erwachsenen finden, der ihm half, seine verloren gegangenen geistigen Verbindungen hervorzuholen.

> ***Patrick,*** *der immer mit irgendetwas beschäftigt war, schien oft wie unsichtbar zu sein. Er bat nie um Aufmerksamkeit, nie um eine Liebkosung und nur selten um Hilfe. Andere Menschen kümmerten ihn nicht, sie schienen einfach nicht zu existieren.*
> *Am Ende des Tages wurde mir oft bewusst, dass ich Patrick, trotz wiederholter Bemühungen, Zeit mit ihm zu verbringen, dann doch wieder vergessen hatte. Er war mir entfallen, meinem Kopf entschlüpft, wie ein zu winziger Fisch durch die Maschen des Netzes.*

Das allein schon war eine Mitteilung von Patrick, eine Botschaft über sich selbst, die bei mir angekommen war: „Verknüpfungen und Verbindungen entgleiten dem eigenen Denken, und es ist sehr schwierig, eine hinreichend elastische und spannkräftige Verbindung mit einem anderen Menschen herzustellen und aufrechtzuerhalten." Genau wie bei Tim bedurfte es auch bei Patrick sehr großer Anstrengungen, um seine Aufmerksamkeit zu gewinnen. Während Tim mit offenkundig entschwundenem oder auseinandergefallenem Geist an einer Stelle blieb, musste man Patrick hinterherlaufen, um mit ihm in Verbindung zu bleiben; man musste seine einsamen Beschäftigungen unterbrechen und ihn aktiv zu einer interaktiven Betätigung einladen. Dann machte er gerne mit, brachte sogar eigene Vorschläge ein, wenn wir unser Spiel entwickelten, zusammen lachten und mit einem Mal hatten wir guten Blickkontakt (siehe Kapitel 9). Eine Woche später kam er oft und „bat" um Wiederholungen unseres neuen Spiels. Es schien, als würde er zum ersten Mal die Idee eines „rutschfesten" Geistes, meinem wie seinem, kennen lernen, dem nichts mehr entschlüpfen konnte.

Wir wissen alle, dass eine reale Beziehung mit einem einfühlsam auf das Baby eingestellten Menschen entscheidend für das körperliche und geistige Wohlbefinden eines jeden Babys ist. Die Motivation, seine Sinne miteinander zu verknüpfen, scheint nur in einer sicheren zwischenmenschlichen Beziehung zu wachsen, wobei es die Verbundenheit der Beziehung ist, die die Sinne miteinander verknüpft. Ein Kind hat das Gefühl, dass die Welt verbunden ist, und sie beginnt für das

Kind einen Sinn zu machen, weil es sich in seiner Beziehung mit seiner Mama verbunden fühlt (oder anderen wichtigen Personen, die sich um sein Wohl kümmern). Es beginnt, die Fähigkeit zu entwickeln, seine Sinne (wieder) miteinander zu verbinden, zu spüren, dass die Welt Sinn macht und dass es umgekehrt in der Lage ist, der Welt einen Sinn beizumessen. Sich emotional verbunden zu fühlen, ist grundlegend für die Entwicklung von Sinn und Bedeutung und des Verständnisses, dass Dinge einen Sinn machen, weil diese Verbundenheit Neugier weckt und Aufmerksamkeit fokussiert.

Wenn wir mit unserem eigenen geistigen Fokussieren (das hauptsächlich in unserem Gesicht zum Ausdruck kommt) die Aufmerksamkeit des autistischen Kindes wecken und aufrechterhalten, können wir ihm helfen, einige seiner geistigen Funktionen zusammenzubringen. Indem wir dies tun, geben wir ihm ein Beispiel fokussierter Konzentration, das es beobachten, aufnehmen und nachahmen kann. Indem wir ihm aktiv helfen, seine verschiedenen Sinne – Augen, Ohren, Tastsinn, Geruchssinn und andere – zusammenzubringen und aufrechtzuerhalten, helfen wir ihm, seine Erfahrung zu „vergeistigen".

Mit einem gewissen Verständnis der grundlegenden geistigen Mechanismen, die dabei im Spiel sind, gelingt es manchmal, die Verbindungen zwischen den verschiedenen Sinnesempfindungen zu straffen und das autistische Kind aus seinem monosensorischen Modus zumindest auf eine „zweispurige Fahrbahn" der Wahrnehmung zu locken. Wenn seine verschiedenen Sinne in der Aufmerksamkeit zusammengebracht werden, kann sich „blickloses Sehen" in neugieriges Schauen und desinteressiertes Hören in interessiertes Zuhören verwandeln.

Eine genaue Beobachtung sehr kleiner Babys hat auch gezeigt, dass die Fähigkeit, den Dingen, die sie hören, sehen und erfahren, einen Sinn beizumessen, die Gegenwart einer anderen vertrauten Person als einer „zentralen Kohäsionskraft" (Frith 1989, dt. 1992) erfordert, die dem Kind hilft, seine Sinne zusammenzubringen und miteinander zu verbinden. Es bedarf eines solchen „lebendigen Miteinanders" (Alvarez 1992, dt. 2001) und unserer aktiven und einfühlsamen Aufmerksamkeit, um dem autistischen Kind zu helfen, sich wieder mit geistig aktiveren Erfahrungsmodi zu verbinden.

Versunken in Haut- und Körperempfindungen: Empfindung minus Bedeutung

Autistische Kinder haben grundsätzliche Schwierigkeiten mit Bedeutung, Gefühlen und Emotionen. Was geht eigentlich in ihm vor, wenn das autistische Kind passiv herumliegt, rastlos auf und ab rennt oder in seine rätselhaften Verhaltensweisen versunken ist? Wenn wir Bedeutung und emotionale Gefühle von unserem Erleben abziehen, dann bleibt unserer Aufmerksamkeit wenig, woran sie sich festhalten kann. Sie kann dann nur abdriften oder sich an unsere körperlichen Empfindungen knüpfen.

Während Sie dies lesen, schalten Sie Ihre Aufmerksamkeit doch mal auf die körperlichen Empfindungen Ihrer Haut um: auf das Gefühl Ihres Rückens, der die Stuhllehne berührt, der Empfindung, die das Buch auf Ihren Fingern hinterlässt, auf die Empfindung Ihrer Füße auf dem Boden. Man kann sich in diese Sinnesempfindungen vertiefen, fast wie beim Sonnenbaden oder wenn man in der Badewanne liegt, so als würde nichts anderes mehr existieren. Vielleicht schließen Sie die Augen. Oder Sie bekommen vielleicht den glasigen Blick, der wirkliches Sehen unmöglich macht und bei dem mit Sicherheit jemand kommt und mit der Hand vor Ihren Augen winkt und sagt: „He! Wo bist **du** *denn?" Manchmal bringt allein schon das Gefühl, aufmerksam angeschaut zu werden, jemanden, dessen Aufmerksamkeit abgedriftet war, in den „kommunikativen Modus" zurück; und er murmelt dann in der Regel etwas wie: „Oh, ich war einfach am Träumen … " Und natürlich* **kann** *es sein, dass man Tagträumen nachgehangen ist …*

Ein Baden und Schwelgen in Haut- und körperlichen Empfindungen wird allerdings oft nicht von Tagträumen begleitet, sondern entbehrt jeder geistigen Aktivität, wie ein geistiger Netzausfall, bei dem die Gehirnaktivität weitgehend abgeschaltet ist, ja fast wie ein vorübergehender vegetativer Dämmerzustand. Wie viel haben Sie zum Beispiel von den Dingen, die um Sie herum passiert sind, registriert und aufgenommen, während Sie sich auf die Hautempfindungen auf Ihrem Stuhl, auf Ihrem Rücken, Ihren Schultern, Händen und Füßen konzentriert haben? Haben Sie überhaupt irgendetwas gesehen oder gehört? Wie viel Denken lief in Ihrem Kopf ab? Wahrscheinlich nicht viel oder fast nichts. Wenn Sie sich fast einen ganzen Tag auf diese Empfindungen konzentrieren würden, wie viel würden Sie hören, sehen, lernen oder an wie viel würden Sie sich erinnern?

Es gibt dabei allerdings einen großen Unterschied zwischen uns und dem autistischen Kind: Denn während wir uns solchen körperlichen und Hautempfindungen hingeben, können Sie und ich über unsere Erfahrung nachdenken oder sogar darüber sprechen. Auf diese Weise geben wir der Erfahrung unserer Sinnesempfindung eine Bedeutung. Diese verwandelt eine rein sinnliche Empfindung, in der man baden oder sich suhlen kann, in Gefühle, über die man nachdenken und die man mitteilen kann.

Dem präverbalen autistischen Kind, das nicht sprechen gelernt hat und nicht gelernt hat, Symbole zu verwenden, fehlt diese Fähigkeit. Es ist nicht in der Lage, seine Erfahrungen so zu verarbeiten und darüber nachzudenken, wie es für uns selbstverständlich ist. Manche scheinen in einer Art sinnlichem Gefängnis eingesperrt zu bleiben, wo ihre Erfahrung „unvergeistigt" bleibt. Ihr geistiges Rüstzeug entspricht von der Entwicklung her dem eines ganz kleinen Babys, das auch in weiten Teilen darauf angewiesen ist, der Welt durch seine körperlichen Empfindungen einen Sinn beizumessen: ob es sich hungrig oder zufrieden, gelangweilt oder angenehm angeregt, wohl oder ungeborgen fühlt, ob es warm, trocken oder nass, kalt oder schmutzig ist.

Da es unfähig ist, über diese Dinge nachzudenken – was für einen Menschen der wichtigste Weg ist, um sein Selbstgefühl zu behalten –, muss das autistische Kind sich immerzu an seinen körperlichen Gefühlen und Hautempfindungen festhalten. Herumzugehen und mobil zu sein, kann ebenso eine heikle Angelegenheit für das autistische Kind sein, das doch gleichzeitig ein „Mutterschoß-Baby" bleiben möchte – ein Problem, mit dem sich das kleine Baby, das immer auf dem Arm getragen wird, nicht auseinandersetzen muss. Dies schien mit Sicherheit bei Kofi und Tim der Fall zu sein, die einfach „in sich zerfielen", wenn sie nicht getragen wurden oder bei jemandem auf dem Arm waren.

Andere autistische Kinder scheinen sich selbst weitaus bewusster in diesem von Sinnesempfindungen beherrschten und geistig abgeschalteten Zustand zu halten. Sie benutzen ihre Hautoberfläche und andere körperliche Empfindungen wie einen Panzer, um sich gegen jede Bewusstheit der Welt um sie herum abzuschotten.

Felix gab ununterbrochen irgendwelche Plapperlaute von sich, so dass er nicht hören konnte, was jemand zu ihm sagte. Als er später zu sprechen begann, machte er im Prinzip das Gleiche, indem er immer wieder und wieder den gleichen Satz wiederholte und damit jedes sinnvolle oder bedeutungsvolle Gespräch erstickte. Das hörte etwa nach einer sechsmonatigen intensiven Kinderpsychotherapie auf. Felix schien sehr erleichtert zu sein, dass ihm die Chance gegeben wurde zu lernen, seinen Geist in anderer Weise zu benutzen. Und er nahm dieses Angebot begierig an.

Die Hauptquelle ihres Sicherheitsgefühls finden diese Kinder in der Berührung und den Empfindungen, die sie auf ihrer Haut erfahren, oder wie Felix aus den Vibrationen seiner Kehle und dem Geräusch in seinen Ohren. Sie suchen Trost und Wohlbehagen in den Empfindungen, die selbst-stimuliert und selbst-kontrolliert sind, statt von einer mütterlich fürsorglichen Person zu kommen.

Manche autistischen Kinder scheinen große Teile des Tages in diesen Zuständen geistiger Leere zu verbringen, indem sie sich auf körperliche Empfindungen, insbesondere auf ihre Haut konzentrieren. Vielleicht praktizieren sie dies seit Jahren, tagein, tagaus, wahrscheinlich seit ihren frühesten Babytagen. Vielleicht wissen sie nicht einmal, dass es andere Formen des Seins, andere Formen des Schauens, Zuhörens oder Fühlens gibt.

Da das autistische Kind die Sinnesempfindung nicht mit Sinn und Bedeutung verbindet, schaltet es ab und vermeidet jegliches Bewusstsein von Gefühlen, Ihren wie seinen eigenen. Und damit schaltet es auch die Möglichkeit aus, dass irgendetwas Sinn machen könnte. Da es so auf seine Hautempfindungen fixiert ist, können die Gefühle, die sensorischen Wahrnehmungen eine Bedeutung geben, nicht erzeugt werden. Es ist, als sei sein Geist in einer Warteschlange gefangen, auf „Stand-by“ gestellt oder stecken geblieben .

Daraus ergibt sich ein Teufelskreis, in dem der von Empfindungen beherrschte Zustand das autistische Kind nicht mit den Mitteln ausrüstet, um mit einer Welt aus lebendigen Menschen umzugehen. Das heißt, seine sowieso bereits verzögerte kognitive und emotionale Entwicklung schwindet noch weiter, da es sich dagegen wehrt, von anderen Menschen zu lernen. Auf diese Weise wird seine kontraproduktive autistische Art weiter genährt, mit der es darauf beharrt, sich Sinnesempfindungen hinzugeben, um die Bewusstheit von unbekannten und unvorhersehbaren Aspekten des Lebens auszuschalten. Niemand weiß, ob dies mit einer fundamentalen emotionalen Unsicherheit (Dawson u. a. 1994; Hobson 1993) zu erklären ist, ob es ein Rückzug in eine emotionslose, von körperlichen Sinnesempfindungen dominierte Welt ist oder ob die Ursache darin zu suchen ist, dass das Kind den Sinn der Dinge nicht oder nicht mehr begreift und es dann nicht schafft, das alles alleine wieder zusammenzusetzen.

Wenn das autistische Kind sich auf das Gefühl konzentriert, das der Stuhl unter seinem Po oder das harte Spielzeug in seiner Hand oder an seinen Lippen hinterlässt, dann kann es sehr schwierig sein, es in eine andere Erfahrung zu „ziehen", die es mit einer anderen Person teilen könnte. Die von manchen autistischen Kindern immer wieder in gleicher Form benutzten visuellen Formen und Muster, können oft leichter in eine gemeinsam teilbare Erfahrung verwandelt werden, da wir diese auch sehen und somit gezielt aufgreifen und darüber reden können.

Patrick *liebte fertig zusammengesetzte Puzzles. Er liebte ihren Anblick und das Gefühl, das sie ihm vermittelten. Dies ermöglichte es seiner Betreuerin, ihm immer wieder die Bedeutung von Worten wie „fertig", „passt", „glatt", „gut gemacht" und ebenso die gegenteiligen Worte zu vermitteln.*

Thorsten *schaute gerne vom Fenster aus den Bewegungen eines Baumes zu. Dies hieß, dass man gut erraten und in Worte kleiden konnte, was er wahrscheinlich sah, zum Beispiel die Bewegung von Ästen oder Blättern, unterschiedliche Rhythmen des Windes, ein Eichhörnchen oder einen Vogel.*

Andere autistische Kinder benutzen Laute, Geräusche oder die Situation, wenn wir mit ihnen sprechen, um darin wie in einer Art Wiegenlied aus musikalischen Geräuschen und Lauten zu baden, egal, ob diese Laute ihm sagen, dass es aufstehen und mitmachen, das Bild anschauen soll, das wir ihm zeigen, oder dass das Essen fertig ist. Dies ist vielleicht so ähnlich wie bei Felix, der Laute defensiv benutzte, um jede Störung abzuwehren.

Wenn wir uns vor Augen halten, dass das autistische Kind seine Aufmerksamkeit vielleicht benutzt, um sie auf seine Haut oder andere körperliche Empfindungen zu konzentrieren, dann können wir uns überlegen, wo wir ihm begegnen können. Wenn es die Empfindungen auf seiner Haut sind, in die es sich vertieft, so können wir kleine kommunikative Rhythmen einführen, indem wir ihm im Rhythmus seiner Bewegungen oder im Rhythmus eines vertrauten Liedes auf den Arm oder Rücken klopfen oder ihn rhythmisch streicheln. Dabei können wir ihm mit uneingeschränkter Aufmerksamkeit „benennen", was es sieht oder empfindet, und es in aktivere interaktive Spiele hineinziehen.

„Das Kind kann so gut Puzzles zusammensetzen“: Muster, Puzzles und Empfindungen

Autistische Kinder können oft eine bestimmte kognitive Fertigkeit sehr gut, zum Beispiel Puzzles zusammensetzen. In Anbetracht der allgemeinen Entwicklungsverzögerung wollen Erwachsene solche Interessen meist fördern und erweitern. Manche Kinder haben sehr schnell ein Puzzle zusammengestellt, egal, ob es verkehrt herum oder mit der Rückseite nach oben liegt. Andere beharren darauf, immer wieder dasselbe Puzzle zu machen, und weigern sich, irgendein anderes anzufassen. Es scheint, als seien sie von innen heraus dazu getrieben, das Puzzle zu machen; es macht ihnen jedoch keine Freude oder befriedigt sie, und sie finden am fertigen Bild auch kein Gefallen oder erkennen es sogar überhaupt nicht.

> *Nach **Tims** grimmigem Gesicht und knurrenden Lauten zu urteilen, ärgerte dieses „Puzzle-Ding“, das so durcheinander vor ihm lag, ihn offenbar sehr. Wütend und ungeduldig setzte er es zusammen. Es würde ihm nie im Traum einfallen, etwas zu machen, um es dann wieder kaputtzumachen. Er liebte es, wenn alles ordentlich war und einfach so heile blieb, wie es war.*

Es schien als würde Tim aus völlig anderen Gründen ein Puzzle machen, als wir es tun: Wir puzzeln, weil es uns Spaß macht. Er schien zu puzzeln, gerade weil er Puzzles und ähnliche Tätigkeiten nicht ausstehen konnte. Sobald es fertig war, wandte er sich ab und ging weg, als wollte er schnell das Weite suchen, bevor er sehen musste, dass das Puzzle schon wieder durcheinander war. Die Tatsache, dass er gerade ein Bild von seiner Lieblingsgeschichte „Thomas, die kleine Eisenbahn“ gelegt hatte, schien ihm nicht aufgefallen zu sein!

Sie und ich und andere Kinder machen ein Puzzle, weil wir neugierig auf das Bild sind, uns darüber freuen, es zusammenpuzzeln zu können oder etwas „in Ordnung“ bringen zu können. Während wir die Formen der Puzzleteile mit den im Bild fehlenden Teilen kombinieren, lässt eine genaue Beobachtung der Augen- und Körperbewegungen des autistischen Kindes darauf schließen, dass es sich oft nicht der Tatsache bewusst zu sein scheint, dass es sich hierbei überhaupt um ein Bild handelt. Man hat den Eindruck, es lässt sich nicht von dem auftauchenden Bild leiten, sondern von der äußeren Form jedes Puzzleteils, ungeachtet der Farb- oder Bildhinweise. Möglicherweise hat es überhaupt kein Bewusstsein von der *Bedeutung* des auftauchenden Bildes.

***Patricks** Betreuerin freute sich, dass er sich für Puzzles interessierte. Er war völlig konzentriert und so bei der Sache, dass er sich sogar weigerte, sein Puzzeln zu unterbrechen, um etwas zu trinken, ehe es nicht ganz fertig war. Als seine Betreuerin ihm helfen wollte, schob er sie energisch weg, nahm aber später ein weiteres, ähnliches Puzzle gerne an.*

Da Patrick sie nicht aktiv mitmachen ließ, stimmte die Betreuerin zu, dies als Chance wahrzunehmen. Vielleicht konnte sie dahinter, was es genau sein könnte, dass ihn so sehr faszinierte. So setzten wir uns zusammen hin, um seine Körpersprache genau zu beobachten. Würden wir es vielleicht verstehen, wenn wir seine Augen oder genau das beobachteten, was er betrachtete, ehe er ein Teil aufnahm, und wenn wir darauf achteten, wie er vorging, um zu probieren, ob die Teile passten?

Wir versuchten, Patrick auf die Farbe der Teile oder auf fehlende Bildstücke oder passende Teile hinzuweisen. Wütend schob er uns jedoch beiseite. Er wollte es ganz allein machen. Und weder Bild- noch Farbhinweise interessierten ihn. Beim nächsten Spiel boten wir ihm das Puzzle an und legten die Bildseite mit dem Gesicht nach unten auf den Tisch. Er hatte es schnell zusammengestellt, fand es vielleicht sogar leichter so. Als es fertig war, ließ Patrick seine Hand darüber gleiten, als würde er es streicheln. Dabei nahm sein Gesicht jenen abwesenden Ausdruck an, als würde er die Empfindung der schönen glatten Oberfläche genießen.

Was die Art des autistischen Kindes, seine Augen zu benutzen, von unserer unterscheidet, ist, dass es nicht zwischen den Formen, Farben, die es sieht, und dem sich herauskristallisierenden Bild kombiniert, um die Teile zusammenzufügen. Stattdessen „befühlt“ es alles mit seinem Blick, so wie der Blinde vielleicht die Formen durch Berühren mit seinen Händen ertastet. Sehen ist normalerweise eine geistige Aktivität, die mit dem Denken verknüpft ist. Das Gesehene wird verarbeitet und es wird ein Sinn daraus gemacht. Für das autistische Kind ist das Sehen hingegen vielleicht mehr eine visuelle Empfindung konkreterer Art, so als sei Sehen wie „mit den Augen betasten“.

Patricks Streicheln über das fertige Puzzle zeigte, wie eng Sehen und eine sinnliche Erfahrung für ihn beieinander lagen. Für Tim schien der Anblick des unfertigen Puzzles fast eine körperliche Erfahrung zu sein, die für ihn schmerzhaft war und die er schnell loswerden wollte, indem er das Puzzle machte. Auch Patrick liebte es, wenn die Oberfläche schön glatt und ungebrochen war. Beide Kinder waren mehr an den Formen und Mustern interessiert und nicht am Bild des Puzzles. Beide Kinder schienen den Anblick des Puzzles – ob in seinen

Einzelteilen oder fertig – in einer Weise zu erfahren, als hinterließe der bloße Anblick einen physischen Eindruck in ihrem Kopf, so als würden sie es in ihren Händen halten. Andere autistische Kinder verbringen den Großteil des Tages damit, ein Puzzle zu machen und es wieder zu zerstören. Und die Erwachsenen freuen sich, so viel vermeintlich „sinnvolle Aktivität" zu sehen. Der Mangel an Freude und Befriedigung, der bei den Kindern zu sehen ist, wirft jedoch die Frage auf, was der Zweck dieser Puzzleaktivität sein könnte. Als Erwachsener ist man oft mit dem Widerstand des Kindes konfrontiert, wenn man ihm zu helfen versucht, diese Fertigkeit zu erweitern.

Susie *nahm ihr Puzzle überall hin mit, setzte es zusammen und nahm es wieder auseinander, und alles mit großer Geschwindigkeit. Sie weigerte sich, irgendetwas anderes zu tun, weder ein anderes Puzzle zu machen noch einer anderen Beschäftigung nachzugehen. Ihr Erzieher probierte alles aus, was ihm nur in den Sinn kam. Am Ende gelangte er zu dem Schluss, dass Susie sich mit jenem schäbigen alten Puzzle festgefahren hatte, das im Übrigen jedes weitere Lernen verhinderte.*

In seiner Verzweiflung und mit seiner Weisheit am Ende, versteckte der Erzieher das Puzzle. Er dachte, sie würde es schon bald vergessen und sich an andere Puzzles und Aktivitäten gewöhnen. Aber weit gefehlt! Stattdessen wurde Susie ängstlich. Sie zog sich zurück und kapselte sich ab. Zwischendurch wurde sie von quälenden, verzweifelten Weinkrämpfen oder Wutanfällen gegen sich selbst und andere geschüttelt.

Versuche ihres Erziehers, sie mit einem anderen, ähnlichen Puzzle zu trösten, brachten nichts. Eine Zeit lang sah es so aus, als habe sich jetzt der Erzieher mit einer Idee festgefahren, die er um jeden Preis, koste es, was es wolle, durchziehen wollte. Seine Verzweiflung brachte ihn schließlich zu der Einsicht, dass er mit seinem Ansatz gescheitert war. Seine Kollegen und Kolleginnen wussten auch nicht weiter.

Das Erzieherteam bat um eine Beratung durch einen Kinderpsychotherapeuten, der sich auf die Arbeit mit autistischen Kindern spezialisiert hatte. Gemeinsam kamen sie darauf, dass Susie so ängstlich geworden war und litt, seit man ihr das Puzzle weggenommen hatte. Offenbar hatte das Puzzle eine andere Funktion als eine kognitive Beschäftigung.

Susie ***brauchte*** *die Beruhigung des Puzzles: Es war immer gleich, hatte immer dieselbe Form, dieselben Teile, die gleichen Bewegungen, die ihr ein Gefühl der Sicherheit gaben. Als der Erzieher ihr das Original-Puzzle zurückgab, veränderten sich Susies Verhalten und Stimmung;*

sie waren mehr oder weniger wieder wie vorher. Mit Hilfe des Beraters konnte das Erzieherteam die Stufe von Susies emotional-kognitivem Funktionieren nunmehr realistischer sehen und seine Erwartungen entsprechend anpassen: Ihr einfach das Puzzle wegzunehmen, war keine Option, wohl aber, sie herauszufordern und von ihr zu erwarten, dass sie auch andere Aufgaben übernahm (Spensley 1995).

Es war offenbar nicht so, dass Susie besonders gut im Puzzlen gewesen wäre oder besonderen Spaß daran gehabt hätte. Dass Susie ihr Puzzle machte und wieder zerlegte, hatte vielleicht eine gewisse Ähnlichkeit mit dem Daumenlutschen eines anderen Kindes oder dem Sich-Festhalten an Teddy oder Kuscheltuch. Und es hatte eine ähnliche Funktion wie Dirks Rütteln, Adrians Beißen auf harte Teile oder Fritz' Klammern an ein kleines Auto. Vielleicht war es der wohltuende Rhythmus des Zusammenfügens und Auseinandernehmens, der für Susie so überaus wichtig war: Dies beschäftigte ihren Geist, so dass sie nicht denken, fühlen oder irgendetwas zur Kenntnis nehmen musste. Aber ihr Erzieher lag mit seinem Gefühl, dass ihr Puzzeln sie vom Lernen abhielt, natürlich durchaus richtig: Das autistische Kind lässt sich genau deswegen auf sich ständig wiederholende Aktivitäten ein, um jede Bewusstheit auszuschalten. Dies füllt seinen Geist so vollständig damit aus, dass kein Raum für Sorge oder auch nur Denken bleibt: Der wohltuende Rhythmus oder die Empfindungen der vertrauten immer gleichen Aktivität sind alles was es gibt. Und die Aktivität als solche wird letztendlich zum einzigen Lebensinhalt, essentiell zum Überleben, so dass man sich an sie klammern muss, koste es, was es wolle.

Wenn man autistische Kinder sorgfältig beobachtet, kommt man zu dem Schluss, dass sie die Welt anscheinend unter dem Aspekt von Mustern und Formen sehen. Diese sind abstrakt und individuell bei jedem Kind verschieden. Es geht dabei oft nicht um geometrische Formen, die wir leicht erkennen würden, sondern um „gespürte" Formen, die so erfahren werden, als handele es sich dabei um eine persönliche körperliche Empfindung: wie Patricks „Empfindung" beim schönen glatten Puzzle oder die Empfindung von Dirks Rütteln oder wie ein Kind die Farbe Rot „erlebt".

Die Formen und Muster, von denen sich das Kind bei seiner Erfahrung leiten lässt, ähneln dem Konzept autistischer Gegenstände. Allerdings sind sie subtiler und schwieriger zu erkennen, weil es sich nicht um konkrete, direkt sichtbare Gegenstände handelt. Das autistische Kind verwendet sie, um bestimmte Muster wiederholbarer physischer oder visueller Empfindungen in seinem Körper, auf seiner Haut, in seinem Kopf zu erzeugen, damit diese ihm ein Gefühl fließender Kontinuität und des Wohlbehagens geben (Tustin 1992, dt. 1989; Spensley 1995).

Es bedurfte einer Menge sorgfältiger Beobachtung, bis ich Leilas Muster entdeckte: immer den Boden von Behältnissen mit genügend gleichartigen Gegenständen zu bedecken. Was das war, welche Farbe sie hatten oder wo sie standen, spielte keine Rolle. Und das Prinzip galt für jede Oberfläche, die irgendwie einen höher stehenden Rand hatte: von Tabletts, Ablagekörbchen, Tassen, Eimern, Pappkartons bis hin zu Kochtöpfen.

Genau wie Tim und Patrick schien auch Leila eine Vorstellung von einer vollständigen, intakten Oberfläche ohne „Löcher" zu haben. Mit unendlicher Geduld schichtete sie bunte Garnröllchen auf einem Tablett nebeneinander. Aber wenn es nicht genug Garnröllchen, kleine Tiere, Holzklötzchen – oder was auch immer sie jeweils benutzte – gab, dann war „die Hölle los". Nachdem wir wussten, worauf Leila aus war, was ihr „Muster" war, konnten wir ihr helfen: Sie brauchte entweder mehr Klötzchen oder Behältnisse mit kleineren Böden! Ganz einfach, wenn man seine Hausaufgabe in sorgfältiger Beobachtung gemacht hat.

Ein solches gemeinsam geteiltes Verständnis und Anpassungen seitens der Erwachsenen fördern das Interesse des autistischen Kindes an Kommunikation. Sie helfen dem Kind ein Gespür für sein eigenes Denken zu entwickeln sowie für Dinge, die Sinn und Bedeutung haben.

Unsere Aufgabe besteht darin, hinsichtlich zweier Punkte sensibel zu sein: erstens, für das Bedürfnis des Kindes nach einer Struktur, die durch diese Muster physischer, visueller oder anderer körperlicher Empfindungen geliefert wird. Zweitens müssen wir wachsam sein und auf eine bestimmte Art der Abgestumpftheit achten, die sich einschleicht, wenn diese Formen und Muster zum einzigen Lebensinhalt des Kindes werden. Sie haben die Tendenz, das Ruder zu übernehmen und die menschliche Lebendigkeit des Lebens zu verschlucken, so wie Feuchtigkeit oder Trockenfäule durch die Wände kriecht, ohne dass jemand es merkt, bis schließlich das ganze Gebäude davon erfasst ist.

Kleine Momente gemeinsamen Spaßes einzuführen, Spannung und Erwartungssituationen, Singen und interaktive Spiele zu nutzen, vermag einem weiteren Fortschreiten dieser Art von „Trockenfäule oder Feuchtigkeit" radikal Einhalt zu gebieten! Beobachten Sie weiter – aber spielen Sie dabei auch weiter!

Anhang

Über Kindergärten und Schulen

Alle in diesem Buch genannten Kinder waren in einem Kindergarten, einer Spielgruppe oder einer Schule in einem der vier Bezirke in der Innenstadt Londons, in der Regel ganztägig. Darunter waren mehrere Regel-Kindergärten, eine integrierte Spielgruppe und eine autistische Abteilung für zwölf Kinder, die einer Schule für Kinder mit leichten Lernschwierigkeiten angegliedert war, und wo ich über zwei Jahre gearbeitet habe. Die Erzieherinnen benutzten eine Reihe strukturierter und verhaltensorientierter Methoden, unterstützten aber auch aktiv bei einigen Kinder eine Kinderpsychotherapie, bei denen dies für angemessen und hilfreich gefunden wurde, sowohl von den Eltern als auch seitens der Schule.

Etwa die Hälfte der in diesem Buch beschriebenen Kinder besuchten einen Sonderkindergarten für acht Kinder mit Kommunikationsschwierigkeiten, einschließlich Autismus und Sprach-/Sprechstörungen. Ich habe dort über sechs Jahre als Spiel-Spezialistin mit den Kindern und den fünf Betreuerinnen gearbeitet. Wir fanden, dass es von entscheidender Bedeutung für jedes Kind war, eine Bezugsperson (und eine Ersatzbezugsperson) zu haben, ein individuelles, spezifisch auf die Entwicklungsstufe des Kindes zugeschnittenes Spielprogramm (unter Hinzunahme elterlicher Anliegen und Wünsche), eine konkrete Anleitung für jede Betreuerin, wie sie diese Programme umsetzen und mit schwierigen Verhaltensweisen umgehen sollte, und eine klare, aber abwechslungsreiche Tagesstruktur für den Kindergartentag. Hausbesuche waren ebenfalls von großer Bedeutung, damit die Betreuerinnen eine Vorstellung davon bekommen konnten, welche Erwartungen an die Welt jedes Kind in seinen Kopf mitbrachte (ob es zum Beispiel aus einem Umfeld kam, das sehr streng und organisiert war, ob aus einem Zuhause, das sehr spärlich möbliert war, wo es keine Spielsachen, keinen Garten, keine Stimulation gab, oder ob es aus einer großen lebhaften Familie und einem komfortablen Haus kam).

Über die Kinder

In den nachfolgenden Beschreibungen sind alle vertraulichen Details weggelassen oder verändert worden, um die Anonymität der Familien zu gewährleisten, deren kultureller Hintergrund sehr verschieden ist.

***Adrian** (drei Jahre) lebt bei seinen Eltern und seinem 16 Jahre alten Bruder. Er kam auf die Welt, kurz nachdem sein Vater einen schlimmen Unfall gehabt hatte, infolgedessen er seinem Beruf als Künstler nicht mehr nachgehen konnte. Der Vater, der Adrian auch viel herumtrug, zeigte für seine Sohn größeres Interesse als die Mutter, die oft durch ihre Teilzeitarbeit übermäßig in Anspruch genommen war.*

***Ali** (3½ Jahre alt) lebt mit seinen Eltern und seinem jüngeren Bruder in einer Wohnung in der Stadt. Sein erstes Jahr verbrachte die Familie im Haus von Vaters Eltern in einem Dorf, das die Mutter als dunkel und unheimlich beschreibt, und wo sie sehr unglücklich war. Wenn sie heute dorthin fahren, weigert Ali sich, das Haus zu betreten. Sein zweites Lebensjahr verbrachte er mal mit Mama, mal mit Papa, oft in Hotels, da die Eltern verschieden Kurzzeitjobs in verschiedenen Ländern hatten.*

***Anuschka** (neun bis zehn Monate) ist das erste Kind von Eltern, die viele Jahre auf dieses Kind gewartet hatten. Ihr Vater arbeitete als Management-Berater, während ihre Mutter zu Hause war und all ihre Zeit Anuschka widmete, um mit ihr zusammen zu sein und zu spielen.*

***Beate** (drei Monate) war das erste Kind einer alleinstehenden Mutter mit emotionalen Problemen und Lernschwierigkeiten. Im Alter von einem Jahr wurde Beate wegen emotionaler und physischer Vernachlässigung adoptiert. Jetzt geht es ihr gut.*

***Bruno** (5 Jahre alt) lebt mit seinen Eltern und seiner älteren Schwester in einem kleinen Haus in einem Vorort. Die Mutter arbeitet tagsüber und hatte ursprünglich die Idee, dass ein Kind durch iPad und Computer sprechen lernen kann. Heute sieht sie dies anders.*

***Cheng** (vier Jahre) hat eine ältere Schwester, die in der Schule gute Leistungen zeigt. Sie leben bei ihren Eltern, die beide berufstätig sind. Chengs Mutter sagt, Cheng sei als Baby so klein gewesen, dass sie ihn immer in einem anderen Zimmer versteckte, wenn Besucher kamen, weil sie sich zu sehr schämte. Später schaffte sie es auch nicht, mit ihm* *nach draußen zu gehen, da er auf der Straße alle paar Schritte mit seinen eigenen Schuhen Fußball spielte.*

Dirk *(vier Jahre) pflegte, als er kleiner war, sich wie in Panik an Menschen zu klammern, war aber begeistert, wenn er zu kleinen interaktiven Spielen eingeladen wurde. Seine leise sprechende Mutter wurde sowohl nach Dirks Geburt als auch nach der Geburt seines kleineren Bruders mit Antidepressiva behandelt. Sie fühlte sich von ihrem Mann nicht unterstützt. Der Vater versuchte später, aus Dirk einen „richtigen Jungen" zu machen, indem er ihn anschrie und ihm mit dem Gürtel drohte. Seine Mutter hat zwischenzeitlich eine Fortbildung gemacht und ist zuversichtlich, Vollzeit arbeiten zu können. Sie erwägt, Dirk auf eine Internatsschule zu schicken.*

Fatima *(fünf Jahre) ist die Jüngere von zwei Mädchen, die mit beiden Elternteilen in der Studentenbude ihrer Mutter leben. Beide Eltern arbeiteten stets Vollzeit, der Vater als Akademiker, die Mutter, die in frühen Jahren Waise geworden war, im Gesundheitsbereich. Obwohl beide Elternteile wenig Verständnis für ihre Kinder zu haben schienen, bemühten sie sich schließlich um eine psychotherapeutische Langzeithilfe für die Familie.*

Felix *(sechs Jahre) hatte wesentlich mehr Schwierigkeiten damit, dass sein Vater nach vielen Krächen und Kämpfen ausgezogen war, als seine nur etwas ältere Schwester. Felix wurde schwierig, unkooperativ und widerspenstig. Seine Betreuerinnen in der autistischen Abteilung halfen ihm sehr, indem sie ihm sowohl Verständnis entgegenbrachten als ihm auch strikte Grenzen setzten. Felix lernte später Sprechen und Lesen, benutzte aber lange Zeit sein eigenes Sprechen als „Geräuschwall", um Kommunikation abzuwehren. Nach einer etwa sechsmonatigen Psychotherapie war er dann jedoch wesentlich zufriedener mit sich selbst, gerne bereit zu kooperieren und begann, über seine Erfahrungen zu sprechen.*

Fritz *(vier Jahre) ist eines dieser äußerst ängstlichen, unsicheren Kinder, die man, solange sie klein sind, problemlos lange allein in einem Zimmer lassen kann. Er hängt sehr an seinem Papa, der die ganze Fürsorge und Versorgung von Fritz und seinem Bruder übernimmt. Seine Mutter hat zu beiden Jungen kaum eine Beziehung. Sie kam nie in den Kindergarten, um ihn dort zu besuchen oder seine Betreuerinnen kennen zu lernen. Als sie wieder schwanger war, war ihr einziger Wunsch, dass es ein Mädchen werden sollte.*

Georg *(drei Jahre) lebt allein bei seiner schon älteren Mutter, die nicht verstehen konnte, warum die Schule sich weigerte, jeden Tag bei Burger King Georgs Essen zu besorgen, was nach ihrer Verlautbarung das einzige war, was er aß.*

Imran *(vier Jahre) hatte gerade ein neues Geschwisterchen bekommen, als ich ihn kennen lernte. Er war der schlimmste Wirbelwind, der mir je begegnet ist, ständig im Laufschritt unterwegs, als würde er wie fanatisch vor etwas wegrennen, das ihn „kriegen" könnte. Er lebte mit mehreren großen Hunden zusammen bei seiner Mutter und seinem etwas einschüchternden Vater, in einem geheimnisvollen Haus voller Riegel und Sicherheitsschlösser. Seine Mutter sah nett und hilflos aus und war gelegentlich voller blauer Flecke. Als ich ihr etwa zwei Jahre später begegnete, hatte sie ein weiteres Baby und berichtete, dass es Imran gut ginge, dass er sprechen würde und ein ganz normaler Junge geworden sei.*

Karim *(acht Jahre) hat eine ältere Schwester, die sich bis zu ihrem 14. Lebensjahr, dem Zeitpunkt, als Karim energischer und schwieriger wurde (und sie sehr unsicher wurde), sehr um ihn kümmerte. Karims Vater ist ein zurückhaltender, ruhiger Mann, der mit Karim an den Wochenenden Ausflüge macht. Die Mutter ist energisch, aber im Umgang mit anderen Menschen schüchtern. Sie arbeitet Teilzeit in einem Geschäft.*

Kofi *(drei Jahre) war das heiß geliebte Ergebnis einer kurzlebigen Beziehung. Bis er fast vier war, lebte die Familie im Haus seiner Großmutter, die ihn anhimmelte, und mit mehreren Tanten und Onkeln zusammen. Diese trugen ihn, ob er weinte oder nicht, die ganze Zeit herum, entgegen der Proteste seiner Mutter, ihn zu lassen und ihm Raum und Zeit zu geben, um einfach er selbst zu sein.*

Leila *(vier Jahre) war als Baby schon „komisch", berichtet ihre Mutter. Sie machte sich plötzlich ganz steif und schaukelte so heftig in ihrer Wippe, dass die Mutter Angst hatte, sie könnte umkippen. Ihre älterer Bruder habe sich, als Leila nicht einmal ein Jahr alt war, beschwert: „Sie starrt mich immer an!". Die Familie fürchtete, Leila könnte von bösen Geistern besessen sein. Wo Leilas Vater sich aufhielt, war nicht bekannt, was politische Gründe gehabt haben mag. Leila beeindruckte mich immer als ein sehr phantasiereiches Kind voller (manchmal fixer) Ideen. Gleichzeitig war sie aber auch ein extrem halsstarriges, ent-*

schlossenes und starkes Kind. Ihre Mutter hatte eine gefühlvolle Beziehung zu ihrem Sohn, konnte aber mit Leilas Unversöhnlichkeit nicht umgehen.

***Max** (fünf Jahre) ist der vergötterte einzige Sohn von Eltern, die die Landessprache beherrschen, und denen es sehr schwer fällt, sowohl ihren Sohn als auch die Lebensweise in diesen Land zu verstehen. Er schien seine Eltern zu Hause mit seinem endlosen Klettern und Schreien zu terrorisieren. Sie wussten nicht, was sie tun konnte, um es abzustellen. Später, auf einer viel gerühmten Sonderschule, sorgte Max mit seinem ständigen Wegrennen für große Probleme.*

***Mohamed** (zwei Jahre) ist ein kleiner Junge, dem ich nur einige Male bei Besuchen eines anderen Kindergartens begegnet bin. Seine Behinderung hatte keinen Einfluss auf seine Kommunikation, und er fällt nicht in den Rahmen des autistischen Kontinuums.*

***Patrick** (fünf Jahre) wurde ein Jahr nach dem Tod seiner acht Monate alten Schwester geboren, die am Plötzlichen Kindstod gestorben war. Jetzt hat er zwei jüngere Brüder, von denen einer möglicherweise auch autistisch ist. Sein Vater ist sehr streng. Seine Mutter ist liebevoll, aber unsicher, wie sie die Kinder ohne Großfamilie aufziehen soll. Sie hofft immer noch darauf, wieder ein Mädchen zur Welt zu bringen.*

***Philipp** (vier Jahre) und sein sieben Jahre alter Bruder leben bei ihren ziemlich strengen Eltern, die hohe Erwartungen an ihre Kinder stellen. Ihre Mutter arbeitet als Assistentin an einer Grundschule Teilzeit. Ihr Vater ist Hausmeister. Die Familie verfügt über ein gutes soziales Netzwerk, das die Großfamilie und Freunde mit einschließt.*

***Stefan** (fünf Jahre) ist ein eigensinniger kleiner Mensch, voller entsetzlicher Ängste. Während er oft aufsässig war und beharrlich nicht mit seinen Erzieherinnen kooperierte, egal, welche Konsequenzen dies nach sich zog, schien er panische Ängste davor zu haben, selbst Laute oder Geräusche zu machen. Sein Vater hatte einen Weg entdeckt, wie man Stefan zum Sprechen bewegen konnte. Etwa zwei Jahre lang sprach Stefan „in seine Hand“, zuerst nur, wenn zuvor der Erwachsene die Worte in seine Hand gesprochen und diese dann an Stefans Mund gehalten hatte. Es gibt zwei ältere Geschwister, aber Stefan ist eindeutig das Nesthäkchen und hat gleichzeitig die volle Kontrolle über die Familie.*

***Tashan** (vier Jahre) lebte bei seiner arbeitslosen Mutter, später auch zusammen mit seiner kleinen Schwester. Er sieht seinen Vater gelegentlich. Er war immer bereit zu kooperieren und ging schließlich auf eine Sonderschule, wo er gut zurecht kommt.*

***Thabo** (vier Jahre) war das erste Kind einer alleinstehenden Mutter, das hier geboren worden ist. Seine Mutter hatte zwei ältere Söhne in Afrika bei der Familie gelassen. Sie war nach England gekommen, um etwas über das Konditorhandwerk zu lernen. Seine ersten Jahre verbrachte Thabo bei zahlreichen Nachbarn und Tagesmüttern, während seine Mutter lange arbeitete. Bis zum Alter von fünf Jahren war er von fünf Kindergärten wegen unfügsamen Verhaltens ausgeschlossen worden. So kam er schließlich in eine Pflegefamilie und besuchte eine Sonderschule. Mit sieben Jahren hat er inzwischen das Manko in seiner Sprachentwicklung aufgeholt und beginnt, symbolisch zu spielen. Er kommt gut mit Gleichaltrigen, seinen Lehrern und Pflegeeltern aus.*

***Thorsten** (fünf Jahre) lebt mit seiner älteren Schwester bei seiner Mutter, die nicht berufstätig ist. Auch seine Schwester hatte Schwierigkeiten mit ihrer Sprech-/Sprachentwicklung, kommt aber jetzt in der Schule gut zurecht. Sein Vater ist manchmal auch da, ich konnte jedoch nie herausfinden, ob er bei ihnen lebt oder nicht.*

***Tim** (drei Jahre) lebt bei seinen Eltern, die beide Vollzeit arbeiten und wie sein älterer Bruder, talentierte Musiker sind. Tagsüber kümmerten sich verschiedene Kindermädchen um ihn. Zu Hause wurde nichts von ihm verlangt, und er verbrachte viel Zeit damit sich Videos „anzuschauen“. Etwa im Alter von fünf Jahren, so wurde mir erzählt, hatte er angefangen, sich in die Hand zu beißen, wenn er aufgefordert wurde, irgendetwas zu tun. Er ging weiterhin in eine sehr angesehene Schule für autistische Kinder, wo die Lehrer damit zu kämpfen haben, ihn dazu zu bewegen, irgendetwas zu tun.*

***Tobias** (sieben Jahre) verbrachte in seiner bisherigen Kindheit den Großteil seiner Zeit vor dem Fernseher. Seine politisch sehr aktive Mutter meinte, es gefiele ihm so. Beide Elternteile sind berufstätig und viel beschäftigt. Ihre beiden Kinder sind inzwischen auf einer Internatsschule in Cornwall.*

***Türkan** (fünf Jahre) und seine ältere Schwester leben bei ihren Eltern. Der Vater arbeitet als Automechaniker. Seine Mutter sagt, Türkan sei bereits als Baby hyperaktiv gewesen. Sie habe ihm die ganze Zeit die*

Flasche geben und mit dem Löffel füttern müssen, um ihn ruhig zu halten. Wenn ihm ein Strich durch die Rechnung gemacht wurde, rastete Türkan wie wild geworden aus und griff andere Personen mit Zähnen, Händen und „Klauen" an.

Yusuf *(vier Jahre) lebt mit seinen drei Brüdern und seiner Mutter, die immer panische Angst hatte, ihr gewalttätiger Ehemann könnte zurückkommen und sie wieder schlagen. In ihrer großen Hilflosigkeit ließ sie Yusuf oft allein im Hause, um sich um die schulischen Angelegenheiten ihrer anderen Kinder zu kümmern, von denen eines ähnliche Schwierigkeiten wie Yusuf hatte.*

Literatur

AAP (2016): American Academy of Pediatrics Announces New Recommendations for Children's Media Use. https://www.aap.org/en-us/about-the-aap/aap-press-room/Pages/American-Academy-of-Pediatrics-Announces-New-Recommendations-for-Childrens-Media-Use.aspx, 17.4.20

Aarons, M. et al. (1991): The Handbook of Autism: A Guide for Parents and Professionals. Routledge, London. Dt.: Das Handbuch des Autismus. Beltz, Weinheim 1994.

Aarons, M. et al. (1992): The Autistic Continuum. NFER-Nelson, Windor.

Alvarez, A. (1992): Live Company. Routledge, London. Dt.: Zum Leben wiederfinden. Brandes u. Apsel, Frankfurt 2001.

Alvarez, A., Reid, S. (1999): Autism and Personality. Routledge, London. Attwood, T. (2003): Why does Chris Do That? Revised edition. NAS, London.

Baniel, A. (2012): Kids Beyond Limits. Breakthrough results for children with autism. Perigree

Baron-Cohen, S. et al. (1994): Autism: The Facts. Oxford University Press, Oxford.

Baron-Cohen, S. et al. (1993): Understanding Other Minds: Perspectives from Autism. Oxford University Press, Oxford.

Barron, J. und S. (1993): There's a Boy in Here. Chapmans, London.

Bick, E. (1968): Experience of the Skin in Early Object Relations. International Journal of Psychology, 49.

Bick, E. (1986) Further Considerations on the Function of the Skin in Early Object Relations. British Journal of Psychotherapy, 2.

Bion, W. (1962): Learning From Experience. Heinemann, London. Dt.: Lernen durch Erfahrung. Suhrkamp, Frankfurt 1992.

Bion, W. (1967): A Theory of Thinking. In: Second Thoughts. Heinemann, London. Brazelton, B. et al. (1974): The Origins of Reciprocity. In: Lewis, E. et al. The Effect of the Infant on His Caregivers. Wiley, London.

Brazelton, B. et al. (1974): The Origins Of Reciprocity. In: E. Lewis et al.: The Effect Of The Infant On His Caregivers. London: Wiley.

Bridges, H. (2015): Reframe your thinking around Autism. How the polyvagal theory and brain plasticity help us make sense of autism. Jessica Kingsley, London.

Bruner, J. et al. (1976): Peekaboo and Learning of Rule Structures. In: Play. Penguin, Harmondsworth.

Bullowa, M. (1979): Before Speech: The Beginnings of Human Communication. Cambridge University Press, London.

Carpenter, G. (1974): Mother's Face and the Newborn. New Scientist, Märzausgabe.

Davis, A. et al. (2014): Floortime Strategies to promote Development in Children and Teens. Brookes, Baltimore.

Dawson, G. et al. (1994): Human Behaviour and the Developing Brain. Guilford Press, New York.

Dornes, M. (1993): Der kompetente Säugling. Fischer, Frankfurt.
Dzikowski, S. (1993): Ursachen des Autismus. Deutscher Studienverlag, Weinheim.

Freeman, N. et al. (1980): Hide and Seek Is Child's Play. New Scientist, 88.
Frith, U. (1989): Autism: Explaining the Enigma. Blackwell, Oxford. Dt.: Autismus: Ein kognitionspsychologisches Puzzle. Spektrum, Heidelberg 1992.

Gauda, G., Zirnsak, A. (2014): Wege aus dem Labyrinth. Figurenspiel mit autistischen Kindern. BoD Norderstedt.
Gerhard, S. (2004): Why love matters. How affection shapes a baby's brain. Routledge, London.
Grandin, T. et al. (1986): Emergence Labelled Autistic. Tunbridge Wells: Costello
Greenspan, S., Wieder, S. (2001): Mein Kind lernt anders - Ein Handbuch zur Begleitung förderbedürftiger Kinder. Walter, Düsseldorf.
Greenspan, S. et al. (2004): Assessing and treating infants and young children with severe difficulties in relating and communicating. Zero to Three
Greenspan, S., Wieder, S. (2009): Engaging Autism. Merloyd Lawrence Publishers, New York.

Harvey, C. (2018): Difference not Disorder. Understanding Autism Theory in Practice. Jessica Kingsley, London.
Hawkins, M. (2019): Learning to learn. How to teach children with learning difficulties or autism to learn. A step by step guide to the Waldon Approach – Learning by doing. Peculiarity Press
Hobson, P. R. (1993): Autism and the Development of Mind, Lawrence Erlbaum, Hove.
Hocking, B. (1990): Little Boy Lost. Bloomsbury, London.

ICDL (2005): Diagnostic Manual for Infancy and Early Childhood. ICDL-DMIC

Janert, S. (2001): The Young Autistic Child: Reclaiming non-autistic potential through interactive games. In: The Search for Coherence. Jessica Kingsley, London.
Janert, S. (2012): MindBuilders' Play Manual. Practical Ideas for healthy Development, Play and Behaviour at Home. Playing with Autism. MindBuilders
Janert, S. (2018): Familienleben. Liebevolle und klare Kindererziehung. Mit Bildern. Medimont, München.
Janert, S., Hawkins, M. (2019): Autismus und Familie. Mit Bildern. Medimont, München.
Janert, S. (2020): Autismus gut behandeln: Beziehungen entwickeln oder Verhaltenstraining? Ein Plädoyer für den beziehungs-orientierten DIRFloortime Ansatz zu Autismus Spektrum Störungen. Evidenz-basierte Praxis: Wirksamkeit in der Heilpädagogischen Früherziehung. BVG Mitgliedermagazin

Kranowitz, C. (2004): The Goodenoughs get in Synch. Sensory Resources
Kranowitz, C. (2005): The out-of-synch Child. Perigree

Lempp, R. (1992): Vom Verlust der Fähigkeit sich selbst zu betrachten. Huber, Bern.

Lempp, R. (1996): Die autistische Gesellschaft. Kösel, München.

Linthorst, E. (2008): Autistic-like. When it's not autism, what is it? Graham's Story. CD. Perge Productions

Manolson, A. et al. (1995: You make the difference in helping your child learn. Hanen Centre, Toronto.

Melillo, R. (2010): Disconnected Kids. Penguin, London.

Meltzer, D. et al. (1975): Explorations in Autism. Clunie Press, Strath Tay.

Mercer, J. (2015): Examining DIRFloortime as a treatment for children with autism spectrum disorders. A Review of Research and Theory. Res Soc Work Pract, 27(5), 1-11

Mesibov, B. (1993): Einführungskurs zu TEACCH ("Treatment and Education of Autistic and Communication Handicapped Children" – Behandlung und Erziehung autistischer und kommunikationsgestörter Kinder), University of North Carolina.

Murray, L. (1992): The Impact of Post-Natal Depression on Infant Development. Journal of Child Psychology and Psychiatry, 33 (3).

Murray L., Trevarthen, C. (1985): Emotional Regulation of Interactions Between 2-Month-Olds and Their Mothers. In: Field, T., Fox, N.: Social Perception in Infants. Ablex, Norwood, N. J.

Nadesan, M. H. (2005): Constructing Autism. Unravelling the 'truth' and understanding the social. Routledge, London.

National Research Council (2001): Educating children with autism. National Academy Press.

Ogden, T. (1992): The Primitive Edge of Experience, Karnac, London. Dt.: Frühe Formen des Erlebens. Springer, Wien, 2000.

Olson, D. (1980): The Social Foundations of Language and Thought. Norton, New York.

Pajareya et al. (2011): A pilot randomised controlled trial of DIRFloortime parent training intervention for pre-school children with autistic spectrum disorders. Autism, 15 (2), 1-15

Pepper, J. et al. (2004): It takes two to talk. Hanen Center, Toronto.

Prevezer, W. (1990): Strategies for Tuning into Autism. Therapy Weekly, Oktober.

Prevezer, W. (1991): Musical Interaction. Speech and Language Disorder Newsletter, 37.

Prizant, B. (2015): Uniquely Human. A different way of seeing autism. Simon & Schuster, New York.

Reddy, V. (1992): Playing with Others' Expectations: Teasing and Mucking about in the First Year. In: Whiten, A., Natural Theories of Mind. Blackwell, Oxford.

Richer, J., Coates, S. (2001): Autism – The Search for Coherence. Jessica Kingsley, London.

Ricks, D., Wing, L. (1975): Language, Communication, and the Use of Symbols in Normal and Autistic Children. Journal of Autism and Childhood Schizophrenia, 5, 3.
Rosenberg, S. (2019): Der Selbstheilungsnerv. So bringt der Vagus-Nerv Psyche und Körper ins Gleichgewicht. VAK, Kirchzarten.
Rosenfeld, D. (2012): The Creation of the Self and Language & CD 'Now I am a Real Kid'. Treatment of Autism. Karnac Books, London.
Runswick-Cole, K. et al. (2016): Re-Thinking Autism. Diagnosis, Identity and Equality. Jessica Kingsley, London.

Schaffer, H. R. (1977): Studies in Mother-Infant Interaction. Academic Press, London.
Schopler, E. et al. (1993): Preschool Issues in Autism. Plenum, New York.
Schopler, E. et al. (1994): Behavioural Issues in Autism. Plenum, New York.
Schopler, E. (1995): Parent Survival Manual. Plenum, New York.
Shanker, S. (2016): Das überreizte Kind: Wie Eltern ihr Kind besser verstehen und zu innerer Balance führen. Mit der weltweit bewährten Methode der Selbstregulierung. Mosaik, München.
Silberman, S. (2017): Geniale Störung: Die geheime Geschichte des Autismus und warum wir Menschen brauchen, die anders denken. Dumont, Köln.
Solomon, R. (2016): Autism: The Potential Within. The PLAY Project Approach to helping young children with autism. Lulu, Morrisville.
Solomon, R. (2018): Commentary: Evidence-based interventions for children and adolescents with autism spectrum disorders. Curr Probl Pediatr Adolesc Health Care, 48(10), 267–269.
Solomon, W. (2012): Autism and Understanding. The Waldon Approach to Child Development. Sage
Spensley, S. (1985): Cognitive Deficit, Mindlessness and Psychotic Depression, Journal of Child Psychotherapy, 1 (3).
Spensley, S. (1995): Frances Tustin. Routledge, London.
Spreckley, M. et al. (2009): Efficacy of Applied Behavioural Intervention in preschool children with autism for improving cognitive, language and adaptive behaviour: a Systematic Review and Meta-analysis. The Journal of Pediatrics. 154(3), 338–344.
Stern, D. (1977): The First Relationship: Infant and Mother. Harvard University Press, Cambridge MA. Dt.: Mutter und Kind – die erste Beziehung, Klett-Cotta, Stuttgart 1994.
Stern, D. (1985): The Interpersonal World of the Infant. Basic Books, New York. Dt.: Die Lebenserfahrung des Säuglings. Klett-Cotta, Stuttgart 1992.
Stern, D. (1990): Diary of a Baby. Basic Books, New York. Dt.: Tagebuch eines Babys. Was ein Kind sieht, spürt, fühlt und denkt. Piper, München 2003.
Stroh, K. et al. (2008): Every Child can Learn. Sage Publications, Thousand Oaks.

Tager-Flusberg, H. (1981): On the Nature of Linguistic Functioning in EarlyAutism. Journal of Autism and Developmental Disorders, 11.
Trevarthen, C. (1977): Descriptive Analyses of Infant Communicative Behaviour. In: Schaffer, H. R., Studies in Mother-Infant Interaction. Academic Press, London.

Trevarthen, C. (1979): Communication and Cooperation in Early Infancy. In: Bullowa, M., Before Speech: The Beginnings of Human Communication. Cambridge University Press, London.
Trevarthen, C. (1980): The Foundations of Intersubjectivity. In: Olson, D., The Social Foundations of Language and Thought. Norton, New York.
Trevarthen, C. (1985): Facial Expressions of Emotion in Mother-Infant Interaction. Human Neurobiology, 4.
Trevarthen, C. et al. (1996): Children with Autism. Jessica Kingsley, London. Tustin, F. (1981, 1992): Autistic States in Children. Tavistock/Routledge, London. Dt.: Autistische Zustände bei Kindern. Klett-Cotta, Stuttgart 1989.
Trevarthen, C. (1986): Autistic Barriers in Neurotic Patients. Karnac, London. Dt.: Autis- tische Barrieren bei Neurotikern. Nexus, Frankfurt 1988.
Trevarthen, C. (1990): The Protective Shell in Children and Adults. Karnac, London.
Tustin, F. (1981, 1992): Autistic States in Children. Tavistock/Routledge, London.
Tustin, F. (1986): Autistic Barriers in Neurotic Patients. Karnac, London.
Tustin, F. (1990): The Protective Shell in Children and Adults. Karnac, London.

Waldon, G. (o.J.): Papers und Video von Geoffrey Waldon, www.waldonasso ciation.org.uk
Whiten, A. (1992): Natural Theories of Mind. Blackwell, Oxford.
Williams, D. (1992): Nobody Nowhere. Doubleday, London. Dt.: Ich könnte verschwinden, wenn du mich berührst. Erinnerungen an eine autistische Kindheit. Droemer Knaur, München 1996.
Williams, D. (1994): Somebody Somewhere. Doubleday, London. Dt.: Wenn du mich liebst, bleibst du mir fern. Eine Autistin überwindet ihre Angst vor anderen Menschen. Droemer Knaur, München 1996.
Williams, D. (1996): Autism: An Inside-Out Approach. Jessica Kingsley, London.
Williams, D. (1996): Like Colour to the Blind. Times Books, New York.
Wing, L. (1992): Autistic Spectrum Disorders: An Aid to Diagnosis. NAS, London.
Wing, L. (1996): The Autistic Spectrum: Guide for Parents and Professionals. Constable, London.

Internetadressen

www.autistischen-kindern-bruecken-bauen.de
www.autismseendevelopmentally.org
www.autismandunderstanding.org.uk
www.floortime.org
www.playproject.org
https://profectum.org/
http://waldonapproach.org/
www.waldonassociation.org.uk

Sach- und Personenverzeichnis

Danksagung

Für meine Mutter

Mein Dank geht zunächst an all die Kinder, Eltern, Familien, Betreuer, Lehrer und all die Personen, denen ich in den letzten zehn oder mehr Jahren in Kindergärten, Spielgruppen und Schulen begegnet bin, mit denen ich gesprochen und gearbeitet habe. Dieses Buch soll ihnen und anderen Anerkennung zollen. Ihre – wie auch meine eigene Verwirrung, Hilflosigkeit und oft Verzweiflung, bewegten mich dazu, soviel wie möglich über das rätselhafte Phänomen des Autismus zu forschen. Jede Woche kam ich dabei mit neuen Einsichten und neuen Mosaiksteinchen an Verständnis zu den Kindern und Erwachsenen in den Sonderkindergarten zurück, in dem ich über sechs Jahre gearbeitet habe.

Dieses Buch wäre ohne die dynamische, aufschlussreiche Schule und ohne die Geduld und Ermutigung von Trudi Klauber, der damaligen Direktorin des Donald Winnicott Centre, Hackney, und jetzigen leitenden Kinderpsychotherapeutin an der Tavistock Clinic, nie zustande gekommen. Ich möchte Trudi für ihr Engagement und all die Zeit, die sie mir gewidmet hat, aufrichtig danken. Sie hat einige der frühen Kapitel gelesen, und das Buch enthält viele Spuren unserer Gespräche und gemeinsamen Überlegungen.

Dieses Buch ist auch ein Dank an Anne Alvarez, einer führenden Kinderpsychotherapeutin und Mit-Initiatorin des Autismus-Workshops an der Tavistock Clinic. Ihr wundervolles Buch *Zum Leben wiederfinden* (1992, dt. 2001) hat mich mit seinen inspirierenden Einblicken in die innere Welt sehr gestörter Kinder, sowohl in beruflicher als auch persönlicher Hinsicht, tief beeinflusst. Annes Aufrichtigkeit über die Kämpfe, mit denen Erwachsene (alle Erwachsenen: Experten, Betreuer, Eltern und so weiter) bei dieser Arbeit konfrontiert sind, und ihre Feststellung, wie wertvoll es ist, sich die eigene Verzweiflung, Hilflosigkeit und andere schwierige Gefühle einzugestehen und sie vielleicht als eine Mitteilung von dem Kind und über das Kind zu verstehen, war für mich eine Befreiung und hat mir Kraft gegeben. Auf einer persönlichen Ebene hat dies meine Beziehung zu meinem Vater beeinflusst, und es war das Thema, über das wir uns bei unserer letzten

Begegnung im „Rosa Café“ an einem regnerischen Herbstnachmittag unterhielten, ehe er ein Jahr später starb. Es war wahrscheinlich das einzige psychoanalytische Buch, das er je (und zwar mit Interesse und, wie ich glaube, sich darin wiedererkennend) gelesen hat. Ich bin meinem Vater dankbar, dass er seine Härtnäckigkeit, seine linguistischen Interessen und das Gefühl der Vertrautheit mit akademischen Fragen an mich weitergegeben hat.

Die Bücher von Frances Tustin und insbesondere Sheila Spensleys Buch *Frances Tustin* (1995) haben mein Denken ebenfalls stark beeinflusst. Sie haben mir eine konzeptionelle Plattform gegeben, auf der ich stehen konnte. Von hier aus konnte ich versuchen, scheinbar unbegreifliche autistische Verhaltensweisen verstehen zu lernen, um praktische Strategien, Spiele und „Methoden“ entwickeln zu können, die „funktionieren“.

Sehr zu Dank verpflichtet bin ich auch allen aus dem Infant Observation Course an der Tavistock Clinic und anderswo, insbesondere den Seminarleitern und hier vor allem Margaret Rustin, Maria Rhode und Gianna Williams. Großen Dank schulde ich den beiden Familien, die mich zwei Jahre lang jede Woche so großzügig willkommen hießen, um die Entwicklung ihrer Babys von (vor) der Geburt an zu beobachten, und damit die Anfänge der sozialen, kommunikativen und symbolischen Entwicklung, einschließlich der Freuden, Sorgen und Ängste, die diese frühen psychologischen Entwicklungsphasen begleiten.

Die Schriften von C. Trevarthen, D. Stern und B. Brazelton und insbesondere die Videos von Dr. Hisako Watanabe, Tokio, und Dr. Stella Acquerone von der London School of Infant Mental Health über ihre erfolgreiche kurzzeitige Arbeit mit abweisenden und vermeidenden Kindern und deren Eltern haben mich tief beeindruckt und meine Arbeit nachhaltig beeinflusst. Danken muss ich auch dem Ethologen und Autismus-Experten Dr. John Richer für seinen Beitrag über die instinktiven Spuren und inneren Konflikte beim Menschen aus der Perspektive der Evolutionstheorie.

Ein herzliches Dankeschön geht auch an alle meine Freunde und Freundinnen für die Unterstützung und Toleranz, die sie mir und dem „verdammten“ Buch entgegengebracht haben. Dankbar bin ich auch Andrew Bottrill für seine sorgfältige Lektüre und seine Kommentare zu einigen der ersten Kapitel sowie Ruth Shelley, die das ganze erste Manuskript gelesen hat, für ihre unermüdliche Unterstützung und Ermutigung. Das spätere Manuskript enthält Anmerkungen und Vorschläge von Jean Duggleby, Sonderschullehrerin, und Steven

Faughey, Betreuer, die bei ihrer Arbeit mit autistischen Kindern manche meiner Spiele und Strategien hilfreich fanden. Mein besonderer Dank geht an Bill Austen, der die Endfassung des Manuskriptes sehr genau unter die Lupe genommen hat, um es auf etwaige Grammatik- und Rechtschreibfehler zu untersuchen, und für seine begeisterte Reaktion über das, was ich zu einem Thema geschrieben hatte, von dem er nie gedacht hätte, dass er es so „packend" finden könnte. Nicht zuletzt möchte ich meiner Mutter, Imogen Janert, von Herzen danken, ohne die dieses Buch natürlich auch nicht entstanden wäre, für ihr andauerndes Interesse und ihr Angebot zu helfen.

Sibylle Janert